Kardiotokographie-Praxis

Klaus Goeschen

Geleitwort von Gerhard Martius

4., durchgesehene Auflage
121 Abbildungen

1992
Georg Thieme Verlag Stuttgart · New York

Prof. Dr. med.
KLAUS GOESCHEN
Frauenklinik der Medizinischen
Hochschule Hannover

1. Auflage 1980
2. Auflage 1985
3. Auflage 1990

Die Deutsche Bibliothek –
CIP-Einheitsaufnahme

Goeschen, Klaus:
Kardiotokographie-Praxis / Klaus
Goeschen. Geleitw. von Gerhard Martius.
– 4., durchgesehene Aufl. –
Stuttgart ; New York : Thieme, 1992

Wichtiger Hinweis:

Wie jede Wissenschaft ist die Medizin
ständigen Entwicklungen unterworfen.
Forschung und klinische Erfahrung er-
weitern unsere Erkenntnisse, insbesondere was Behandlung und medikamentöse
Therapie anbelangt. Soweit in diesem
Werk eine Dosierung oder eine Applikation erwähnt wird, darf der Leser zwar
darauf vertrauen, daß Autoren, Heraus-
geber und Verlag große Sorgfalt darauf
verwandt haben, daß diese Angabe dem
Wissensstand bei Fertigstellung des Wer-
kes entspricht.

Für Angaben über Dosierungsanweisun-
gen und Applikationsformen kann vom
Verlag jedoch keine Gewähr übernommen werden. Jeder Benutzer ist angehal-
ten, durch sorgfältige Prüfung der Bei-
packzettel der verwendeten Präparate
und gegebenenfalls nach Konsultation eines Spezialisten festzustellen, ob die dort
gegebene Empfehlung für Dosierungen
oder die Beachtung von Kontraindikationen gegenüber der Angabe in diesem
Buch abweicht. Eine solche Prüfung ist
besonders wichtig bei selten verwendeten
Präparaten oder solchen, die neu auf den
Markt gebracht worden sind. Jede Dosierung oder Applikation erfolgt auf eigene
Gefahr des Benutzers. Autoren und Verlag appellieren an jeden Benutzer, ihm
etwa auffallende Ungenauigkeiten dem
Verlag mitzuteilen.

© 1980, 1992 Georg Thieme Verlag
Rüdigerstraße 14, D-7000 Stuttgart 30
Printed in Germany

Satz und Druck: Druckhaus Götz GmbH,
D-7140 Ludwigsburg
(Linotype System 5 [202])

ISBN 3-13-591204-3   1 2 3 4 5 6

Vorwort zur 4. Auflage

Die Kardiotokographie wurde vor rund 30 Jahren entwickelt und vor ca. 20 Jahren in die klinische Routine eingeführt. Sie stellt bis heute die Hauptüberwachungsmethode des ungeborenen Kindes in der Spätschwangerschaft und unter der Geburt dar. Sie hat, wie viele wissenschaftliche Neuerungen Höhen und Tiefen durchgemacht und wurde in ihrer Bedeutung oft unter- und überschätzt. Zwei Aussagen von namhaften Wissenschaftlern mögen dies belegen:

Sykes und Mitarbeiter aus Oxford (Brit. Med. J. 287 [1983] 943) haben im Jahre 1983 publiziert, daß der Prozentsatz an operativen Entbindungen aus fetaler Indikation im elektronisch überwachten Kollektiv mit 15,9 % 7fach höher lag als nach intermittierender Auskultation mit 2,2 %. Der Einsatz der Kardiotokographie hat seiner Meinung nach keine Vorteile gebracht.

Demgegenüber wurde von einer Expertengruppe auf dem Deutschen Kongreß für Gynäkologie und Geburtshilfe 1982 resümiert, daß die Kardiotokographie zur Geburtsüberwachung so sicher sei, daß auf zusätzliche Überwachungsmethoden, wie z. B. eine Mikroblutanalyse verzichtet werden kann, da diese auch in Zweifelsfällen keine ernsthafte Entscheidungshilfe liefert.

In jüngster Zeit sind 6 Arbeiten im amerikanischen Schrifttum erschienen, die sich mit der Geburtsüberwachung befassen. In 6 randomisierten Studien konnte kein Vorteil bei der kardiotokographischen Geburts-Überwachung gegenüber der klassischen Auskultation mit dem Hörrohr (alle 15 Minuten in der Eröffnungsperiode, alle 5 Minuten in der Austreibungsperiode) nachgewiesen werden. Besondere Aufmerksamkeit hat dabei eine im März 1990 erschienene Publikation zu diesem Thema erweckt (N Engl J Med 1990; 322; 588 – 93):

Bei Nachuntersuchungen von kleinen Frühgeborenen (unter 1750 g) 18 Monate nach der Geburt stellte sich heraus, daß Zerebralparesen seltener auftraten, wenn die Geburt auskultatorisch und nicht kardiotokographisch überwacht worden war. Aufgrund dieser Ergebnisse kommen die Autoren zu dem Schluß, daß die elektronische Überwachung mit keiner besseren neurologischen Entwicklung der Kinder einhergeht als die klassische Auskultation.

Diese Ergebnisse überraschen zunächst, halten aber einer kritischen Analyse nicht Stand:

Da die Kardiotokographie als Überwachungsmethode per se ungefährlich ist und damit, wie auch die Auskultation, keine Schädigung induziert, müssen andere Gründe für das unerwartet schlechte Abschneiden der Kardiotokographie in den genannten Studien verantwortlich sein.

Aus dem Studienprotokoll geht hervor, daß in der CTG-Gruppe die Geburt erst dann operativ beendet werden durfte, wenn die subpartualen pH-Werte bei Vorliegen eines pathologischen CTGs in den azidotischen Bereich (pH < 7,20) abgesunken waren oder wenn, falls keine FBA durchgeführt wurde, pathologische CTG-Muster länger als 30 Minuten persistierten. In der Auskultationsgruppe mußte für eine Intervention demgegenüber keine fetale Azidose vorliegen. Diese Vorgaben hatten zur Folge, daß in der CTG-Gruppe im Durchschnitt 104 Minuten vom Auftreten eines pathologischen Befundes bis zur Entbindung vergingen, in der Auskultationsgruppe aber nur 60 Minuten. Die Operationsfrequenzen waren in beiden Gruppen gleich, die notwendigen operativen Eingriffe wurden aber in der CTG-Gruppe später durchgeführt.

Daraus ergibt sich, daß in der CTG-Gruppe hypoxisch gefährdete Kinder im Durchschnitt 44 Minuten länger in einer Gefahrensituation verblieben als in der Auskultationsgruppe. Da das Risiko für einen hypoxisch bedingten Hirnschaden unter der Geburt vor allem davon abhängt, wie lange ein Sauerstoffmangel sub partu besteht, muß dieser Zeitraum kurz gehalten werden. Bei 5minütigem Sauerstoffmangel kommt eine Zerebralparese nur in 1% der Fälle vor, nach 15 Minuten in 10%, nach 20 Minuten in 50% (Brann, A W: Pediat Clin N Amer 33 [1986] 451). Für die Prävention eines Hirnschadens ist es also entscheidend, eine Hypoxie frühzeitig zu erkennen, damit das Kind unter Einbeziehung der Zeit für die nachfolgende Entbindung nur kurz in dieser Gefahrensituation verbleibt.

Somit ist es nicht verwunderlich, daß in der Auskultationsgruppe weniger Kinder mit einer Zerebralparese anzutreffen waren als in der CTG-Gruppe. Nicht die Überwachungsart, sondern vielmehr der Hypoxie-Zeitraum erklärt die unterschiedlichen Ergebnisse. Somit ist in der zitierten Arbeit nicht die jeweilige Überwachungsmethode, sondern das Intervall bis zur Intervention für das Abschneiden der Kinder verantwortlich.

In diesem Zusammenhang darf nicht vergessen werden, daß bei einer stichprobenartigen Auskultation kindliche Gefahrensituationen oft längere Zeit übersehen werden: Eine Bradykardie, die nach der letzten Auskultation einsetzt, kann erst bei der nächsten Auskultation, in der Eröffnungsperiode also erst nach 15 Minuten erkannt werden. Bei der stichprobenartigen Auskultation können somit wichtige Minuten vergehen, die beim CTG-Monitoring z. B. für eine Fetalblutanalyse, Akuttokolyse oder die Vorbereitung zur operativen Entbindung genutzt werden können.

Will man also den Zeitraum vom Beginn bis zum Erkennen einer kindlichen Gefahrensituation kurz halten, so ist es notwendig, kontinuierlich die fetale Herzfrequenz zu registrieren, da ein Sauerstoffmangel sich immer in einem pathologischen CTG äußert. Andererseits darf aber ein pathologisches CTG nicht unbedingt mit einem Sauerstoffmangel gleichgesetzt werden. Denn nur in ca. 15% findet sich bei einem auffälligen CTG auch ein erniedrigter pH-Wert. Um falsche Entscheidungen, z. B. in Form einer unnötigen oder zu späten operativen Entbindung zu vermeiden, benötigt man für die Geburtsüberwachung die Kardiotokographie und die Fetalblutanalyse.

Bei richtigem Einsatz dieser beiden Überwachungsmethoden wird man die besten, derzeit möglichen Ergebnisse erzielen. Eine Methode kann aber nicht besser sein als derjenige, der sie anwendet.

Hannover, im Frühjahr 1992   Klaus Goeschen

Geleitwort aus der 1. Auflage

Die Bemühungen der Geburtshelfer um eine effektive Überwachung des Kindes während der Gravidität und unter der Geburt haben in den letzten zwei Jahrzehnten zu beachtenwerten Erfolgen geführt. Den Beginn der intrauterinen Diagnostik können wir mit den Jahren 1821 und 1822 ansetzen. Im Jahre 1821 gelang dem Genfer Chirurgen M. MAYOR die Auskultation der fetalen Herztöne mit einem Stethoskop. 1822 trug LE JUMEAU DE KERKARADEK über diese Möglichkeit der intrauterinen Kontrolle des Kindes vor der Académie de Médicine in Paris vor. Die stürmische Entwicklung der Perinatologie in der jüngsten Vergangenheit wurde durch die Einführung der Amnioskopie und der fetalen Blutanalyse durch SALING im Jahre 1962 eingeleitet. Seither konnte die Diagnostik durch weitere Methoden, die zusätzliche Aussagen über den Zustand des Kindes ermöglichen, ständig erweitert werden. Die Effektivität der jetzt zur Verfügung stehenden fetalen Überwachung läßt sich an der Verbesserung der perinatalen Morbidität und Mortalität ablesen. Diese Situation sollte indessen nicht darüber hinwegtäuschen, daß noch zahlreiche Probleme ungelöst sind. Zu nennen sind hier ebenso die methodischen Schwierigkeiten wie die nicht immer einfache Indikationsstellung, vor allem aber die nicht geringe Fehlerbreite der Ergebnisse. So stellt sowohl die „stumme Plazentainsuffizienz" mit im Bereich der Norm liegenden Überwachungsbefunden als auch das falsch positive Ergebnis den Geburtshelfer oftmals vor erhebliche diagnostische Probleme. Es ist wichtig, daß wir uns diese begrenzte Aussagekraft der Diagnostik vor Augen halten, damit Arzt und Schwangere nicht zu einem unvertretbaren Gefühl der Sicherheit verleitet werden.

Dies gilt in gleicher Weise für die *Kardiotokographie*. Auch sie hat einen langen Weg der technischen Entwicklung und der klinischen Anwendung hinter sich. Daß die präpartuale Kardiotachographie und die subpartuale fortlaufende Kardiotokographie inzwischen zu den diagnostischen Selbstverständlichkeiten unseres Fachs gehören, dafür haben wir in Deutschland in erster Linie Herrn HAMMACHER zu danken. Ohne die von ihm geleistete Forschungsarbeit hinsichtlich der Aufnahme der Rohsignale und ihrer Übertragung in lesbare Frequenzkurven wäre auch dieses Buch nicht denkbar. Aber auch an der Beschreibung und Deutung der Kurvensymptomatik hat Herr HAMMACHER bedeutenden Anteil. Während wir zunächst glaubten, mit den vom Stethoskop gelieferten Kriterien wie Grundfrequenz sowie Frequenzanstieg und Frequenzabfall auszukommen, haben wir in den letzten Jahren eine Fülle zusätzlicher Frequenzmuster kennengelernt. Es ergab sich dabei die Aufgabe, sie in ihrer Abhängigkeit von den physiologischen fetalen Kreislaufregulationen zu deuten bzw. sie bestimmten Gefährdungsarten und Gefährdungsgraden zuzuordnen.

Es besteht kein Zweifel daran, daß die Kardiotokographie heute die sicherste und damit wichtigste diagnostische Methode der Perinatologie darstellt, und dies nicht nur wegen der mit ihr gegebenen Möglichkeit der kontinuierlichen Überwachung des Kindes. Andererseits bin ich davon überzeugt, daß wir in der Zukunft noch vielfältige Aufgaben zu lösen haben. Sie lassen sich wie folgt zusammenfassen:

– eine weitere apparative Verbesserung, die uns Herzfrequenz- und Wehenkurven mit noch größerer Aussagekraft liefert,
– eine Verbesserung der Korrelierung bisher bekannter Frequenzmuster mit den physiologischen und pathologischen Herz-Kreislauf-Regulationen,
– eine weitere didaktische Systematisierung der Frequenzmuster, evtl. mit der Schaffung neuer Ordnungsprinzipien.

Ich habe mich gefreut, daß Herr KLAUS GOESCHEN trotz der noch anstehenden Probleme meine Anregung aufgegriffen hat, eine Übersicht über die bisherigen kardiotokographischen Erkenntnisse zu geben. Das Buch richtet sich in erster Linie an den in der Facharztausbildung stehenden Arzt und die Hebamme, die sich in diesen Teil der perinatalen Diagnostik einarbeiten möchte. Aber auch der Geburtshelfer, der sich bereits der Methode bedient, wird sicherlich schon durch die Art der Darstellung manche Anregung erhalten. Das Buch gibt zunächst einen kurzen, gut verständlichen Überblick über die Physiologie und Pathologie der fetalen Herz-Kreislaufregulationen und der Wehentätigkeit. Es folgt ein methodischer Teil, der die Fakten zusammenfaßt, die für die praktische Anwendung der Methode von Bedeutung sind. Die Darstellung der Kurvensymptomatik – der wichtigste Teil des Buches – ist streng systematisiert. Hierdurch wird das kausale Verstehen ebenso wie die Deutung der vielfältigen, vom Kind angebotenen Frequenzmuster didaktisch erleichtert. Ein Kapitel über die kombinierte Anwendung von Kardiotokographie und fetaler Blutgasanalyse beschließt die Monographie.

Mein Dank gilt an dieser Stelle nicht nur dem Autor, meinem ehemaligen Assistenten, sondern auch Herrn SALING, bei dem Herr GOESCHEN jetzt tätig ist. Herr SALING hat dieser Monographie stets Verständnis entgegengebracht und sie unterstützt. Nicht zuletzt geschah dies dadurch, daß er dem Autor die wissenschaftlichen und klinischen Einrichtungen der geburtshilflichen Abteilung des Städtischen Krankenhauses Berlin-Neukölln zur Verfügung stellte.

Herrn Dr. med. h. c. GÜNTHER HAUFF danke ich dafür, daß er auch dieses für die tägliche geburtshilfliche Arbeit so wichtige Buch in den *Georg Thieme Verlag* übernommen hat. Die Unterstützung durch die Mitarbeiter des Verlages war erneut eine große Hilfe bei der Fertigstellung der Monographie.

Ich wünsche der hiermit vorgelegten und nunmehr der Öffentlichkeit übergebenen „Kardiotokographie" von Herrn GOESCHEN, daß sie dem Ziel dienlich sein kann, einen Beitrag zur Erhöhung der Sicherheit des Kindes und der Mutter während der Gravidität und unter der Geburt zu leisten. Den geburtshilflich tätigen Ärzten und den Hebammen möge dieses Buch die Einarbeitung in die Methodik und ihre klinische Handhabung erleichtern und ihnen dabei vielleicht manchen unnötigen Umweg ersparen.

Berlin, im Dezember 1979   GERHARD MARTIUS

Inhaltsverzeichnis

1. Fetales Herz-Kreislauf-System 1

Physiologie 1
  Herz 1
  Blutkreislauf 1
  Herz-Kreislauf-Regulation 3
Pathologie 5
  Erhöhter Kopfdruck 5
  Nabelschnurkompression 5
  Verminderung der uteroplazentaren Durchblutung 6
Einteilung der Herzfrequenzveränderungen und Nomenklatur ... 11
  Langfristige FHF-Veränderungen 11
  Mittelfristige FHF-Veränderungen 12
  Kurzfristige FHF-Veränderungen 14

2. Physiologie und Pathologie der Uterusmotilität 15

Erregungsprozesse der Muskelfaser 15
  Ruhepotential 15
  Aktionspotential 16
  Hormonale Steuerung 17
Uteruskontraktionen ante- und intrapartual 18
  Erregungsbildung 18
  Alvarez-Wellen 19
  Braxton-Hicks-Kontraktionen 21
  Geburtseintritt 22
  Quantitative Kriterien der Uterusmotilität 23
Pharmakologische Beeinflussung der Uterusmotilität 24
  Stimulation der Wehen 25
  Hemmung der Wehen 26
  Koordinierung der Wehen 28
Tokographie 29
  Externe Tokographie 29
  Interne Tokographie 32
Pathologische Uteruskontraktionen 34
  Uterine Hypoaktivität 35
  Uterine Hyperaktivität 38
  Hypertone Motilität 38
  Diskoordinierte Wehentätigkeit 39

3. Technik der Kardiotokographie 41

Registrierprinzipien 41
  Fetale Herzfrequenz, Definition 41
  Fetale Herzfrequenz, Darstellung 42

Signal- und Meßwertverarbeitung 43
Logik und technische Qualität 44
Methoden der Herzfrequenzregistrierung 46
Externe Kardiotokographie 46
Interne Kardiotokographie 56
Bedeutung der externen und internen CTG-Ableitung 59
Kardiotokographiegeräte 61
Nomenklatur der Kardiotokographie 62
Langfristige FHF-Veränderungen 62
Mittelfristige FHF-Veränderungen 69
Kurzfristige FHF-Veränderungen 88

4. Antepartuale Kardiotokographie 103

Aktueller Stand 103
Indikation 103
Beginn der CTG-Untersuchung 105
Indikationszusammenstellung 105
Durchführung und Bewertung 110
Kardiotokographie ohne Belastung 110
Kardiotokographie unter Belastung 130
CTG-Scores 145
Semiquantitatives Beurteilungsschema nach Kubli 145
Hammacher-Score 146
Fischer-Score 151
Zusammenfassende Betrachtung der antenatalen
Kardiotokographie 153
Normalbefunde 153
Warnsymptome 154
Pathologische Symptome 156
Fehlbeurteilungen 159

5. Intrapartuale Kardiotokographie 163

Indikation 163
Intervall-Überwachung 163
Durchführung 165
Externe Registrierung 165
Interne Registrierung 166
Klinische Bedeutung und Konsequenz 168
Normokardie 168
Tachykardie 168
Bradykardie 176
Akzelerationen 183
Dezelerationen 186
Oszillationsamplitude und -frequenz 198

Zusammenfassende Betrachtung der intranatalen
Kardiotokographie 201
  Normalbefunde 201
  Warnsymptome 202
  Pathologische Befunde 203
Typische CTG-Muster in der Austreibungsperiode 204
Kosten-Nutzen-Analyse 207
Fetale Elektrokardiographie 207

6. Kardiotokographie und Datenverarbeitung 210

7. Kardiotokographie und Fetalblutanalyse 217

Azidose 217
  Einteilung der Azidität 217
  Formen der Azidose 218
  Differenzierungsmöglichkeit der Azidoseformen 219
Indikationen zur Fetalblutanalyse 221
Klinische Bedeutung der Fetalblutuntersuchung 224
  Technik der Fetalblutanalyse 226
Konsequenzen aus der Fetalblutuntersuchung 227
  Tokolyse 230
Anhang 232
  Nomenklaturübersicht 232
  Literaturverzeichnis 234

Sachverzeichnis 241

1. Fetales Herz-Kreislauf-System

Physiologie

Herz

Das Herz verfügt über die Möglichkeit der autonomen Erregungsbildung und myogenen Erregungsleitung. Die Eigenfrequenz wird im Sinuatrialknoten erzeugt und von den *efferenten Fasern* des autonomen Nervensystems, also vom Sympathikus und vom Vagus, reguliert. Auf die Schlagfrequenz, Kontraktilität, Leitungsgeschwindigkeit und Erregbarkeit des Myokards wirken

- **der Sympathikus fördernd,**
- **der Vagus hemmend.**

Die *afferenten Fasern* der vegetativen Herznerven leiten Erregungen von den Dehnungs- und Spannungsrezeptoren des linken Ventrikels zu den zentralen Vagus- und Sympathikuskernen. Eine gesteigerte Impulsfrequenz führt reflektorisch zu einer depressorischen, eine verminderte Reizung zu einer pressorischen Antwort. Bei gleichzeitiger Erregung beider Anteile des autonomen Nervensystems überwiegt zunächst die Vaguswirkung, während die Sympathikuswirkung länger anhält, so daß nach anfänglicher Abnahme eine vorübergehende Zunahme der Herzfrequenz resultiert.

Durch Vagus- und Sympathikussteuerrung unterliegt die Herzfrequenz ständigen Variationen, so daß unter physiologischen Bedingungen die einzelnen Intervalle zwischen zwei Herzschlägen kaum je konstant sind.

Blutkreislauf

Während des fetalen Lebens erfüllt die Plazenta als Austauschorgan Funktionen, die nach der Geburt von Lungen, Magen-Darm-Trakt, Nieren und Leber übernommen werden. Der fetale Blutkreislauf weist daher im Vergleich zum Erwachsenenkreislauf **Besonderheiten** auf (Abb. **1**):

Das *Blut* wird in der Plazenta oxygeniert. Von hier fließt es über die Umbilikalvene in den linken Ast der Pfortader. Dieser Einmündung

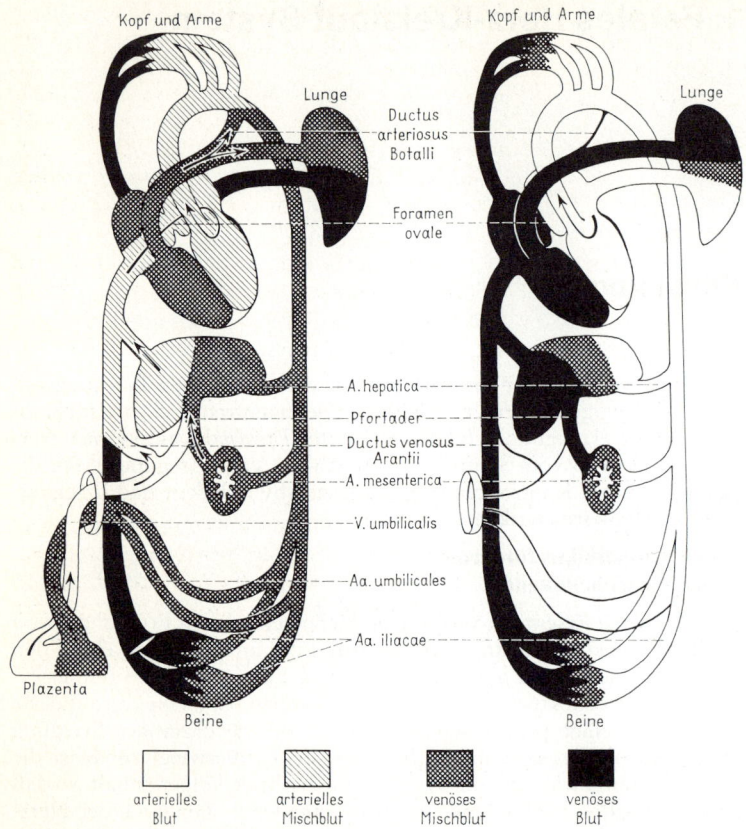

Abb. **1** Blutkreislauf des Fetus (links) und des Erwachsenen (rechts) aus *G. A. Harnack:* Kinderheilkunde, 2. Aufl., Springer, Berlin 1971 (siehe *Martius,* Hebammenlehrbuch 3. Aufl., S. 178).

gegenüber beginnt der Ductus venosus Arantii, der das O_2-haltige Blut in die untere Hohlvene und von dort aus in den rechten Vorhof bringt. Der Blutstrom teilt sich hier. Ein Teil wird durch das Foramen ovale in den linken Vorhof und von dort zusammen mit dem Blut aus den Pulmonalvenen in den linken Ventrikel geleitet. Die andere Portion gelangt mit dem Blut aus der oberen Hohlvene in den rechten Ventrikel.

Das *Herz* gleicht einer Doppelpumpe, die nahezu synchron ihr Volumen in die Aorta auswirft. Dabei wird das Schlagvolumen der linken Kammer gegen den peripheren Widerstand des Körpergefäßsystems und der

umbilikoplazentaren Gefäße, das der rechten gegen den ungefähr fünf-
mal größeren Strömungswiderstand der Lungengefäße gepumpt. Vom
Blutvolumen des rechten Ventrikels fließen etwa 80 % über den Rechts-
links-Shunt des Ductus arteriosus Botalli in die Aorta. Der große
Rechts-links-Shunt bedeutet kreislaufdynamisch nichts anderes als die
Parallelschaltung der rechten und linken Kammer. Das dadurch entstehende große Schlagvolumen garantiert zusammen mit speziellen
hämatologischen Faktoren eine ausreichende Versorgung des fetalen
Gewebes bei niedriger Sauerstoffspannung im Blut.

Die kollabierte *Lunge* liegt wegen ihres hohen Gefäßwiderstandes im
Nebenschluß und wird normalerweise nur von etwa 10 % des Herzminutenvolumens durchströmt.

Um den *Gasstoffwechsel* in der Plazenta sicherzustellen, fließen etwa ⅔
des von beiden Ventrikeln ausgeworfenen Blutes in den umbilikoplazentaren Kreislauf. Eine Zirkulationsstörung in diesem Bereich, z. B. bei
einer Nabelschnurkompression, muß daher mit einer starken Reaktion
der kardiovaskulären Dynamik einhergehen.

Der *Blutbedarf in der Körperperipherie* wird normalerweise so gedeckt,
daß eine lokale Nachfrage durch schnelle Blutumverteilung mit einem
entsprechenden Angebot beantwortet wird. Das Herz kommt der ständigen Variation des Blutverteilungsmusters durch eine Änderung seiner
Frequenz nach, indem es schneller schlägt, wenn mehr Blut angeboten
wird, und umgekehrt. Unter physiologischen Bedingungen erfolgen die
als Oszillationen bezeichneten Frequenzalterationen häufiger als zwei-
mal pro Minute (S. 89).

Herz-Kreislauf-Regulation

Der ungestörte Stoffwechsel in der Peripherie erfordert eine ständige
subtile Anpassung des arteriellen und venösen Blutdruckes, des Herzminutenvolumens und des zirkulierenden Blutvolumens an die Erfor-
dernisse. Einfluß auf die Herz-Kreislauf-Regulation nehmen:

– **vasomotorische Nerven,**
– **medulläre Kreislaufzentren,**
– **reflektorische Mechanismen,**
– **lokale Stoffwechselvorgänge.**

Die Regulationsvorgänge erfolgen nach dem kybernetischen Prinzip
vermaschter Regelkreise. Dabei stellt der *Blutdruck* die Regelstrecke
dar, während dem *Herzen* die Funktion des Kraftschalters zukommt.
Stellglieder des Kraftschalters sind die Rr. cardiaci des *Vagus* und die
Nn. accelerantes des *Sympathikus*, die Einfluß nehmen können auf die
Schlagfrequenz, Kontraktilität, Leitungsgeschwindigkeit und Erregbarkeit des Herzens.

Die *Gefäßmuskulatur* steht normalerweise unter dem Einfluß des Sympathikus. Eine Reizung wirkt entsprechend der Verteilung von Alpha- und Betarezeptoren vasokonstriktorisch oder vasodilatatorisch. Eine Abnahme des O_2- oder ein Anstieg des CO_2-Druckes sowie eine Anhäufung saurer Stoffwechselmetaboliten führen zu einer lokalen Vasodilatation.

Ferner ist ein in der Medulla gelegenes *Kreislaufzentrum* an der Kreislaufregulation beteiligt, das entweder direkt durch den O_2- oder CO_2-Druck bzw. die H^+-Ionenkonzentration des Blutes oder durch vagale Afferenzen erregt wird. In der Medulla läßt sich ein dorsaler Vaguskern, von dem die herzhemmenden Wirkungen ausgehen, von einem Vasomotorenzentrum unterscheiden, das für die pressorischen Reaktionen verantwortlich ist.

Fühler sind die *Presso-* und *Chemorezeptoren,* die auf Blutdruckschwankungen und biochemische Veränderungen reagieren und Informationen dem in der Medulla gelegenen Regelzentrum zukommen lassen. Eine steigende Dehnung z. B. der Aortenwand wird dem Regelzentrum durch Zunahme der Impulsfrequenz mitgeteilt und löst eine depressorische Wirkung aus. Am Kraftschalter Herz kommt es zur Ver-

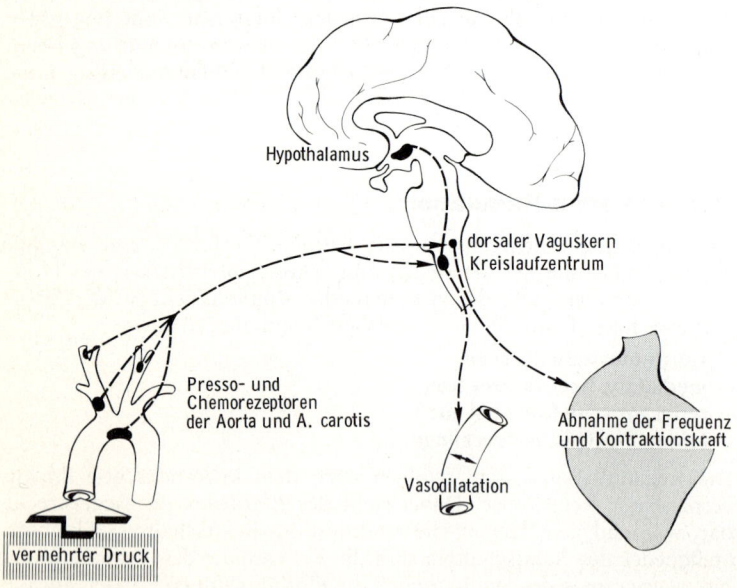

Abb. 2 Schematische Darstellung der Herzkreislaufregulation bei Blutdruckanstieg.

langsamung der Frequenz und Abnahme der Kontraktionskraft. Am Gefäßsystem wird der Strömungswiderstand vermindert (Abb. **2**). Bei abnehmender Reizung der Pressorezeptoren laufen die Vorgänge in umgekehrter Folge ab.

Unter physiologischen Bedingungen passen sich Herz und Kreislauf mit Hilfe der genannten zentralen, peripheren und lokalen Prinzipien den momentanen Erfordernissen an.

Pathologie

Pathologische Faktoren, die den intra- und extrakorporalen Kreislauf des Fetus beeinflussen, sind mannigfaltig. Diese Störungen lassen sich im Kardiotokogramm an einer Alteration der Herzfrequenz erkennen. Für die *Entstehung der Herzfrequenzänderungen* sind grundsätzlich drei Mechanismen von Bedeutung:

– **erhöhter Kopfdruck,**
– **Nabelschnurkompression,**
– **Verminderung der uteroplazentaren Durchblutung.**

So gut wie immer kann eines dieser drei Wirkungsprinzipien zur Erklärung bestimmter fetaler Herzfrequenzen herangezogen werden. Jedoch kommen auch Kombinationsformen vor, die einen Rückschluß auf die auslösende Ursache erschweren.

Erhöhter Kopfdruck

Nach LINDGREN u. SMYTH (1961), die eine Methode zur Messung der bei Wehentätigkeit auftretenden Drücke zwischen fetalem Kopf und Zervix beschrieben haben, ist der bei Wehen erzeugte Druck auf den fetalen Kopf im Bereich der größten Zirkumferenz bis zu viermal größer als der Intrauterindruck. Unter physiologischen Bedingungen werden Kopf-Zervix-Drücke bis zu etwa 200 mm Hg (26,7 kPa) gemessen. Eine *Kopfkompression über 200 mm Hg (26,7 kPa)* kann zu einer *akuten Einschränkung der Hirndurchblutung* führen. Da das Sympathikuszentrum empfindlicher auf einen O_2-Abfall im Blut reagiert als das Vaguszentrum, kommt es durch Überwiegen des Vagotonus zu einer Herzfrequenzverlangsamung. Mit Wehenende stellt sich die normale Herzfrequenz wieder ein.

Nabelschnurkompression

Eine Nabelschnurkompression löst je nach Dauer der Zirkulationsstörung und Art der betroffenen Gefäße unterschiedliche Reaktionen aus.

Eine *Kompression der Nabelvene* senkt durch ein vermindertes Blutangebot an das Herz den Druck in der Aorta und A. carotis. Infolge abnehmender Reizung der Pressorezeptoren kommt es reflektorisch zur *Herfrequenzbeschleunigung.*

Bei *Verschluß auch der Nabelarterien* staut sich das vom Herzen in die Aorta geworfene Blut und führt zu einer Reizung der hier gelegenen Pressorezeptoren und damit zur *Herfrequenzverlangsamung.*

— **Ein erster Teil der Frequenzverlangsamung ist primär durch Vagotonussteigerung,**
— **ein zweiter sekundär hypoxisch durch Sympathikusverminderung bedingt.**

Bei *anhaltender Unterbrechung der Nabelschnurzirkulation* wird der zunehmende Sauerstoffmangel zusätzlich die Dauer und das Ausmaß der Frequenzverlangsamung bestimmen (S. 81 f).

Verminderung der uteroplazentaren Durchblutung

Eine Verminderung der uteroplazentaren Durchblutung, als deren Folge eine Störung im diaplazentaren Stoffaustausch auftritt, führt zu charakteristischen biochemischen Veränderungen im fetalen Organismus. Das kardiovaskuläre System zeigt Reaktionen, die als Kompensationsmechanismen oder reflexbedingte Alterationen zu interpretieren sind. In Spätstadien können sie Ausdruck des Zusammenbruchs der fetalen Reaktionen sein. Dabei bewirkt eine Verminderung der uteroplazentaren Durchblutung eine Einschränkung der fetalen Sauerstoffversorgung, so daß über die Hypoxämie und Hyperkapnie eine Azidose resultiert.

Passagere Minderdurchblutung:

Die Antwort des Fetus auf eine passagere O_2-Mangelversorgung kann zunächst durch Erregung der Chemorezeptoren in einem Anstieg der Herzfrequenz liegen. Reicht dieser Mechanismus zur Kompensation der Hypoxämie nicht aus, so kommt es zu einer Beeinträchtigung des Sympathikuszentrums und damit zu einem Überwiegen des Vagotonus. Die Herzfrequenz sinkt. Neben dieser nahezu immer wehenabhängigen FHF-Alteration, die häufig erst nach einer zeitlichen Verzögerung von 30−60 sec nach der Wehenakme einsetzt, kann wehenunabhängig ein mütterlicher Blutdruckabfall mehr oder weniger abrupt zu einem prolongierten FHF-Abfall führen (S. 85 f). Nach kausaler Therapie steigt die FHF wieder an und kann sogar in eine kompensatorische Tachykardie übergehen.

Anhaltende Minderdurchblutung:

Ein anhaltender Sauerstoffmangel führt durch Engstellung der arteriellen Strombahn in der fetalen Körperperipherie zur *Zentralisation*, d. h. das Vasomotorenzentrum versucht lebensnotwendige Organe wie ZNS, Herz und Plazenta auf Kosten lebensunwichtiger vorrangig mit Sauerstoff zu versorgen. Das Blut fließt dabei auf zentralen Bahnen, so daß die unter physiologischen Bedingungen bestehende stetige Veränderung der Blutmengenverteilung (S. 3) wegfällt und das dem Herzen angebotene Volumen weitgehend konstant ist. Die Oszillationen sinken unter 2 pro min, während die Herzfrequenz in der Regel auf über 160 Schläge pro min *(spm)* ansteigt (S. 12 f).

– *Bei Kompensation des O₂-Mangel* normalisieren sich die Kreislaufverhältnisse, die Frequenz kehrt bei Zunahme der Oszillationen in den Normbereich zurück.

– *Bleibt der Sauerstoffmangel bestehen,* so wird es zeitabhängig zu einer Beeinträchtigung des Sympathikuszentrums und damit zu einem Überwiegen des Vagotonus kommen. Die Folge ist, daß die Herzfrequenz unter 160 spm absinkt, wobei die Zahl der Oszillationen weiterhin unter 2 pro min liegt. Das Herz schlägt in diesem Stadium, das dem Absterben des Fetus vorausgeht, weitgehend selbständig im Sinusrhythmus. Präfinal mit zunehmender Schädigung des Myokards und des Reizleitungssystems sinkt die Herzfrequenz unter 100 spm. Zusätzlich treten Arrhythmien auf.

Pathogenese der fetalen Hypoxie

Die Pathogenese der fetalen Hypoxie läßt sich in folgender Weise übersichtlich gruppieren:

Es gibt **präplazentare,**
              plazentare,
              postplazentare Ursachen.

Präplazentare Ursachen

Pathologische Uteruskontraktionen: Ausgehend von der Tatsache, daß Uteruskontraktionen je nach Stärke mit einer vorübergehenden Verminderung oder gar Unterbrechung der uteroplazentaren Zirkulation einhergehen, wird die Gefährdung verständlich, die eine pathologische Wehentätigkeit mit sich bringt. So kann bei der *uterinen Hyperaktivität* (S. 38) und der *hypertonen Motilitätsstörung* (S. 38) die während der Uteruskontraktion strapazierte Sauerstoffreserve des intervillösen Raumes in der kurzen Wehenpause nicht mehr voll ergänzt werden. Es entsteht zunächst eine respiratorische, in rascher Folge dann eine metabolische Azidose (KELLER u. Mitarb. 1972).

Materne Zirkulationsstörungen: Als weitere präplazentare Ursachen, die eine Sauerstoffminderversorgung des Fetus zur Folge haben können sind mütterliche Zirkulationsstörungen zu nennen.

– Das *Vena-cava-Kompressionssyndrom* ist gekennzeichnet durch das Auftreten von Schockzeichen bei einer schwangeren Frau in Rückenlage. Infolge Kompression der Beckenvenen und der V. cava inferior durch den schwangeren Uterus kommt es zur Drosselung des venösen Rückstromes zum Herzen mit einem dramatischen Abfall des Herzminutenvolumens und damit zum Kreislaufkollaps bei der Schwangeren. Abhängig von der Dauer der Abflußbehinderung vermindert sich auch die uteroplazentare Durchblutung. In Narkose, z.B. bei einer Schnittentbindung, aber auch bei spinalen oder epiduralen Anästhesien kann sich die Situation noch verstärken. Reduziert oder aufgehoben wird die Kompression bei Ablauf einer Wehe, die eine Aufrichtung des Uterus bewirkt (Abb. **3**). Das Vena-cava-Kompressionssyndrom tritt ebenfalls nicht mehr auf, wenn der vorangehende Teil festen Kontakt zum kleinen Becken hat. Insofern ist während der Preßwehen die Rückenlage für Mutter und Kind ungefährlich. Die Einfachheit der Therapie steht im eindrucksvollen Gegensatz zur Schwere des Krankheitsbildes. In Seitenlage erholen sich Mutter und Kind schnell.

– *Orthostatische Dysregulationen.* Unter orthostatischer Dysregulation wird ein Versacken größerer Blutmengen in der Peripherie bei Lagewechsel vom Liegen zum Stehen bzw. von der Hocke in die Streckstellung verstanden. Folge dieser, vor allem bei hypotonen Frauen auftretenden hämodynamischen Störung ist, daß der Uterus und damit auch der Fetus für eine bestimmte Zeit minderdurchblutet werden. Das ungeborene Kind reagiert darauf oft mit einem Abfall seiner Herzfrequenz (GOESCHEN u. Mitarb. 1983 a). Therapeutisch hat sich eine Behandlung mit täglich 2mal 2,5 mg Dihydroergotamin bewährt (GOESCHEN u. Mitarb. 1984 b).

– Poseiro-Effekt. Unter dem Poseiro-Effekt versteht man das Abfallen des Blutdruckes in den unteren Extremitäten während einer Wehe (POSEIRO u. BIE-

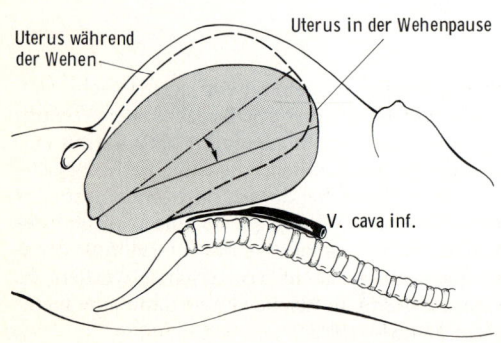

Uterus während der Wehen

Uterus in der Wehenpause

V. cava inf.

Abb. **3** Kompression der V. cava inferior durch den erschlafften graviden Uterus und ihre Entlastung bei Kontraktion des Uterus (nach *Otteni*).

NIARZ 1964). Dabei sinkt nur der systolische Wert und gleicht sich der Höhe des diastolischen an, wobei die rechte untere Extremität stärker und häufiger betroffen ist. Die Diagnose kann durch Palpation der Fußpulse gestellt werden. Die Erklärung ergibt sich aus dem Verlauf der rechten A. iliaca communis, die in Höhe des 4. Lendenwirbels aus der links der Mittellinie gelegenen Aorta entspringt und die Lendenwirbelsäule überquert. Damit ist sie dem Druck des Uterus gegen die Wirbelsäule ausgesetzt und kann während der Wehe komprimiert werden. In dem von ihr versorgten Gebiet resultiert eine O_2-Minderdurchblutung. Davon ist somit auch die rechte A. uterina betroffen, so daß sich aus einer periodischen transitorischen Hypoxämie eine fetale Gefährdung ergeben kann. In linker Seitenlage verschwindet dieser Effekt.

Als weitere Ursache für Zirkulationsstörungen des mütterlichen Organismus, die mit einem Abfall des arteriellen Druckes einhergehen und zu einer Verminderung der plazentaren Perfusion führen, sind

— *Blutungen*, z. B. bei Placenta praevia.
— eine *starke iatrogene Blutdrucksenkung* bei Hypertonie
— oder ein *hypoplastischer Uterus* zu nennen.

Auch bei

— *Spinalanästhesien* ist die Gefahr einer maternen arteriellen Hypotonie gegeben.

Eine Reihe von Autoren hat ferner auf die Gefahr der fetalen Beeinträchtigung bei

— forcierter mütterlicher *Hyperventilation*

aufmerksam gemacht (JAMES 1967, SCHREINER 1964 u. a.), wie sie z. B. bei Intubationsnarkosen auftreten kann. Dabei sinkt die arterielle materne Kohlensäurespannung, bis es bei einer kritischen Grenze von 18 mm Hg (2,4 kPa) aufgrund der ausgeprägten Alkalose zur Konstriktion der uterinen Arterien und damit zur ungenügenden Perfusion des intervillösen Raumes kommt (KÜNZEL u. Mitarb. 1970).

Eine

— schwere *mütterliche Anämie*

kann bei Hämoglobinwerten unter 6,4 g% (3,97 mmol/l) (Hb/4) (40%) ebenfalls zu einer direkten hypoxischen Gefährdung des Fetus führen (WULF 1963).

Plazentare Ursachen

Diese Gruppe umfaßt pathologische Prozesse in der Plazenta, die mit einer *Verminderung der plazentaren Austauschfläche* oder mit einer *erschwerten Permeabilität* der synzytiokapillären Membran einhergehen. Bei der maternalen **Hypertonie,** primär oder im Rahmen einer EPH-Gestose, können sich arteriosklerotische oder endangitische Veränderungen an den uteroplazentaren Gefäßen manifestieren. Die Gefäß-alterationen bedingen eine Abnahme des intervillösen Blutflusses.

- Bei *Progredienz* führen sie zur Thrombosierung der Arterien und schließlich zum Plazentainfarkt.
- Bei *akutem Verlauf* kann eine Spiralarterie rupturieren und ein retro-plazentares Hämatom entstehen. Es kommt aufgrund der Auflocke-rung der Plazentahaftstelle zur vorzeitigen Plazentalösung.

Die **EPH-Gestose** geht vermehrt mit fibrinoiden Zottennekrosen, Dik-kenzunahme der synzytiokapillären Stoffwechselmembran und mangel-hafter Umbildung der Kapillaren in Sinusoide einher (WIGGLESWORTH 1962, KUBLI u. BUDLINGER 1963).

Bei **Übertragung** nimmt durch Verdickung der Basalmembran die Per-meabilität ebenfalls ab (ANDERSON u. McKAY 1966, FOX 1968).

Auch der **mütterliche Diabetes** und die **fetale Erythroblastose** sind durch eine erschwerte Diffusion im Bereich der Plazentamembran cha-rakterisiert (HÖRMANN u. LEMTIS 1965, FOX 1968).

Die erwähnten plazentaren Veränderungen bedingen eine Verminde-rung der plazentaren Reservekapazität. Eine normale Terminplazenta weist in situ ein intervillöses Blutvolumen von 160–250 ml auf. Die hierin enthaltene Sauerstoffmenge, die bei totaler Unterbrechung der mütterlichen Sauerstoffzufuhr nach 2–3 min ausgeschöpft wäre, garan-tiert bei physiologischer Wehentätigkeit eine ausreichende O_2-Versor-gung des Fetus. Unter normalen Bedingungen fördern Uteruskontrak-tionen sogar den Blutstrom durch den intervillösen Raum und sorgen für eine gute Oxygenierung des fetalen Blutes. Ist die Reservekapazität der Plazenta hingegen eingeschränkt, können schon geringe Uteruskon-traktionen eine anfänglich transitorische, dann zunehmend anhaltende Hypoxämie verursachen. Eine durch Wehen bedingte Belastung macht daher den Grad der Plazentabeeinträchtigung u. U. erst deutlich (s. Wehenbelastungstest S. 135).

Postplazentare Ursachen

Nabelschnurkomplikationen: Als wichtigste postplazentare Ursachen, die zu einer fetalen Hypoxie führen können, sind Komplikationen der Nabelschnur zu nennen, und zwar:

- *Vorliegen oder Vorfall der Nabelschnur,*
- *Nabelschnurumschlingungen,*
- *Nabelschnurknoten,*
- *Nabelschnurthrombosen,*
- *Nabelschnurhämatome.*

Wie beschrieben geht eine Kompression der Nabelvene mit einem Anstieg, eine zusätzliche Kompression der Nabelarterien mit einem

Abfall der Herzfrequenz einher. Bei Persistenz der Zirkulationsstörungen kommt es zum Sauerstoffmangel und zur fetalen Azidose.

Intrauterine fetale Erkrankungen: Intrauterine Erkrankungen, wie die intrauterine Infektion oder eine Mißbildung des Herzens, der Gefäße bzw. des ZNS stellen eine zusätzliche Belastung des fetalen Kreislaufes dar. Sie können daher ebenfalls postplazentare Ursache einer fetalen Hypoxie sein. Entsprechend kann sich eine fetale Anämie z.B. infolge einer feto-fetalen oder feto-maternalen Makrotransfusion auswirken.

Einteilung der Herzfrequenzveränderungen und Nomenklatur

FHF-Alterationen sind seit mehr als 100 Jahren bekannt (KEHRER 1867, SCHATZ 1885 u.a.). Um die Nomenklatur und Einteilung der FHF-Veränderungen haben sich im wesentlichen drei Arbeitskreise verdient gemacht (CALDEYRO-BARCIA u. Mitarb. 1966, HAMMACHER 1967, HON 1968).

Für die Kennzeichnung der zahlreichen FHF-Alterationen eignet sich die Einteilung der fetalen Herzfrequenzänderungen in folgende drei Gruppen (HEINRICH u. SEIDENSCHNUR 1977):

— *langfristig,*
— *mittelfristig,*
— *kurzfristig.*

Langfristige FHF-Veränderungen

Basalfrequenz: Die über einen längeren Zeitraum mit einem konstanten Mittelwert beobachtete Herzfrequenz wird Basalfrequenz (basale fetale Herzfrequenz) genannt.

Normokardie: Als Normokardie ist eine Basalfrequenz zwischen 160 spm und 120 spm definiert.

Eine Änderung des normokarden Frequenzniveaus über eine längere Zeitspanne entspricht einer langfristigen FHF-Alteration und kann im Sinne eines Anstieges oder eines Abfalles ablaufen (Abb. **4**).

Tachykardie: Ein länger als 10 min andauernder Frequenzanstieg über 160 spm wird Tachykardie genannt.

Bradykardie: Ein länger als 3 min anhaltender Frequenzabfall unter 120 spm heißt Bradykardie.

Frequenzveränderungen, die einen kürzeren Zeitraum beanspruchen, werden zu den mittelfristigen FHF-Alterationen gerechnet.

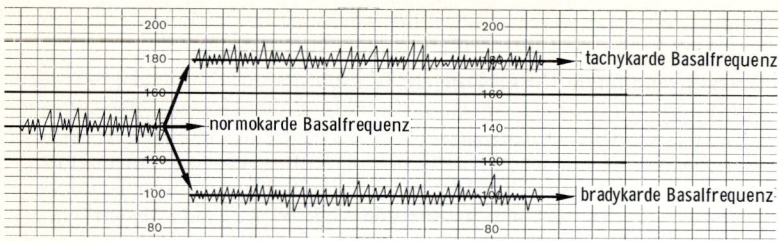

Abb. 4 Langfristige FHF-Alterationen. Bestimmung der Basalfrequenz im normokarden, tachykarden und bradykarden Bereich. Ein Frequenzniveau zwischen 160 und 120 spm wird als Normokardie bezeichnet. Hält ein Frequenzanstieg über 160 spm länger als 10 min an, so spricht man von einer Tachykardie. Ein länger als 3 min anhaltender Frequenzabfall unter 120 spm heißt Bradykardie. Papiervorschubgeschwindigkeit 1 cm/min.

Mittelfristige FHF-Veränderungen

Mittelfristige FHF-Veränderungen sind mit den Begriffen

– *Beschleunigung oder Akzeleration* und
– *Verlangsamung oder Dezeleration*

gekennzeichnet (Abb. **5**). Sie können von einer normokarden, tachykarden oder bradykarden Basalfrequenz ausgehen. Die zeitliche Abgrenzung der mittelfristigen von den langfristigen FHF-Veränderungen hat nicht nur didaktischen, sondern vor allem einen prognostischen Wert für die Beurteilung des fetalen Zustandes erlangt, auch wenn es im Entstehungsmechanismus einer Tachykardie und Akzeleration bzw. Bradykardie und Dezeleration keinen Unterschied gibt.

Nach tierexperimentellen Untersuchungen an Schafsfeten (Berg u. Mitarb. 1972 und 1973) ist das Verhalten der FHF eng mit den Schwankungen des Sauerstoffpartialdruckes im Blut korreliert. Danach wird mit zunehmendem O_2-Mangel zunächst eine Akzelerationsschwelle mit Anstieg des Blutdruckes, der Frequenz und des Herzminutenvolumens bewirkt. Bleibt der niedrige O_2-Druck bestehen oder fällt weiter ab, wird eine Dezelerationsschwelle unterschritten und ein Abfall von Blutdruck, Frequenz und Herzminutenvolumen ausgelöst. Kommt es rechtzeitig zur Normalisierung der O_2-Mangelsituation, so werden die Stadien in umgekehrter Reihenfolge durchlaufen. Ein weiterer Abfall des O_2-Druckes führt indessen zur Lähmung des Vasomotorenzentrums in der Medulla, zur Myokard-

Abb. **5** Mittelfristige FHF-Alterationen. Eine weniger als 10 min anhaltende Frequenzbeschleunigung heißt Akzeleration, eine kürzer als 3 min andauernde Frequenzverlangsamung Dezeleration. Akzelerationen und Dezelerationen können sowohl von einer normokarden als auch von einer ▶

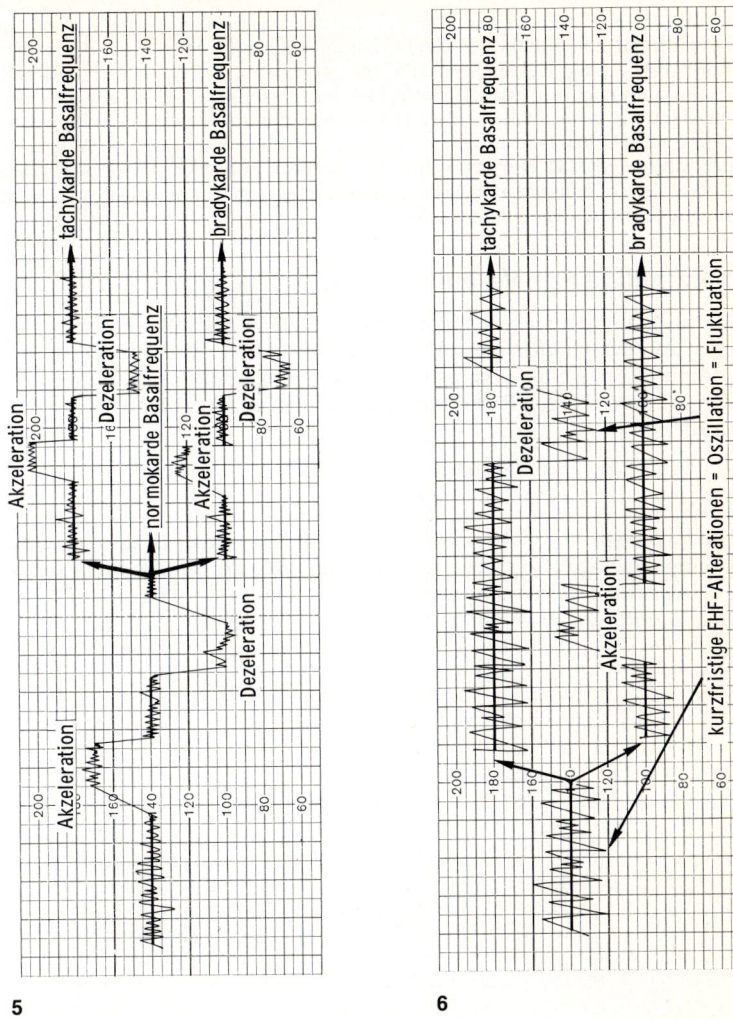

5   **6**

bradykarden oder tachykarden Basalfrequenz ausgehen. Papiervorschubgeschwindigkeit 1 cm/min.

Abb. **6** Kurzfristige FHF-Alterationen. Sie kommen als Schwingung um
einen Mittelwert im normokarden, tachykarden und bradykarden Bereich
zur Darstellung und sind auch bei Vorliegen von Akzelerationen und
Dezelerationen zu erkennen. Papiervorschubgeschwindigkeit 1 cm/min.

schädigung und zum irreversiblen Schock. Diese Darstellung konnte ebenfalls mit Hilfe der subpartual eingesetzten kontinuierlichen O_2-Messung in der fetalen Kopfhaut bestätigt werden. (Huch u. Mitarb. 1974 u. 1975). Bei vermindertem O_2-Angebot oder erhöhtem O_2-Bedarf kommt es kompensatorisch zunächst zur Akzeleration, bei nicht ausreichender Kompensation zur Dezeleration. Primär zu geringer O_2-Druck läßt die fetale Herzfrequenz sofort abfallen. Beim Abklingen der auslösenden Schädigung kehrt die Frequenz entweder direkt oder nach Ablauf einer kompensatorischen Tachykardie zum ursprünglichen Niveau zurück oder erreicht es nicht wieder.

Kurzfristige FHF-Veränderungen

Die kurzfristigen FHF-Veränderungen sind dem gesamten Frequenzverlauf, also den langfristigen und mittelfristigen FHF-Alterationen, aufgepfropft (Abb. **6**). Sie kommen als Schwingungen um einen Mittelwert, der ständig in beiden Richtungen durchlaufen wird, zur Darstellung und werden

– *Oszillation oder Fluktuation*

genannt.

Die kurzfristigen FHF-Veränderungen zeigen die unter physiologischen Bedingungen *ständig wechselnde Beeinflussung des Sinusknotens durch das vegetative Nervensystem* sowie die Reaktion des Herzens auf eine *stete Blutumverteilung* in der fetalen Körperperipherie.

2. Physiologie und Pathologie der Uterusmotilität

Erregungsprozesse der Muskelfaser

Ruhepotential

Seit den klassischen Untersuchungen von BERNSTEIN (1911) ist bekannt, daß jede erregbare Zelle eine bioelektrische Membran besitzt. In Ruhe erlaubt ihre Teildurchgängigkeit den Kaliumionen eine hohe Bewegungsfreiheit in beiden Richtungen, während das Natrium zurückgehalten wird (Abb. **7**). Da eine energieverbrauchende K^+-Pumpe die nach außen diffundierenden K^+-Ionen laufend ins Zellinnere zurückholt, während eine entsprechende Natriumpumpe für das Konzentrationsgefälle zwischen Zellaußenflüssigkeit und Intrazellularraum sorgt, resultiert in Ruhe eine im Zellinnern im Vergleich zum Extrazellularraum 40- bis 50fach größere K^+-Ionenkonzentration.

Die Diffusion der K^+-Ionen in Richtung des Konzentrationsgefälles erzeugt ein *Diffusionspotential*, das sog. *Ruhe- oder Membranpotential*. Nach FLECKENSTEIN (1955) fällt dem Muskelstoffwechsel die Hauptaufgabe zu, dieses Konzentrationsgefälle über die Ionenpumpen aufrechtzuerhalten oder nach einer Erregung wiederherzustellen. Grundsätzlich ist die Höhe des Membranpotentials von der intra- und extrazellulären Konzentration verschiedener Ionen abhängig und beeinflußt über diese die Motilität der Uterusmuskels. Die Sexualhormone, das

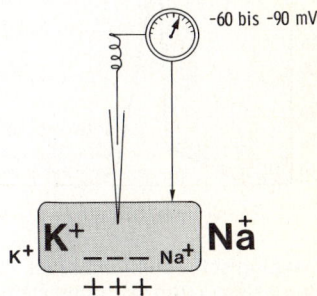

Abb. **7** Elektrolytgefälle an der Zellmembran in Ruhe. Infolge der Teildurchgängigkeit vermögen die kleinen Kaliumionen die Membran stets in beiden Richtungen zu passieren. Die größeren Natriumionen werden zurückgehalten. Daraus resultiert eine außen positive, innen negative Ladung der Membran (nach *Jung*).

Oxytocin und die Prostaglandine greifen steuernd in die Verteilung der Elektrolyte ein. Somit wird das Membranpotential durch die hormonale Situation modifiziert (S. 17) und besitzt normalerweise eine Ladung von *−60 bis −90 mV* (Abb. **7**).

Aktionspotential

Durch einen *Reiz* kann das Ruhepotential unter einen kritischen Wert gesenkt werden, bei dem es durch einen *massiven Einstrom von Natriumionen ins Zellinnere* zu einer Veränderung der Ionenkonzentration kommt. Es entsteht ein der Ruheladung der Membran entgegengesetztes Potential, das *Aktionspotential* genannt wird. Durch das Sistieren der kurzfristig erhöhten Na^+-Permeabilität und durch die Tätigkeit der Kalium- und Natriumpumpe wird anschließend das alte Ionengleichgewicht wiederhergestellt.

Dieser elektrische Erregungsvorgang führt zu einer Kontraktion der Muskelzelle und ist mit dem Begriff der *„elektromechanischen Kopplung"* belegt. Als biochemischer Fundamentalprozeß setzt er das Vorhandensein von *Energie* voraus, so daß eine Verkürzung der Muskulatur nur dann zustande kommt, wenn den kontraktilen Proteinen Myosin und Aktin verwertbare Energie in Form von *Adenosintriphosphat (ATP)* und *Kreatininphosphat (KP)* zur Verfügung steht. Für die Interaktion also das Zusammenwirken des kontraktilen Apparates mit ATP, sind Ca^{2+}-*Ionen* erforderlich, die mit der Depolarisierung der Membran lawinenartig ins Zellinnere einströmen und durch Aktivierung der ATPase die Kontraktion auslösen. Bei Gabe von Kalziuminhibitoren bleibt die Kontraktion trotz bioelektrischer Erreger aus. Dieses Phänomen ist nach FLECKENSTEIN mit dem Begriff *„elektromechanische Entkopplung"* belegt.

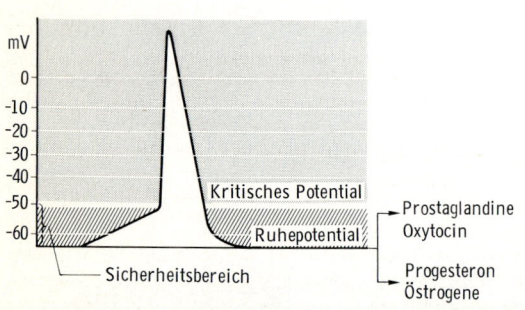

Abb. **8** Ruhepotential und kritisches Potential. Wird das Ruhepotential durch einen Reiz unter das kritische Potential gesenkt, so entsteht das Aktionspotential. Der Bereich zwischen dem Ruhepotential und dem kritischen Potential ist ein Sicherheitsbereich, der pharmakologisch beeinflußbar ist. Oxytocin und Prostaglandine vermindern, Progesteron und Östrogen steigern das Membranpotential (nach *Jung*).

Der Betrag, um den man das Membranpotential vermindern muß, damit es zusammenbricht und zu einer Erregung führt, ist um so größer, je höher das Ruhepotential ist. Das heißt, der zur Erregung des Uterus erforderliche Reiz muß um so größer sein, je höher das Ruhepotential ist. Der Wert, auf den man das jeweilige Membranpotential vermindern muß, um eine fortgeleitete Erregung auszulösen, wird *kritisches Potential* genannt. Die *Differenz* zwischen dem *wirklichen Membranpotential* und dem *kritischen Potential* entspricht der *Reizschwelle* (Abb. **8**).

Hormonale Steuerung

Progesteron

Das Progesteron bewirkt durch eine Steigerung des Ruhepotentials und Inaktivierung des Na^+-Carriersystems den sog. *Progesteronblock*. Die Hemmwirkung ist am nichtschwangeren Uterus wesentlich intensiver (JUNG 1972) und nimmt im Verlauf der Gestation ab. Der schwangere Uterus unter Progesteronwirkung gleicht einem geladenen Gewehr, dessen Abzug blockiert ist (CSAPO 1959).

Östrogen

Auch die Östrogene erhöhen das Membranpotential durch eine Zunahme des intrazellulären Kaliums. Andererseits kommt es unter dem Einfluß der Östrogene zu einem Konzentrationsanstieg der energiereichen Phosphate und der kontraktilen Proteine sowie einer Zunahme der ATP-ase-Aktivität und der Erregungsleitungsgeschwindigkeit. Dadurch wird das Myometrium auf die Geburtsarbeit vorbereitet, zum anderen gleichzeitig vor zufälligen und unerwünschten Kontraktionen geschützt.

Oxytocin

Oxytocin hingegen senkt das Membranpotential in die Nähe des Schwellenwertes und erhöht damit die Erregbarkeit des Uterus. Da die normale Erregungsform des Uterus in einem echten Tetanus besteht, das heißt, daß eine einzelne Kontraktion auf eine Salve rasch entladener repetitiver Einzelpotentiale erfolgt, kann Oxytocin eine Basaltonuserhöhung bewirken. Die Geschwindigkeit der Erregungsleitung nimmt hingegen unter dem Einfluß von Oxytocin ab.

Prostaglandine

Prostaglandine sind in den ersten sechs Schwangerschaftswochen nur in Spuren nachweisbar. Im letzten Trimenon und vor allem unter der Geburt erfolgt ein deutlicher Konzentrationsanstieg, der mit einer verstärkten Freisetzung aus der fragilen Dezidua und Neubildung erklärt werden kann. Ferner wird eine positive Beeinflussung der Prostaglandinsynthese durch Östrogene diskutiert.

Die Prostaglandine senken wie das Oxytocin das Membranpotential. Möglicherweise erleichtern sie den Transport der Ca^{2+}-Ionen in Chelatform durch die Zellmembran und führen durch anschließende Freisetzung des Ca^{2+} zur Membrandepolarisation.

Uteruskontraktionen ante- und intrapartual

Erregungsbildung

Die Muskulatur des Uterus ist wie der Herzmuskel zur *autonomen Erregungsbildung und myogenen Leitung der Erregung* befähigt. Obwohl Uteruskontraktionen multifokal, d. h. an jeder beliebigen Stelle, entstehen können, gibt es *Prädilektionsstellen der Erregungsbildung* in Tubenecken und im Zervixbereich, die Schrittmacherfunktion übernehmen.

Nach BAYER u. HOFF (1951) wird der Verschluß des unteren Uterinsegmentes in der Schwangerschaft und der Schließvorgang nach der Geburt über eine Dominanz der Isthmuswehen erreicht, während die Eröffnung des Uterus und die Austreibung der Frucht vom Schrittmacher in den Tubenwinkeln abhängig ist.

Zu Beginn der Eröffnungsperiode laufen die Kontraktionen in den drei Uterusabschnitten völlig unkoordiniert ab, um mit Fortschritt der Geburt eine zunehmende Koordination zu erfahren (KARLSON 1949). Die Erregung, der eine tetaniforme Kontraktionswelle folgt, beginnt in der Nähe einer Tubenecke, zumeist der rechten (CALDEYRO-BARCIA 1958), und breitet sich bei einer Erregungsleitungsgeschwindigkeit von 2 cm/sec in 15 Sekunden über die mittleren Uterusabschnitte zum Isthmus und schließlich zur Zervix aus. Dabei ist die normale koordinierte Wehe durch einen

dreifach absteigenden Gradienten
(triple descending gradient = [TDG])

gekennzeichnet (CALDEYRO-BARCIA 1958). Der TDG hat drei Komponenten, und zwar:

1. Die Erregungs- und Kontraktionswelle breitet sich von oben nach unten aus.
2. Die Wehendauer nimmt von oben nach unten ab.
3. Die Kontraktionsstärke vermindert sich ebenfalls zervixwärts.

Der dreifach absteigende Gradient bewirkt, daß die Summenkurve einer Wehe eingipflig ist (Abb. **9**).

Das Phänomen des TDG wird mit dem Vorkommen der kleinsten Myometriumzellen im Bereich der Tubenecken erklärt, die bei relativ großer Oberfläche der Stimulation durch das Oxytocin am besten zugänglich sind (ZIMMER 1965).

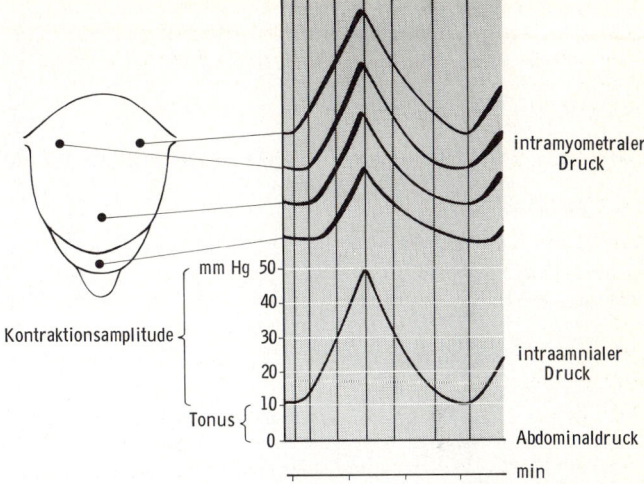

Abb. 9 Ausgang und Verlauf einer koordinierten Kontraktionswelle in Beziehung zur resultierenden intrauterinen Druckkurve nach *(Caldeyro-Barcia)*. Die Erregung und die Kontraktionswelle beginnen im Fundus und breiten sich über die tiefer gelegenen Uterusabschnitte zervixwärts aus. Infolge Koordinierung des Kontraktionsablaufes liegen die Kontraktionsmaxima übereinander, so daß eine eingipflige Summenkurve entsteht.

Aktivitäten des Uterus können *schon in den ersten Schwangerschaftswochen* bemerkt werden. Ab dem 4. Monat beginnt die Frucht den Uterus zu dehnen. Dieser Reiz führt zu einem verstärkten Wachstum der Wand, zu einer Arbeitshypertrophie, und zu einem ständigen Druck der Wand auf den Inhalt.

Alvarez-Wellen

Etwa ab der 20. Schwangerschaftswoche treten kleine, unregelmäßige Wehen auf, die infolge ihrer geringen Amplitude als Ausdruck lokaler Muskelverkürzungen betrachtet werden können und ungefähr im Abstand einer Minute erfolgen. Diese *unkoordinierten Lokalkontraktionen* stellen sich im Tokogramm als sog. Alvarez-Wellen dar (Abb. **10**).

Unter physiologischen Bedingungen nehmen die Alvarez-Wellen vor Einsetzen der regelmäßigen Wehentätigkeit am Ende der Tragzeit in ihrer Frequenz auf 4–5 pro min ab, während ihre Intensität auf etwa 10 mm Hg (1,3 kPa) ansteigt. Das gehäufte und prolongierte Auftreten

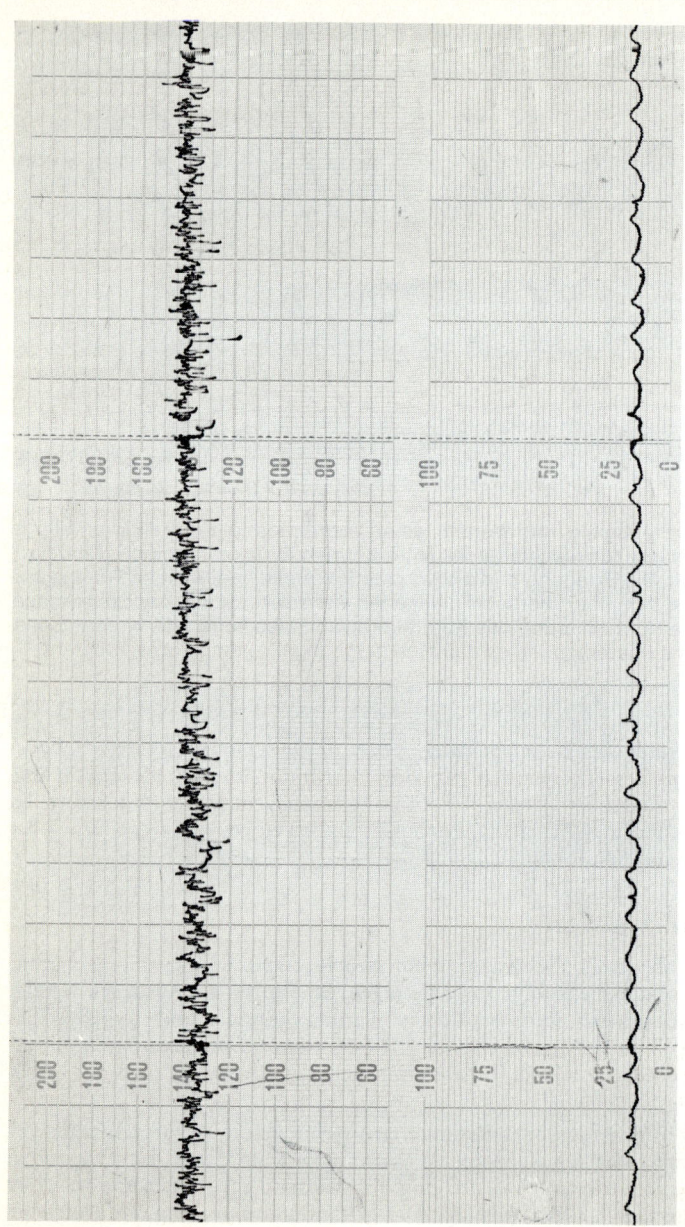

Abb. 10 *Alvarez-Wellen im Kardiotokogramm. Antenatales Kardiotokogramm in der 28. Schwangerschaftswoche bei drohender Frühgeburt.*

von Alvarez-Wellen vor der 38. Schwangerschaftswoche zeigt eine erhöhte Wehenbereitschaft an und wird zur Diagnose einer drohenden Frühgeburt herangezogen.

Braxton-Hicks-Kontraktionen

Mit Beginn der zweiten Schwangerschaftshälfte finden sich weiterhin Kontraktionen mit einer Amplitude von 10−15 mm Hg (1,3−2 kPa), die sich auf größere Areale des Uterus auszubreiten vermögen, aber mit niedrigerer Frequenz, zunächst etwa im Abstand von einer Stunde, zu registrieren sind. Im Anschluß an eine solche Kontraktion erfolgt in der Regel eine längere Pause der Uterusmotilität (Abb. 11). Es handelt sich um die sog. Braxton-Hicks-Kontraktionen, die früher als Vor- oder Senkwehen bezeichnet wurden. Nach der 30. Schwangerschaftswoche nehmen Frequenz und Amplitude der Braxton-Hicks-Kontraktionen zu. Die obere Grenze der physiologischen Uterusaktivität liegt nach ZAHN (1979) bis zur 28. Schwangerschaftswoche bei 3 Kontraktionen pro Std. und steigt zwischen der 30. und 32. Woche auf 5 pro Std. an (Abb. 12).

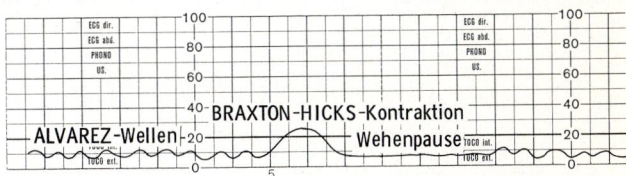

Abb. 11   Braxton-Hicks-Kontraktion mit typischer nachfolgender Pause.

Abb. 12   Physiologischer und pathologischer Bereich der Kontraktionshäufigkeit pro Stunde im Verlauf der Schwangerschaft (nach *Zahn*). 97. Perzentile für Erstgebärende (− − − −) und Mehrgebärende (——) (aus *J. W. Dudenhausen:* Praxis der Perinatalmedizin. Thieme, Stuttgart 1984, S. 159).

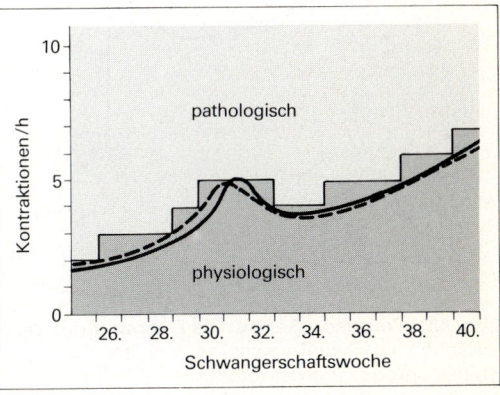

In den letzten zwei Wochen vor Geburt breiten sich die Kontraktionen mehr auf den ganzen Uterus aus und erreichen in ihrer Intensität bereits Druckamplituden der Eröffnungsphase. Sie werden jetzt auch *Reifungswehen* genannt, da unter ihrem Einfluß der Zervix reift. Die Braxton-Hicks-Kontaktionen gehen bezüglich der Qualität der Wehen unmerklich in Eröffnungswehen über.

Geburtseintritt

Bei dem Auslösemechanismus des fließenden Übergangs von Schwangerschaftswehen in die Eröffnungswehen handelt es sich um ein multifaktorielles Geschehen. Vereinfacht kann man den Geburtseintritt als das Ergebnis der östrogenbedingten Hypertrophie der Muskulatur und zunehmenden Sensibilisierung des Myometriums für das Oxytocin, der abnehmenden protektiven Wirkung des Progesterons und der prostaglandinabhängigen Membrandepolarisation deuten. Die Eröffnungswehen führen zu einer Dehnung der Zervix, die einen starken Reiz für die reflektorische Oxytocinausschüttung aus der Neurohypophyse darstellt (Ferguson-Reflex, Abb. **13**). In der Dezidua und teilweise auch im Amnion führt Oxytocin über spezifische Rezeptoren zur Stimulation der Prostaglandinsynthese (HUSSLEIN 1984). Die Prostaglandine lösen

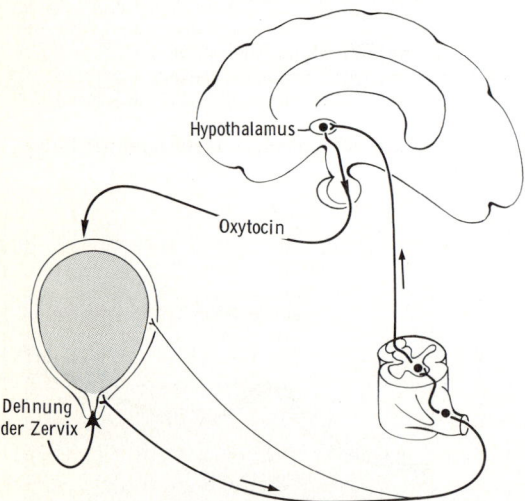

Abb. **13** *Ferguson-Reflex*. Die Dehnung der Zervix führt zu einer reflektorischen Oxytocinfreisetzung aus der Hypophyse und damit zu einer Steigerung der Uterusmotilität.

direkt Kontraktionen aus, lassen die Zervix reifen und sensibilisieren die Gebärmutter weiter für Oxytocin. Dadurch kommt es zur erforderlichen Zervixdilatation.

Wie auf S. 17 beschrieben, senkt *Oxytocin* durch Erhöhung der K^+-Leitfähigkeit das Ruhepotential der Membran, woran sich eine Serie von Aktionspotentialen mit tetanischem Charakter anschließt. Durch die gleichzeitig ausgelöste *Abnahme der Erregungsleitungsgeschwindigkeit* wandern die Aktionspotentiale langsamer durch das Muskelsynzytium, so daß die Muskelfaser länger kontrahiert ist und einen stärkeren Druck erzeugen kann. Während der Geburt werden aus der Hypophyse Oxytocingesamtmengen von etwa 1,5–2,5 E freigesetzt, was einer Ausschüttung von 3–5 mE pro Minute entspricht. Unter dem Einfluß von Oxytocin kommt es zu einer *Koordinierung der Wehentätigkeit*. Koordinierung heißt, daß es einerseits zur Regulierung eines unregelmäßigen Wehenrhythmus und zum anderen zur Normalisierung atypischer, an ihrer Mehrgipfligkeit im Tokogramm erkennbarer Kontraktionen kommt.

Quantitative Kriterien der Uterusmotilität

Die Wehentätigkeit nimmt vom Eröffnungsbeginn bis zum Geburtsende laufend zu. Dabei steigt die Druckamplitude von 25 mm Hg (3,3 kPa) in der frühen Eröffnungsperiode auf 50 mm Hg (6,7 kPa) in der späten

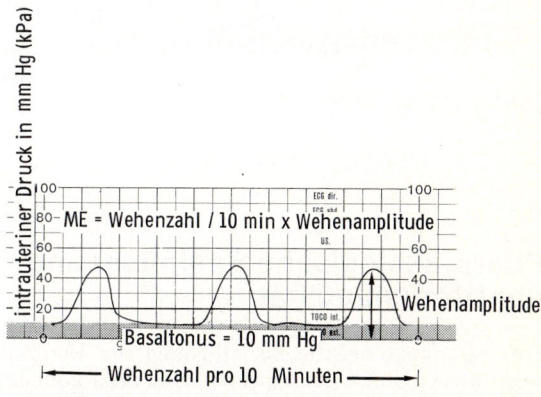

Abb. 14 Montevideo-Einheit (ME), ein Kriterium zur Messung der Uterusmotilität. ME = Produkt aus Intensität und Frequenz der Kontraktionen. Die Kontraktionsfrequenz ist als Anzahl der Kontraktionen pro 10 Minuten, die Intensität als Mittelwert der Kontraktionsamplitude im mm Hg (kPa) in diesem Zeitraum definiert.

Eröffnungsperiode und 60 mm Hg (8,0 kPa) in der Austreibungsperiode, die Frequenz von 3/10 min über 4/10 min auf 5/10 min.

Montevideo-Einheit: Als Maß für die Uterusmotilität wurde von CALDEYRO-BARCIA (1957) die sog. Montevideo-Einheit (ME) geschaffen, worunter das *Produkt aus Intensität und Frequenz* der Kontraktionen verstanden wird. Die Kontraktionsfrequenz ist als Anzahl der Kontraktionen pro 10 min, die Intensität als Mittelwert der Kontraktionsamplitude in mm Hg in diesem Zeitraum definiert. Die Bestimmung der Uterusmotilität durch Montevideo-Einheiten stellt für den praktischen Vergleich zur Bestimmung pathologischer Wehentätigkeit einen brauchbaren Maßstab dar (Abb. **14**).

Basaltonus: Zur weiteren Charakterisierung uteriner Aktivität haben CALDEYRO-BARCIA u. ALVAREZ (1942) den Basaltonus (BT) beschrieben, also den Druck, den der Uterus zwischen den Kontraktionen auf seinen Inhalt ausübt (Abb. **15**).

Durch diese zwei Größen wird die Uterusmotilität dennoch nicht vollständig erfaßt, da dabei Wehenform und Wehendauer nicht berücksichtigt sind. So muß die Beeinträchtigung eines Fetus stärker sein, wenn bei gleichem ME und gleichem BT die Druckeinwirkung länger anhält.

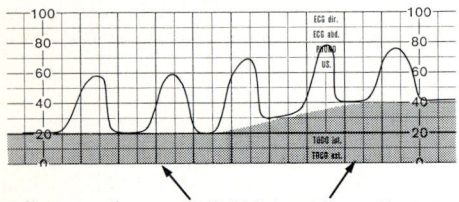

Basaltonusanstieg von 20 (2, 7 kPa) auf 40 mm Hg (5, 4 kPa)

Abb. **15**   Basaltonus (BT). Der BT ist definiert als der Druck, den der Uterus zwischen den Kontraktionen auf seinen Inhalt ausübt.

Pharmakologische Beeinflussung der Uterusmotilität

Eine pharmakologische Beeinflussung der Uterusaktivität erfolgt im wesentlichen unter drei Aspekten. Und zwar können die

– *Stimulation,*
– *Hemmung,*
– *Koordinierung*

der Wehentätigkeit Ziel der medikamentösen Behandlung sein.

Stimulation der Wehen

Oxytocin

Die exogene Zufuhr von Oxytocin führt bei der schwangeren Frau während der gesamten Gravidität zu einer Steigerung der Uterusmotilität. Die Oxytocinempfindlichkeit des Uterus ist schon in der Frühschwangerschaft größer als im nicht graviden Zustand. Sie nimmt im Verlauf der Schwangerschaft um ein Vielfaches zu. Oxytocin wird heute in Form einer Dauerinfusion zur Wehenstimulation

- beim *Oxytocinbelastungstest (OBT)* (S. 136),
- bei *Geburtseinleitungen,*
- als *Substitutionstherapie unter der Geburt*

verwendet. Als „physiologische Dosis" wird die in mE/min angegebene Oxytocinmenge erachtet, die bei intravenöser Infusion eine von einer normalen, spontanen Wehentätigkeit im betreffenden Stadium der Geburt nicht zu unterscheidende Uterusaktivität erzeugt. Beim Oxytocinbelastungstest werden Bruchteile von mE/min, bei der eingeleiteten oder unterstützten Geburt 1–12 mE/min je nach Ansprechbarkeit des Myometriums gegeben. Dabei muß die physiologische Uterusmotilität beachtet werden, damit es nicht zu Überstimulierungen kommt. Die Tatsache, daß Oxytocin zunächst die Kontraktionsamplitude und -frequenz steigert und erst langsam den Basaltonus erhöht, verhindert ein gehäuftes Auftreten von Zwischenfällen.

Prostaglandine

Die Prostaglandine üben wie das Oxytocin eine stimulierende Wirkung auf den Uterusmuskel aus. Es gibt vier große Gruppen von Prostaglandinen (PG), die mit den Buchstaben A, B, E und F gekennzeichnet sind. In der Geburtshilfe kommen vor allem das $PG F_2\alpha$ und das $PG E_2$ zur Anwendung.

Wirkung auf den schwangeren Uterus: Neben der Applikationsart (intravenös, intramuskulär, oral, intraamnial, intrazervikal, perizervikal und intramural) ist die Prostaglandinmenge pro Zeiteinheit für die Auslösung von regulären Kontraktionen entscheidend. Die uterine Aktivität läßt sich am besten mit einer kontinuierlichen Infusion steuern und gleicht dann einer spontanen Wehentätigkeit mit kompletter Relaxation zwischen den Kontraktionen. Prostaglandine wirken langsam, die Wehentätigkeit beginnt erst 15–20 min nach Applikation. Die Wehen-induktion durch Prostaglandine scheint insbesondere bei nicht vorhandener Geburtsbereitschaft der Zervix zu günstigeren Ergebnissen zu führen. Zunächst wurde das $PG F_2\alpha$, später dann das zehnmal stärker wirkende $PG E_2$ zur Weheninduktion unter der Geburt eingesetzt. Das

PG E$_2$ geht infolge der niedrigeren Dosierungsmöglichkeit bei gleicher Wirkung mit weniger Nebenerscheinungen einher und weist den willkommenen Begleiteffekt auf, daß es zusätzlich zervixreifend wirkt. STEINER u. Mitarb. (1976) empfehlen bei Geburtseinleitungen eine PG E$_2$-Infusion mit einer Zusammensetzung von 0,5 mg PG E$_2$/1000 ml Glukose, beginnend mit 24 Tropfen pro min = 0,5 μg/ml. Über die zervixerschlaffende Wirkung kommt es schneller zur Zervixretraktion bei geringeren uterinen Druckmaxima als nach entsprechender Oxytocingabe. Darüber hinaus besitzen die Prostaglandine gegenüber dem Oxytocin einen weiteren

Vorteil: Sie weisen keine antidiuretische Wirkung auf, was sie *besonders bei Schwangeren mit Nieren- oder Herzerkrankungen, bei Spätgestosen sowie bestehender Rh-Inkompatibilität zur Geburtseinleitung geeignet* erscheinen läßt.

Hemmung der Wehen

Jahrzehntelang bestand die tokolytische Therapie in einer Progesteron- und Gestagensubstitution. Überzeugende klinische Erfolge blieben jedoch aus.

Ferner wurde bereits vor 100 Jahren Äthylalkohol zur Beseitigung von Wehen angewandt, der die Ausschüttung von Oxytocin aus der Neurohypophyse zu bremsen vermag und dadurch die Uterusmotilität mindert. Zur Dauertherapie war Alkohol jedoch nicht geeignet, da eine Wehenhemmung erst bei einem Blutspiegel von etwa 1 Promille auftritt (FUCHS 1965) und damit bei längerer Anwendung eine pränatale Schädigung des Kindes (Alkoholfetopathie) nicht auszuschließen ist.

Auch die Versuche, mit Inhalationsnarkotika (Chloroform und Äther) eine Tokolyse durchzuführen, sind beendet worden.

Betamimetika

Als Wehenhemmer kommen heute vor allem die betasympathikomimetischen oder betaadrenergen Substanzen zur Anwendung, die ihre Wirkung über sog. Betarezeptoren an der Zellmembran der glatten Muskelzelle entfalten. Die klassische Zweirezeptorentheorie von Alquist besagt, daß Alpharezeptoren von Noradrenalin, Alpha- und Betarezeptoren von Adrenalin und Betarezeptoren von Isoproterenol erregt werden. Isoproterenol ist demnach der klassische Betastimulator. Die heute zur Tokolyse verwendeten Betasympathikomimetika leiten sich von der Struktur dieser Substanz ab. Im allgemeinen besitzt die glatte Muskulatur eine antagonistische Innervation durch den Sympathikus und den Parasympathikus (s. Herz). Obwohl am Uterus direkte Verbindungen postganglionärer Fasern zur glatten Muskelfaserzelle fehlen, ist auch hier das Vorhandensein von Alpha- und Betarezeptoren wahrscheinlich, da Noradrenalin zur Uteruskontraktion, Adrenalin und die Betasympathikomimetika zur Wehenhemmung führen. Neuerdings hat sich herausgestellt, daß Betamimetika auch einen hemmenden Einfluß auf Oxytocin- (GOESCHEN 1983b, 1984d) und Prostaglandinkonzentrationen (HUSSLEIN 1984) im mütterlichen Serum aufweisen.

Da Betamimetika ihre Wirkung an der gesamten glatten Muskulatur des Körpers entfalten, fehlte es nicht an Bemühungen, Präparate mit hoher Uterusspezifität zu entwickeln. Heute finden vor allem

- *Fenoterol (Partusisten)*
- *Ritodrin (Pre-Par)*
- *Clenbuterol (Spiropent)*
- *Hexoprenalin (Gynipral)*
- *Terbutalin (Bricanyl)*

Verwendung.

Ca^{2+}-Antagonisten

Auch durch Hemmung des Einstromes von freiem Kalzium in die Zelle ist es über eine elektromechanische Entkopplung möglich, die Uterusmotilität zu mindern. Ca^{2+}-Antagonisten (z.B. *Isoptin*) sind bezüglich ihrer Kontraktionshemmung am Uterusmuskel Synergisten der Betasympathikomimetika, wobei sie außerdem die unerwünschten Wirkungen der Betaadrenergika am Herzen vermindern sollen. In kliniküblichen Dosierungen (40 mg Verapamil auf 1 mg Fenoterol) vermögen sie allerdings nicht Betamimetika-induzierte Nebenwirkungen zu verhindern (RICHTER u. IRMER 1983). Ein solcher Effekt ist erst bei weit höherer Konzentration zu erreichen. Es wären dazu Serumkonzentrationen notwendig (>200 ng/ml), bei denen in Kombination mit Betamimetika ein massiver Blutdruckabfall und eine starke Einschränkung der uteroplazentaren Durchblutung zu erwarten sind (NAYLER u. Mitarb. 1968).

Prostaglandinantagonisten

In der Verabreichung von Prostaglandinantagonisten steht eine weitere Möglichkeit der medikamentösen Wehenhemmung zur Verfügung. So gelingt es z.B. mit *Aspirin* in hohen Dosen (3–6 g/die) kurzzeitig Wehen zu hemmen. Eine *Dauermedikation* ist schon wegen der schlechten Magenverträglichkeit *nicht möglich.* Da Prostaglandinantagonisten plazentargängig sind, können bei Neugeborenen nach Dauermedikation Störungen (Thrombopenie, Blutzerfall usw.) auftreten.

Die *Wirkungsweise* der Azetylsalizylsäure beruht, soweit bekannt, auf einer Verminderung der Prostaglandinsynthese, möglicherweise auch auf einer direkten Blockierung zwischen Rezeptor und Zellmembran.

Klinische Anwendung der Tokolyse: Die Tokolyse kommt in zwei Formen zur klinischen Anwendung, und zwar als

- *Langzeittokolyse* und
- *Akuttokolyse*

Langzeittokolyse

Die Langzeittokolyse soll der Vermeidung einer Frühgeburt dienen. Sie hat eine Ruhigstellung des Myometriums und somit Unterdrückung einer vorzeitigen Wehentätigkeit zum Ziel und besitzt daher unter den schwangerschaftserhaltenden Maßnahmen nach wie vor eine große Bedeutung. Bei tokographisch verifizierten Kontraktionen, die zur vorzeitigen Zervixreifung führen, wird zunächst eine Infusionstherapie in einer Dosierung von z.B. 1–4 μg/min Partusisten durchgeführt. Bei nachlassender Wehentätigkeit kann vom letzten Infusionstag an überlappend mit der oralen Medikation begonnen werden (z.B. 4–5 Tabl. à 5 mg Partusisten) bis etwa 2 Wochen nach Remobilisierung der Patientin, die nicht zu einer erneuten Zunahme der Kontraktionen geführt hat (JUNG 1975). In jüngster Zeit ist der Nutzen einer oralen Tokolyse von einigen Autoren in Abrede gestellt worden (BAUMGARTEN 1982, 1983). Andere Autoren (CREASY u. Mitarb. 1980) sind aufgrund ihrer Arbeiten von dem Gegenteil überzeugt. Einigkeit besteht allerdings darin, daß in der Bundesrepublik Deutschland zu viele Schwangere, nämlich bis zu 30% (STEYER u. Mitarb. 1981), tokolytisch behandelt werden. Bei strenger Indikation scheint allerdings die orale Tokolyse auch heute noch ihre Berechtigung zu haben (GOESCHEN 1984).

Akuttokolyse, intrauterine Reanimation

Den zweiten Komplex einer tokolytischen Therapie stellt die Wehenhemmung sub partu dar, die auch als Akuttokolyse oder intrauterine Reanimation bekannt ist. Sie hat im wesentlichen **zwei Aufgaben** zu erfüllen:

- *kausal*, d.h. zur Überwindung der akuten fetalen Asphyxie,
- *symptomatisch*, d.h. zur Überbrückung des Zeitraumes bis zur operativen Entbindung.

Um eine Akuttokolyse schnell durchführen zu können, sollte in jedem Kreißsaal ein Betamimetikum immer in einer Spritze von z.B. 0,1 mg (2 ml) Partusisten mit 8 ml 5%iger Glukose griffbereit sein. Beim Auftreten einer akuten Asphyxie werden 1–2 ml = 10–20 μg appliziert (SCHENK u. Mitarb. 1975).

Koordinierung der Wehen

Bei der unkoordinierten Wehentätigkeit ist der physiologische „dreifach absteigende Gradient" (S. 18) verlorengegangen. Die Behandlung besteht in dem Versuch, die *Präferenz des fundalen Schrittmachers wiederherzustellen.* Dies kann mit einer niedrig dosierten Oxytocininfusion (2–8 mE/min) geschehen. Aber auch die kurzzeitige Hemmung der Uterusmotilität durch Betamimetika oder die kombinierte Gabe von Betamimetika und Oxytocin vermögen in vielen Fällen die Wehentätigkeit zu rhythmisieren.

Tokographie

Die metrische Überwachung der Wehentätigkeit bildet die Voraussetzung für die Diagnose und Therapie der Wehenstörungen. Zur Kontrolle der Wehentätigkeit steht die fortlaufende Registrierung in Form der Tokographie zur Verfügung, die dank der *graphischen Darstellung* besser verwertbare Befunde liefert als die palpatorische Wehentastung. Ein weiterer Vorteil der Tokographie besteht darin, daß die Wehentätigkeit mit der fetalen Herzfrequenz korreliert und damit der fetale Zustand bei Belastung beurteilt werden kann. Bei manueller Kontrolle der Uterusmotilität wird hingegen

– die Wehenfrequenz nicht sicher,
– die Wehendauer kürzer als tatsächlich vorhanden,
– die Wehenintensität unsicher und
– der Basaltonus gar nicht erfaßt.

Die apparative Bestimmung der Uterusaktivität kann in Form der

– *externen* und
– *internen*

Tokographie erfolgen.

Externe Tokographie

Bei der externen Tokographie (Abb. **16**) überträgt ein mit einem elastischen Gurt auf dem Abdomen der Kreißenden befestigter Wehentaster die Hubänderungen des Taststiftes einem elektrischen Meßgerät, das die Wehen in Form einer Druckkurve aufzeichnet. Da jedoch bei der externen Tokographie nicht allein die Härte der Uteruswand, sondern auch die Aufrichtung des Uterus während der Wehe und die Dicke und Spannung der Bauchdecken die Messung beeinflussen, sind metrisch verwertbare *Absolutwerte der Amplitude und des Basaltonus mit der externen Tokographie nicht zu bekommen.* Verbleibt der Tastkopf während der Registrierzeit an gleicher Stelle, so kann man jedoch zumindest einen Eindruck der relativen Wehenintensität und der Basaltonusänderung erhalten. Topographisch ist der Bereich der Mittellinie unter- und oberhalb des Nabels am besten für die externe Wehenschrei-

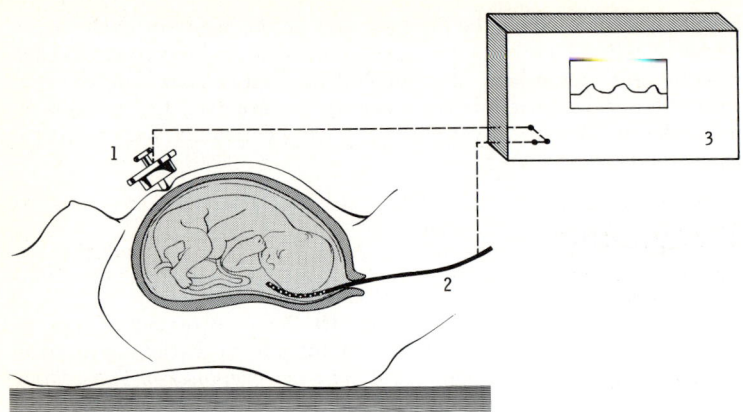

Abb. 16 Messung der Uterusmotilität in Form der externen und internen Tokographie. Externe Messung über einen Drucktransducer (1), interne Messung über einen transzervikalen, intrauterinen Druckkatheter (2), Wehenschreiber mit Zugang für externe und interne Tokographie (3).

bung geeignet, da hier infolge der physiologischen Rektusdiastase der Kontakt zwischen Taststift und Uterusmuskulatur am intensivsten ist.

Verläßlich werden durch die externe Tokographie

– die Zuordnung von Uteruskontraktionen zu den wehenbedingten Änderungen der fetalen Herzfrequenz,
– die Kontraktionsfrequenz
– und die Wehenform

wiedergegeben. Damit wird auch eine Information über den Wehentyp und die Anstiegssteilheit vermittelt.

Vorteile:

– keine Infektionsgefährdung,
– geringer apparativer Aufwand,
– gleichzeitige Erfassung von Kindsbewegungen.

Nachteile:

– keine Absolutwerte hinsichtlich Wehenstärke und Dauer,
– keine Aussage über den Basaltonus.
– Störanfälligkeit bei Adipositas, mütterlichen Bewegungen.

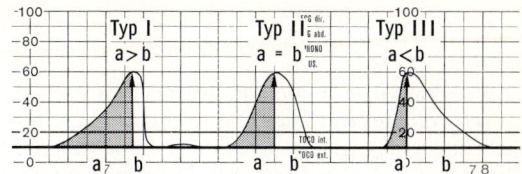

Abb. **17** Wehentypen nach *Baumgarten*. Wehentyp I: Nach langsamem Druckanstieg erfolgt ein schneller Druckabfall. a>b.
Wehentyp II: Druckanstieg und Druckabfall verlaufen spiegelbildlich. a = b.
Wehentyp III: Nach schnellem Druckanstieg folgt ein langsamer Druckabfall. a<b.

Wehentypen

Nach BAUMGARTEN (1966) lassen sich als physiologische Wehentypen im Verlauf der Geburt die folgenden drei differenzieren, die bis zu einem gewissen Grad prognostische Rückschlüsse erlauben:

Wehentyp I: Lansamer Druckanstieg vor, steiler Druckabfall nach der Wehenakme. Die Fläche des Mechanogramms ist damit vor der Wehenakme größer als danach (Abb. **17**). Der Wehentyp I findet sich zu etwa 80 % in der frühen Eröffnungsperiode, um bis zur Austreibungsperiode auf etwa 10 % abzunehmen.

Wehentyp II: Kontraktion und Erschlaffung verlaufen gleichschnell. Das Kurvenintegral vor und nach der Wehenakme ergibt gleich große Flächen (Abb. **17**). Die Frequenz des Wehentyps II bleibt unter 30 %, wobei sie am Anfang und am Ende der Eröffnungsperiode am geringsten ist.

Wehentyp III: Spiegelbildlicher Verlauf des Wehentyps I mit schnellem Druckanstieg und langsamen Abfall (Abb. **17**). Der Wehentyp III verhält sich umgekehrt wie der Wehentyp I. Von 20 % in der frühen Eröffnungsperiode nimmt er auf über 90 % in der Austreibungsperiode zu. Rasche Muttermunderöffnung und guter Geburtsfortschritt scheinen mit dem Wehentyp III korreliert zu sein.

In Verbindung mit der klinischen Beobachtung der Wehentätigkeit erlaubt die externe, absolut harmlose und die Patientin nicht belastende Tokographie meist auch intrapartual eine ausreichende Aussage über die Uterusaktivität. Überdies bietet die externe Wehenschreibung gegenüber der inneren den entscheidenden *Vorteil*, daß fetale Bewegungen als kleine arrhythmische Zacken mitregistriert werden. Unter physiologischen Bedingungen steigt die fetale Herzfrequenz im Zusammenhang mit Kindsbewegungen an. Der vermehrte Sauerstoffbedarf in der Peripherie wird mit Hilfe dieses Kompensationsmechanismus gedeckt (S. 125).

Interne Tokographie

Vorbedingung

Bei der internen Tokometrie wird der im Verlauf einer Wehe im Cavum uteri erzeugte Druckzuwachs über einen mit Flüssigkeit gefüllten Katheter einem elektrischen Druckumwandler übertragen und in einen elektrischen Impuls umgewandelt. Dabei bedient sich eines Open-end-Katheters, der nach Eröffnung der Fruchtblase in die Amnionhöhle eingeführt wird.

Nachteile

Das sich aus der offenen Fruchtblase ergebende Risiko für eine intrauterine bakterielle Kontamination darf nicht vernachlässigt werden. Die Keimbesiedelung und der Leukozytengehalt im Fruchtwasser nehmen unter intrauteriner Drucküberwachung deutlich zu (Larsen u. Mitarb. 1974). Postpartuales Fieber nach vaginaler Geburt mit interner Tokographie tritt allerdings dann nicht gehäuft auf, wenn die Dauer der Überwachung 6 Std. nicht übersteigt (Chan u. Mitarb. 1973). Daher halten verschiedene Autoren *nach Überschreiten der 6-Stunden-Grenze* eine intraamniale Instillation eines *Antibiotikums* durch die Drucksonde für vorteilhaft.

Saling (1977) empfiehlt, über einen an der Skalpelektrode befestigten dünnen PVC-Katheter die Vagina sub partu fortlaufend mit einer 2,5 %tigen Betadine-Lösung zu benetzen. Er konnte dadurch die Infektionserwartung vor allem beim Kind deutlich vermindern. Rüttgers (1975) hält sogar nach zehnstündiger intrauteriner Geburtsüberwachung eine operative Geburtsbeendigung für angezeigt.

Indikation

Da die interne Tokographie Absolutwerte der uterinen Aktivität einschließlich des Basaltonus liefert, ist sie das sicherste Verfahren zur Überwachung der Wehentätigkeit. Kindsbewegungen werden hingegen schlecht registriert. Die interne Art der Druckmessung ist in folgenden Situationen indiziert:

Bei angestrebter vaginaler Geburt

- *nach vorausgegangener Sektio oder Uterusoperationen* vor allem dann, wenn zur Analgesie die Periduralanästhesie eingesetzt wird (Richter 1978),
- bei Verdacht auf hypertone Wehenstörung,
- bei protrahiertem Geburtsverlauf,
- *bei Weheninduktion mit Prostaglandininfusionen* (Baumgarten 1966).

Technisches Vorgehen

Nach spontanem oder artifiziellem Blasensprung kann der Intrauterinkatheter transzervikal blind mit einem *Applikator* (Abb. **18**) oder unter Sicht durch ein Amnioskop am vorangehenden Teil vorbei in den Uterus eingebracht werden. Bei Benutzung einer Einführungshilfe, deren Spitze mit einer stumpfen Olive versehen sein sollte, wird der Katheterapplikator entlang dem Zeige- und Mittelfinger zwischen Zervixhinterwand und kindlichem Kopf bzw. Steiß so plaziert, daß die Applikatorspitze hinter der größten Zirkumferenz des kindlichen Kopfes bzw. Steißes zu liegen kommt. Tritt beim Vorschieben des Katheters jetzt ein größerer Widerstand auf, sollte der Vorgang an einer anderen Stelle wiederholt werden. So wird eine Uterusperforation am sichersten vermieden. Schwierigkeiten treten meist bei einer nicht genügend dilatierten Zervix oder einem tiefstehenden Kopf bzw. Steiß auf. *Der richtige Sitz* des Intrauterinkatheters ist nach etwa 30 cm erreicht und wird in der Regel durch Austritt von Fruchtwasser angezeigt. Der Applikator kann über den Katheter herausgezogen werden. Eine Fixierung des PVC-Schlauches am Oberschenkel der Mutter mit einem Pflaster verhindert ein versehentliches Herausziehen.

Als Intrauterinkatheter empfiehlt sich eine mehrfach perforierte ERU-Duodenalsonde der Firma Rüsch, die mit der Infusionsleitung Intrafix Air der Firma Braun, Melsungen, verlängert werden kann. Die Tropfkammer wird vorher abgeschnitten.

Beim amnioskopischen Vorgehen kann der Intrauterinkatheter mit einer Kornzange ohne weitere Hilfsmittel direkt zwischen Zervix und

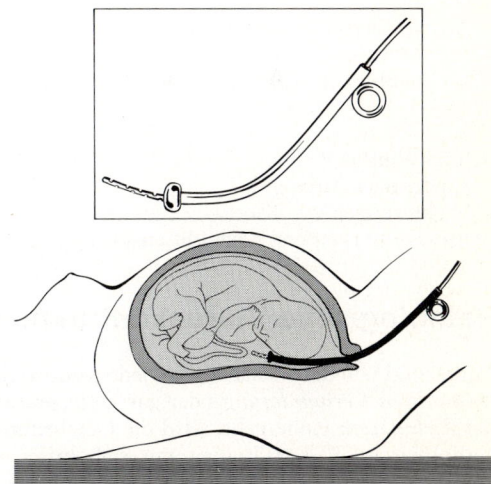

Abb. **18**   Einführen eines Intrauterinkatheters mit einem Applikator.

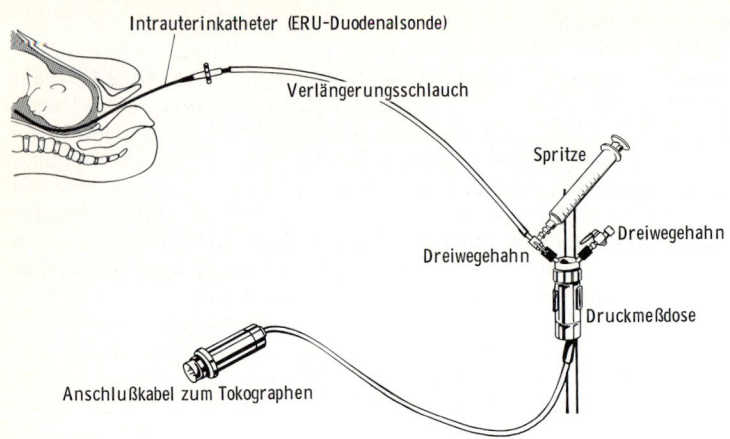

Abb. 19   Prinzip der intrauterinen Druckmessung.

vorangehendem Teil eingebracht werden. Auch bei dieser Technik darf keine größere Kraftanwendung erfolgen.

Nach richtiger Plazierung wird der Katheter an den Dreiwegehahn der Druckmeßdose angeschlossen (Abb. **19**), mit ca. 10 ml sterilem Aqua destillata durchgespült und mit dem vorher geeichten Tokographen verbunden.

Vorteile:

– Absolutwerte der uterinen Aktivität,
– exakte Aussage über den Basaltonus,
– Möglichkeit der telemetrischen Übertragung.

Nachteile:

– Infektionsgefährdung,
– apparativer Aufwand,
– Nichterfassen von Kindsbewegungen,
– Anwendbarkeit erst nach Blasensprung oder -sprengung.

Pathologische Uteruskontraktionen

Ausgehend von der Tatsache, daß jede Kontraktion des Uterus mit einer *temporären Verminderung* oder gar *Unterbrechung der uteroplazentaren Zirkulation* einhergeht, wird die Gefährdung verständlich, die eine pathologische Wehentätigkeit mit sich bringen kann. Bei der Wehe kommt es normalerweise zu einer Störung des Blutflusses im Bereich der

Abb. 20 Verhältnis von Uterus-
kontraktionsarbeit und -ent-
spannung (nach *Hammacher*).
Ein physiologisches Verhältnis
liegt vor, wenn auf eine Einheit
Arbeit zwei Einheiten Ruhe
folgen.
a) physiologisches Verhältnis
1 : 2,
b) unphysiologisches Verhältnis
1 : 1.

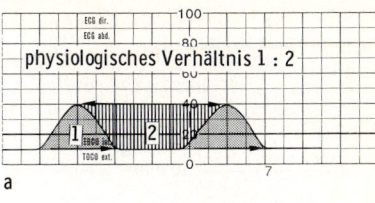

a

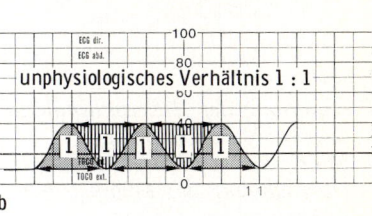

b

Zottengefäße. Das Prinzip läßt sich mit dem *Schleusenmechanismus nach POWER* (1972) erklären. Wenn bei einer Wehe der Druck im inter-villösen Raum den umbilikalen venösen Druck übersteigt, so resultiert eine Strömungseinengung und Minderdurchblutung. Bei weiterer Druckzunahme sind auch die arteriellen Gefäße betroffen, der Blutfluß ist unterbrochen. Je nach Dauer und Intensität der Druckeinwirkung löst die belastete plazentare Reservekapazität fetale Reaktionen aus.

Die **normale Wehentätigkeit** ist durch *koordinierte Uteruskontraktionen* mit einer *Intensität von 30–50 mm Hg (4–6,7 kPa)* und einer *Frequenz von 2–5 Kontraktionen pro 10 min* ausgezeichnet. Normal heißt dabei, daß die Uterusmuskulatur einem allgemein gültigen Naturgesetz entspricht, das besagt, daß auf eine Einheit Arbeit zwei Einheiten Ruhe zu folgen haben. Das Verhältnis der Wehenflächen zu Ruheflächen sollte sich daher wie 1 : 2 verhalten (Abb. **20**). Der *Basaltonus* beträgt unter physiologischen Bedingungen ≤15 mm Hg (2,0 kPa).

Abweichungen der Uterusmotilität von dieser Norm sind in beide Richtungen möglich.

Uterine Hypoaktivität

Charakteristika

Die Charakteristika der hypotonen Wehenschwäche (Abb. **21**) sind:

− *Kontraktionsamplitude unter 30 mm Hg (4,0 kPa)* oder
− *Wehenfrequenz unter 2 pro 10 min,*
− *Wehenaktivität geringer als 100 Montevideo-Einheiten,*
− *Basaltonus niedrig, unter 10 mm Hg (1,3 kPa),*
− *Geburtsfortschritt stark verzögert.*

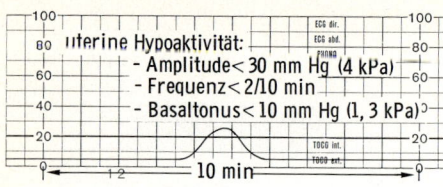

Abb. 21 Uterine Hypoaktivität. Die Wehenschwäche ist durch eine Amplitude unter 20 mm Hg (4,0 kPa), einer Frequenz unter 2/10 min, also einer Aktivität unter 100 ME gekennzeichnet. Der Basaltonus liegt unter 10 mm Hg (1,3 kPa).

Ursache

Erschöpfung der Uterusmuskulatur bei protrahiertem Geburtsverlauf oder bei Vielgebärenden,

– *Mißbrauch zentral sedierender Medikamente,*
– *Überdehnung des Myometriums* bei Zwillingen, Hydramnion oder Riesenkindern.

Therapie

– parenterale Kalorienzufuhr,
– Oxytocin- bzw. PGE$_2$-Infusion.

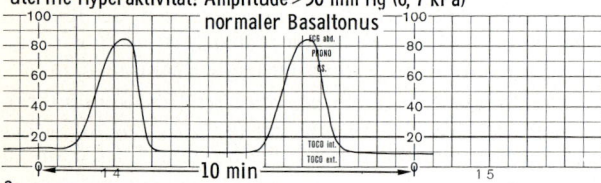

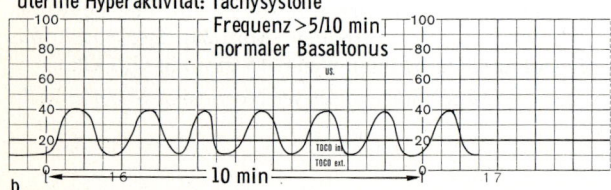

Abb. 22 Uterine Hyperaktivität. Bei normalem Basaltonus findet sich entweder eine Amplitude >50 mm Hg (6,7 kPa) oder eine Frequenz >5/10 min, also eine Aktivität von über 250 ME. a) Amplitude >50 mm Hg (6,7 kPa), b) Tachysystolie = Frequenz >5/10 min.

Abb. 23 Behandlung einer uterinen Hyperaktivität. Die Wehenfrequenz von 10–11 pro 10 min nimmt unter Partusisteninfusion auf 5–6 pro 10 min ab (aus *G. Martius:* Lehrbuch der Geburtshilfe, 9. Aufl. Thieme, Stuttgart 1977, S. 285). ▶

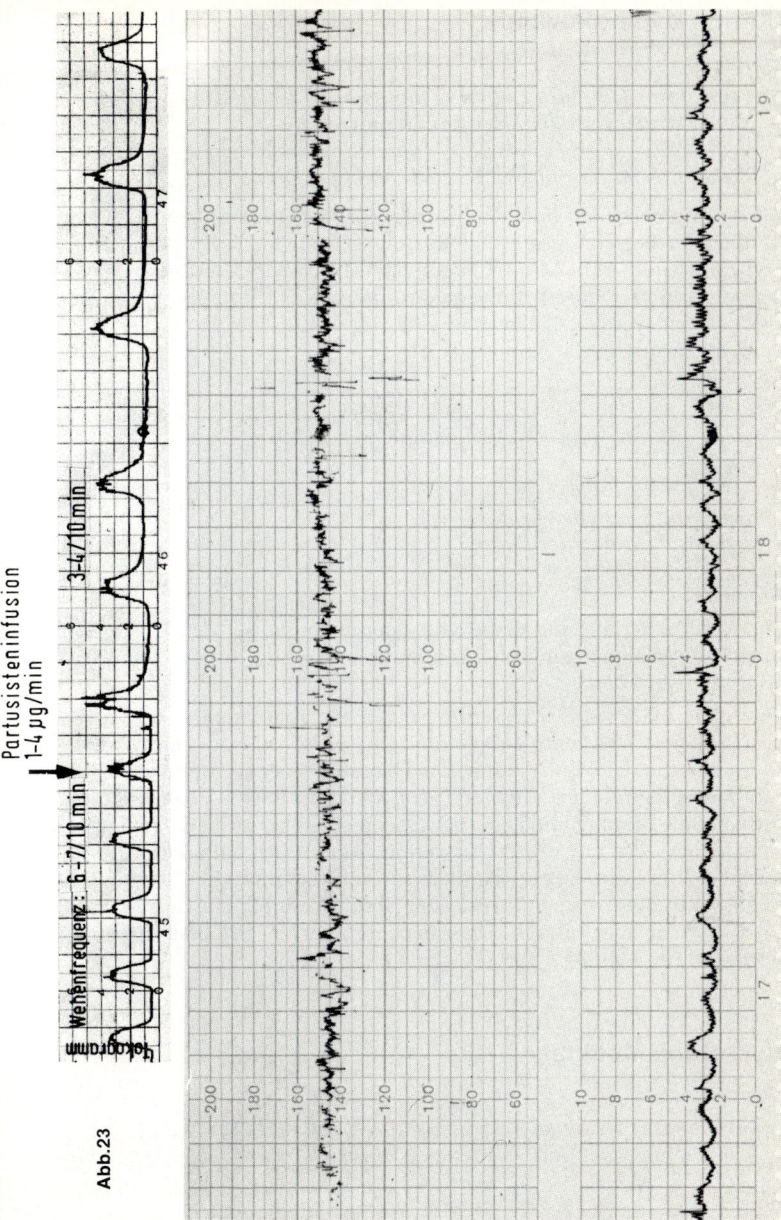

Abb. 23

Partusisteninfusion
1–4 μg/min

3–4/10 min

Wehenfrequenz: 6–7/10 min

Tokogramm mmHg

Abb. 24   Tachysystolie bei vorzeitiger Lösung der Plazenta.

Uterine Hyperaktivität

Charakteristika

- *Kontraktionsamplitude über 50 mm Hg (6,7 kPa) oder*
- *Wehenfrequenz größer als 5 pro 10 min,*
- *Wehenaktivität größer als 250 Montevideo-Einheiten,*
- *Basaltonus im Normbereich (≤15 mmHg [2,0 kPa]).*

Wird nur eine isoliert hohe Wehenfrequenz (>5/10 min) beobachtet, so ist auch der Begriff *uterine Tachysystolie* gebräuchlich. Bei der uterinen Hyperaktivität (Abb. 22 a + b) kann die während der Uteruskontraktionen strapazierte Sauerstoffmenge des intervillösen Raumes nicht mehr voll ergänzt werden. Es entsteht eine respiratorische, in rascher Folge dann die metabolische Azidose (S. 218 f).

Ursache

- *falsch dosierte Oxytocinapplikation,*
- *Mißverhältnis,*
- *zervikale Dystokie,*
- *Lage- und Einstellungsanomalien,*
- *vorzeitige Lösung der Plazenta.*

Therapie

Therapeutisch führt die Gabe von Betamimetika bei den ersten vier Ursachen verläßlich zur Wehenhemmung und häufig zur Wehennormalisierung (Abb. **23**).

Vor einer Tokolyse bei uteriner Hyperaktivität sollte immer eine vorzeitige Lösung der Plazenta ausgeschlossen werden, da sonst die Symptomatik verschleiert werden kann. Die Diagnose einer Abruptio placentae kann allerdings äußerst schwierig sein, wenn die klassischen Symptome wie vaginale Blutung und Unterbauchschmerzen bei uteriner Hyperaktivität fehlen oder nur diskret ausgeprägt sind. Hier hilft zeitweilig die Kardiotokographie weiter (HERRMANN u. WALTHER 1984), vor allem wenn bei uteriner Hyperaktivität der Verdacht durch eine leichte vaginale Blutung bzw. durch Unterbauchschmerzen in diese Richtung gelenkt wird (Abb. **24**).

Hypertone Motilität

Charakteristika

- *pathologisch erhöhter Basaltonus über 15 mm Hg (2,0 kPa),*
- *Wehenamplitude und -freqzuenz normal, hypo- oder hyperaktiv (Abb. **25**).*

Abb. **25** Hypertone Motilitätsstörung. Sie zeichnet sich durch einen Basaltonusanstieg >15 mm Hg (2 kPa) aus bei normaler, hypotoner oder hypertoner Wehentätigkeit.

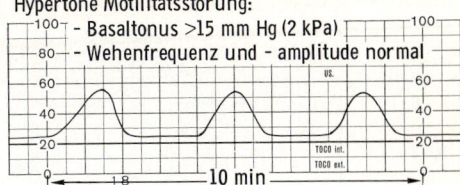

Hypertone Motilitätsstörung:
- Basaltonus >15 mm Hg (2 kPa)
- Wehenfrequenz und - amplitude normal

Ursache

– *Oxytocin- bzw. Prostaglandinüberdosierung,*
– *erhöhter Widerstand der Zervix bei Geburtsunreife, Konglutinatio, Narben nach Cerclage usw.*

Klinisch geht in vielen Fällen dem Basaltonusanstieg eine Tachysystolie voran. Infolge des frühen Einsetzens einer neuen Kontraktion bei hoher Frequenz hat der Uterus keine Zeit zur vollständigen Erschlaffung. Die hypertone Motilität wirkt sich nicht nur verzögernd auf den Geburtsverlauf aus, sondern gefährdet auch das Kind in hohem Maße. Die uteroplazentare Durchblutung wird entscheidend eingeschränkt, die O_2-Versorgung des Fetus ist unzureichend, so daß sich schnell eine Azidose ausbildet.

Therapie

Um die für den Fetus gefährliche Situation schnell zu beheben, werden intravenös *Betamimetika* verabreicht.

Diskoordinierte Wehentätigkeit

Charakteristika

Während bei den vorher genannten Wehenstörungen der „Dreifach absteigende Gradient" (S. 18) erhalten war, handelt es sich bei der Diskoordination um Uteruskontraktionen mit *vollständiger oder partieller Inversion des TDG.* Die vielfältigen Formvarianten der Wehen sind durch

– *wechselnden zeitlichen Abstand* und
– *wechselnde Amplitudengröße*

des Kontraktionsablaufes charakterisiert (Abb. **26**). Eine besondere Bedeutung kommt den

– *Mutter-und-Kind-Wehen oder „Kamelwehen"* (Abb. **27**)

zu. Es konnte gezeigt werden, daß die Geburt um so protrahierter verläuft, je häufiger dieser Typus der Wehenstörung auftritt (RÜTTGERS u. Mitarb. 1972). Die Diagnose ist durch externe und interne Tokographie leicht zu stellen.

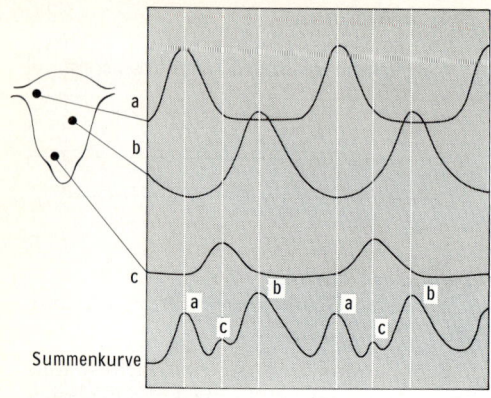

Abb. 26 Inkoordination der Wehentätigkeit durch Überlagerung der Kontraktionsabläufe von 3 Erregungszentren. Das Resultat ist eine mehrgipflige Summenkurve (nach *Caldeyro-Barcia*).

Ursache

− *Geburtsunreife*,
− *häufig zu Beginn der Eröffnungsperiode.*

Therapie

Die Therapie besteht in dem Versuch, durch

− *Betamimetikaapplikation* oder
− *kombinierte Betamimetika- und Oxytocin- bzw. Prostaglandingabe*

die Funktion des fundalen Schrittmachers wiederherzustellen.

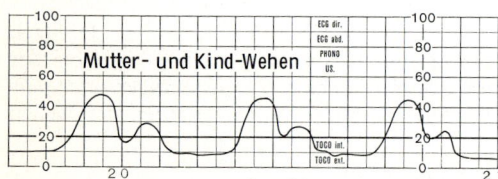

Abb. 27 Diskoordinierte Wehentätigkeit in Form der Mutter-und-Kind-Wehen.

3. Technik der Kardiotokographie

Registrierprinzipien

Fetale Herzfrequenz, Definition

Die fetale Herzfrequenz (FHF), also die Zahl der fetalen Herzschläge während einer Minute, ist durch die Größe der Zeitintervalle zwischen den einzelnen Herzaktionen bestimmt und dabei diesen umgekehrt proportional. Die FHF läßt sich z.B. durch Auszählen der Herztöne mit dem Stethoskop ermitteln. Werden in einer Minute 60 Herzschläge gezählt, so beträgt die FHF 60 Schläge pro Minute = spm. Dabei kann der Zeitabstand zwischen den einzelnen Herzschlägen, die sog. *Periodendauer*, sich von Schlag zu Schlag ändern oder konstant sein.

Periodendauer: Unter physiologischen Bedingungen unterliegt die Periodendauer durch die permanente Beeinflussung von Sympathikus und Vagus ständigen Variationen. Diese Information geht aber bei der FHF-Bestimmung durch Auskultation verloren. Mit den modernen Mitteln der Technik hingegen gelingt es, jedes einzelne Intervall zwischen zwei Herzschlägen zu messen. Aus dem Meßwert läßt sich umgehend die momentane Minutenfrequenz errechnen und digital oder in Form einer Kurve darstellen. Hat der Kardiotokograph z.B. eine Periodendauer von 1000 ms gemessen, so rechnet er diese Zeit sofort in den zugehörigen Minutenfrequenzwert von 60 spm um. Beträgt die folgende Schlag-zu-Schlag-Differenz nur 600 ms, so ergibt sich eine Frequenz von 100 spm. Diese *momentane oder instantane* (engl. instant = sofort) Hochrechnung der Minutenfrequenz, die auch Schlag-zu-Schlag- oder Beat-to-beat-Registrierung genannt wird, gibt also neben der Minutenfrequenz eine zusätzliche genaue Auskunft über die Feinstruktur der fetalen Herzrhythmik:

Bei intrauterinem Wohlbefinden des Fetus gleicht kein FHF-Wert dem folgenden.

Die Zahl der bei kontinuierlicher Registrierung anfallenden Einzeldaten ist groß. So setzt sich die fetale Herzfrequenzkurve während einer fünfstündigen Geburt aus etwa 10000 Einzelmeßwerten zusammen. Dieser Informationsreichtum erklärt die Variabilität der kardiotokographischen Kurvenverläufe, aber auch die Probleme bei der Interpretation.

Neben der instantanen Registrierung gibt es aber auch CTG-Geräte, die aus den Zeitintervallen von drei oder mehr Herzaktionen eine mittlere Herzfrequenz errechnen. Bei dieser Art der Frequenzbestimmung geht jedoch wie bei der Auskultation die wertvolle Information über den jeweiligen Schlag-zu-Schlag-Abstand verloren. Daher wird die mittlere Herzfrequenzmessung heute im allgemeinen für die fetale Zustandsdiagnostik abgelehnt (KUBLI u. RÜTTGERS 1974).

Fetale Herzfrequenz, Darstellung

Aus dem Zeitintervall zwischen zwei Herzaktionen, der Periodendauer, errechnet der Kardiotokograph nach der Formel

$$\text{FHF} = \frac{60 \text{ s}}{\text{Periodendauer (s)}}$$

die momentane, instantane Herzfrequenz.

Bei einer Periodendauer von 1 s = 1000 ms ergibt sich also eine FHF von 60 spm. Beträgt die Zeitdauer zwischen zwei Impulsen konstant 1 s, so bleibt die momentane Herzfrequenz unverändert bei 60 spm und kommt als gerade Linie zur Darstellung (Abb. **28**). Die Zeitintervalle werden jedoch durch den unter physiologischen Bedingungen schwankenden Sympathikus- und Vagotonus laufend modifiziert. Eine Verkürzung der Periodendauer bedeutet dabei einen Anstieg, eine Zunahme hingegen einen Abfall der instantanen FHF.

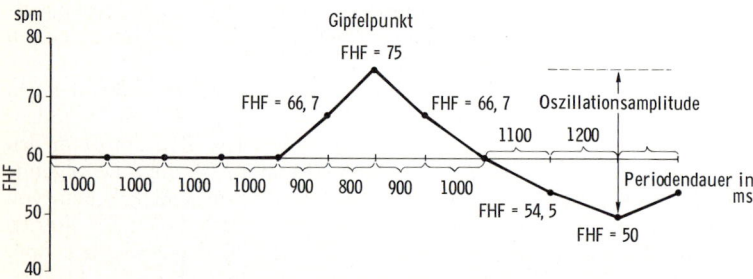

Abb. **28** Schematische Darstellung der momentanen Herzfrequenz im Kardiotokogramm. Bei unverändert gleicher Periodendauer von z. B. 1000 ms wird die instantane Herzfrequenz als gerade Linie aufgezeichnet mit einer Frequenz von 60 spm. Verkürzt sich die Periodendauer z. B. auf 900 ms,. so steigt die FHF auf 66,7 spm, bis die Zeitintervalle zwischen zwei Impulsen wieder zunehmen. Mit Hilfe der Gipfelpunkte der Frequenzumkehr kann man die Zahl der Herzfrequenzschwankungen/min = Oszillationsfrequenz bestimmen. Die Oszillationsamplitude ist durch die minimalen und maximalen Amplitudenhöhen der Frequenzänderungen gegeben.

Graphisch resultiert daher im Normalfall eine Kurve, die als Schwingung um einen Mittelwert aufgezeichnet wird. Die Frequenz dieser Schwingung wird als **Oszillationsfrequenz** bezeichnet. Sie läßt sich am einfachsten erkennen an der

— *Anzahl der höchsten Umkehrpunkte (Gipfelpunkte).*

Die **Oszillationsamplitude** kann bestimmt werden aus dem

— *Amplitudenabstand der höchsten und niedrigsten Umkehrpunkte.*

Signal- und Meßwertverarbeitung

Die elektronische Registrierung der FHF setzt die Aufnahme eines konstanten Rohsignals mit Hilfe von Elektroden oder geeigneten Meßwertaufnehmern (Transducern) voraus. Für die fortlaufende Erfassung der Herzfrequenz können als **Rohsignale** verwendet werden:

— *Herzschall,*
— *elektrische Aktionspotentiale,*
— *mechanische Tätigkeit des Herzens.*

Die entsprechenden *Registrierverfahren* heißen:

— *Phonokardiographie,*
— *Elektrokardiographie,*
— *Ultrasonokardiographie.*

Die Qualität der aufgenommenen Rohsignale ist abhängig von der Güte der Meßwertaufnehmer, der Transducer, und dem Ort der Ableitung. Nach Unterdrückung von Störsignalen wird das Eingangssignal verstärkt und durch einen elektrischen Impuls ersetzt. Dieser Vorgang der Umwandlung eines Rohsignals in einen elektrischen Impuls ist mit dem Begriff „**Triggerung**" belegt.

Bei der Schwellenwertstriggerung muß das aufgenommene Rohsignal einen definierten, durch die Empfindlichkeit des Gerätes bestimmten Schwellenwert überschreiten, um in einen elektrischen Impuls, Triggerimpuls, umgewandelt werden zu können. Diese Umwandlung unterbleibt, wenn das Signal die Schwelle nicht erreicht. Bei der Spitzentriggerung erzeugt die jeweils größte Amplitude des Eingangssignals den Triggerimpuls. Bei beiden Verfahren können Artefakte zu Triggerunsicherheiten führen und die Interpretation einer FHF-Kurve erschweren bzw. unmöglich machen.

In Tab. **1** werden die für die Erfassung geeigneten Rohsignale der Herzfrequenz den Registrierverfahren gegenübergestellt und zwischen externer Ableitung (über die Bauchdecken der Mutter) und interner (direkt vom Kind) unterschieden.

Tabelle 1   Mögliche Registrierverfahren von Rohsignalen

Rohsignal	Registrierverfahren	Extern	Intern
Herzschall	Phonokardiographie	ja	nein
elektrische Aktionspotentiale	Elektrokardiographie	ja	ja
mechanische Aktion des Herzens	Ultrasonographie	ja	nein

Logik und technische Qualität

Vor der endgültigen Aufzeichnung werden die eingehenden Trigger-impulse in logischen Schaltkreisen auf ihre Glaubwürdigkeit hin über-prüft und *Störsignale eliminiert.* Liegt ein Impuls außerhalb eines durch die Logik des Gerätes vorgegebenen Erwartungsintervalls, so wird er ignoriert. Der letzte akzeptierte Meßwert wird über einen bestimmten Zeitraum (z.B. 3 sec) gehalten und dient als Bezugswert für den näch-sten glaubwürdigen Impuls. Geht während dieser Zeit kein realer Wert ein, hebt der Schreibstift ab, die Registrierung ist unterbrochen. Das Abheben des Schreibstiftes bei Störimpulsen wird auch als „pen lift" bezeichnet. Arrhythmien und Extrasystolien werden daher nicht darge-stellt. Insofern kann bei mannigfaltigen Störimpulsen mit häufigem 3-sec-Arrest eine Kurve mit einer breiten, verwischten *Pseudofluktuation (Jitterkurve,* engl. unruhig, nervös) entstehen, die aufgrund der kan-tigen, mäanderförmigen Zeichnung leicht als solche identifizierbar ist (Abb. **29**).

Frequenzwerte, die die beschriebenen Kontrollen passiert haben, wer-den über in die Geräte integrierte Schreiber aufgezeichnet und ergeben so die Herzfrequenzkurve.

RÜTTGERS (1976) empfiehlt, die technische Qualität einer Herzfrequenzkurve in der sog. *„Frequenz-Fehlerzeit"* anzugeben:

$$\frac{\text{Dauer der Fehlregistrierungen (min)} \times 100}{\text{Gesamtregistrierdauer des Kardiotokogramms (min)}} = \text{Prozent-Fehlerzeit}$$

Als *„sehr gut"* wird eine durchgehende Kurve bezeichnet, die alle Einzelheiten der fetalen Herzfrequenz zu jedem Zeitpunkt der Registrierung erkennen läßt mit weniger als 5 % Fehlerzeit.

Bei einer *„guten Kurve"* dürfen vereinzelt Störungen auftreten mit 5–15 % Feh-lerzeit.

Eine *„schlechte Kurve"* weist ausgeprägte Störungen mit einem nur teilweise auswertbaren Kurvenverlauf und eine Fehlerzeit von 15–50 % auf.

Als *„nicht auswertbar"* gelten Fehlregistrierungen mit mehr als 50 % Fehlerzeit. Solche Kurven müssen als nicht beurteilbar zurückgewiesen und wiederholt werden.

Fehlregistrierungen kommen vor allem vor, wenn

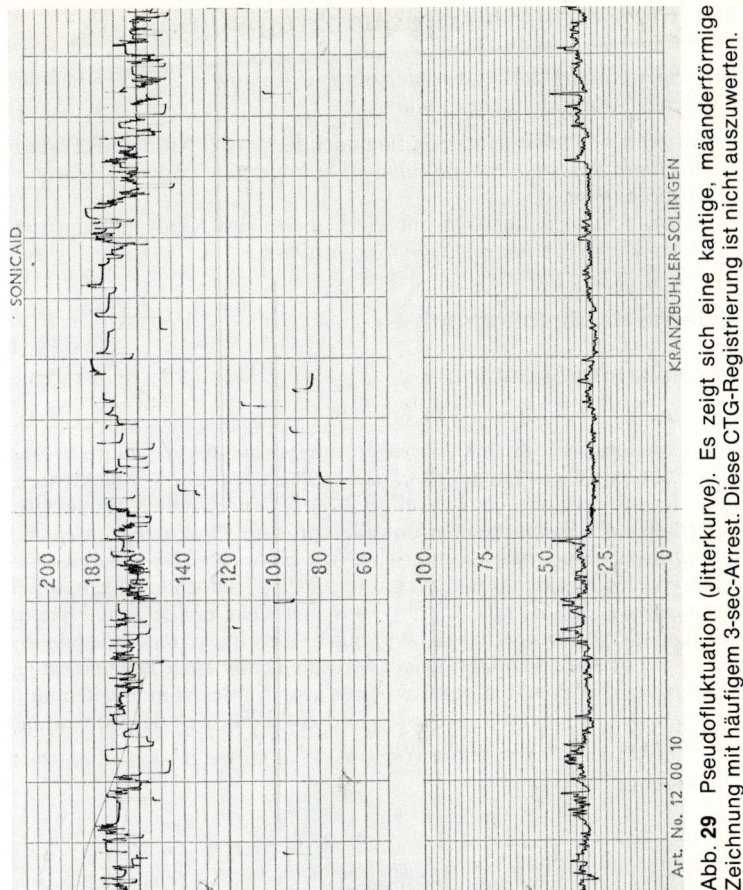

Abb. 29 Pseudofluktuation (Jitterkurve). Es zeigt sich eine kantige, mäanderförmige Zeichnung mit häufigem 3-sec-Arrest. Diese CTG-Registrierung ist nicht auszuwerten.

- der Transducer am Abdomen falsch plaziert ist bzw. sich die Skalpelektrode z. B. nach einer vaginalen Untersuchung gelöst hat,
- die kindliche und mütterliche Herzfrequenz gleichzeitig aufgezeichnet werden (S. 55),
- der Thermoschreiber für Herzfrequenz- und Wehenspur zu heiß eingestellt sind,
- der Papiertransport defekt oder das Papier falsch gefaltet ist,
- der Schreiber durch Schmutzablagerungen blockiert ist.

- Bei negativer Wehenaufzeichnung muß die Lage des Wehentransducers überprüft werden.

Methoden der Herzfrequenzregistrierung

Die Aufzeichnung der fetalen Herfrequenz kommt in zwei Fromen zur klinischen Anwendung, und zwar

- *extern*, d. h. von außen durch die Bauchdecken der Mutter als *Phonokardiographie, abdominale Elektrokardiographie* und als *Ultrasonokardiographie,*
- *intern*, d. h. transzervikal mit einer direkt am Kind angebrachten Elektrode als *direkte Elektrokardiographie.*

Externe Kardiotokographie

Phonokardiotokographie

Prinzip

Die Ableitung der fetalen Herztöne mit einem auf die mütterlichen Bauchdecken aufgesetzten *Mikrophon* stellt die logische Weiterentwicklung der konventionellen Auskultation dar. Grundsätzlich reagiert der empfindliche Schallaufnehmer auf alle von dem Kind, der Mutter und der Umwelt ausgehenden Geräusche. Mit Hilfe einer besonderen elektronischen Schaltung ist es HAMMACHER (1962) jedoch gelungen, unter Verwendung des Zeitvergleiches zwischen dem ersten und zweiten Herzton ein präzises Signal zu empfangen, das eine getreue Wiedergabe der instantanen FHF zuläßt. Dabei wird die *Dauer einer Herzaktion (T, tempus)* z.B. vom ersten zum nächsten ersten oder vom zweiten zum nächsten zweiten Herzton gemessen und aus dieser Zeit die momentane Herzfrequenz errechnet (Abb. **30**).

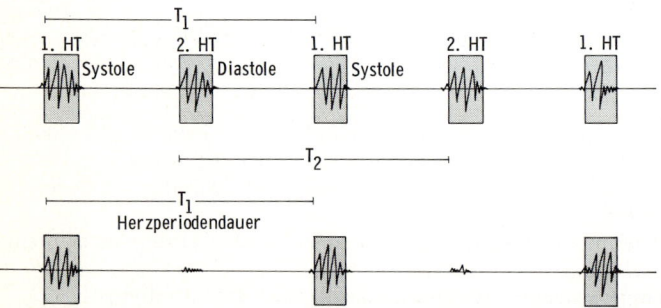

Abb. **30**   Prinzip der Phonokardiographie. Die Dauer einer Herzaktion (Systole + Diastole) wird vom ersten zum nächsten ersten Herzton (HT) = T_1 bzw. vom zweiten zum nächsten zweiten Herzton = T_2 gemessen.

Praktisches Vorgehen

Als Transducer stehen heute leichte Spezialmikrophone zur Verfügung, die sich auch in Seitenlage rutschfest anbringen lassen. Lagewechsel während der Aufzeichnung erfordert jedoch ein Nachjustieren, da sich die Stellung des Fetus und damit das Punctum maximum der Herztöne bei Verlagerung des mütterlichen Abdomens verschieben. Die früher benutzten kombinierten Herz-Wehen-Aufnehmer weisen die Nachteile auf, daß sie wesentlich schwerer und größer sind und daß die Aufzeichnung in Rückenlage der Patientin erfolgen muß.

Eine Registrierung in Rückenlage sollte wegen einer möglichen Kompression der V. cava inferior durch den schwangeren Uterus vermieden werden. Dieses kann zu einer Drosselung des venösen Rückstroms zum Herzen mit einem dramatischen Abfall des Herzminutenvolumens und damit zum Kreislaufkollaps führen. Beschwerden in Rückenlage äußern 28–43 % der Schwangeren (KÜNZEL 1984), 5–17 % lehnen es ab, eine Rückenlage einzunehmen.

Als Ausdruck der durch das Vena-cava-Syndrom bedingten reversiblen uterinen Minderdurchblutung resultieren fetale Reaktionen, die in Verkennung der Ursache ein hoch pathologisches Kardiotokogramm vortäuschen, andererseits manifeste Zeichen einer fetalen Gefährdung dadurch verschleiern können, daß suspekte Passagen auf das Vena-cava-Syndrom zurückgeführt werden (Abb. **31** a + b).

Die *Registrierungen* sollten daher möglichst in halbsitzender Stellung oder so *in Seitenlage* der Mutter vorgenommen werden, daß der fetale Rücken nach oben zeigt. Mit dem Stethoskop wird dann das Punctum maximum der fetalen Herztöne auskultiert und das Mikrophon an dieser Stelle fixiert (Abb. **32**). Um ein schnelles Nachjustieren bei Kindsbewegungen zu ermöglichen, empfiehlt es sich, breite Gummibänder zu verwenden, die, durch eine Wäscheklammer arretiert, den Schallkopf unter leichtem Druck halten.

Durch Trennung des Herzfrequenz- und Wehentransducers ist es möglich, eine **simultane Wehenregistrierung** an immer derselben Stelle, zweckmäßigerweise über dem Fundus uteri, vorzunehmen, um so im Verlauf der Schwangerschaft qualitativ vergleichbare Tokogramme zu erhalten.

Ergebnisse

Ab der 25. Schwangerschaftswoche lassen sich mit der Phonokardiographie in etwa 70 % technisch einwandfreie CTG-Kurven ableiten. **Schwierigkeiten** ergeben sich bei Patientinnen mit:

– Vorderwandplazenta,
– ausgeprägter Adipositas,
– starken Kindsbewegungen.

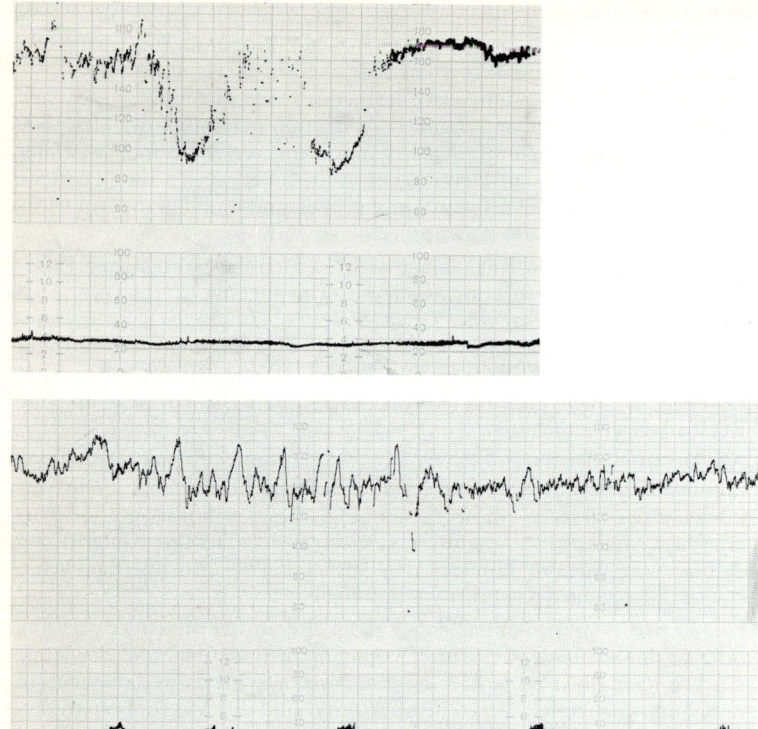

Abb. 31   CTG-Veränderungen infolge eines Vena-cava-Syndroms:
a) Rückenlage, b) Seitenlage.

Unter der Geburt beschränkt sich die erfolgreiche Anwendung auf die
frühe Eröffnungsperiode.

Abdominale fetale Elektrokardiographie

Prinzip

Dieses von den externen Methoden technisch aufwendigste Verfahren
wurde in jüngster Zeit mit gutem Erfolg in den klinischen Routinebetrieb eingeführt.

Als **Rohsignal** dient die R-Zacke des fetalen EKG, die einen idealen
Impuls für die instantane Kardiographie darstellt, da die Dauer einer

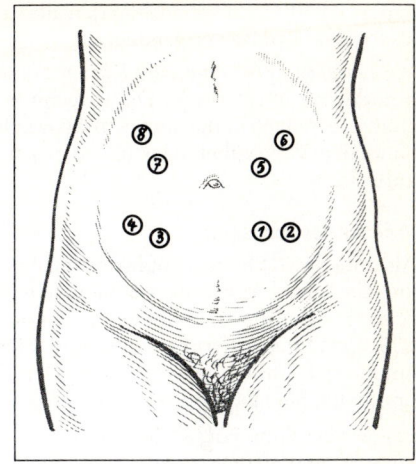

Abb. **32** Punctum maximum der fetalen Herztöne bei Hinterhauptslagen (HHL) und Beckenendlagen (BEL).
1 linke vordere,
2 linke hintere HHL,
3 rechte vordere,
4 rechte hintere HHL,
5 linke vordere,
6 linke hintere BEL,
7 rechte vordere,
8 rechte hintere BEL
(aus *G. Martius;* Lehrbuch der Geburtshilfe, 9. Aufl., Thieme, Stuttgart 1977, S. 264).

Herzperiode als R-R-Abstand zuverlässig definiert ist. Zur Ableitung eines fetalen EKG sind drei Elektroden erforderlich, von denen zwei als Meßelektroden und eine als Erdungselektrode dienen (Abb. **33**).

Für die kontinuierliche fetale Herzfrequenzregistrierung muß zunächst der mitabgeleitete mütterliche EKG-Komplex unterdrückt werden. Heute sind elektronische Schaltungen entwickelt, die nach Erkennen des

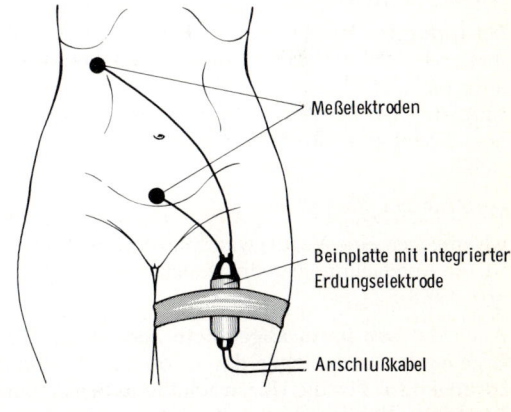

Abb. **33** Abdominale fetale Elektrokardiographie. Die maternen Herzaktionspotentiale (mat) sind miterfaßt. Die maximalen fetalen R-Zacken erreichen eine Amplitude von 127 μV.

maternen EKG dieses ausblenden und die kleineren fetalen R-Zacken als Triggerimpulse verwenden.

Voraussetzung für eine gute Kurvenqualität ist eine fetale R-Zackenamplitude von über 10 μV. Diese Technik kann daher nicht zur Überwachung unreifer Kinder angewandt werden, die infolge ihres noch vorhandenen Vernixüberzuges bis etwa zur 36. Woche eine Niedervoltage aufweisen.

Praktisches Vorgehen

Als günstigste Elektrodenplazierung erwies sich nach RÜTTGERS (1976) die diagonale Ableitung von links unten (Isthmus uteri) nach rechts oben (Fundus uteri), unabhängig von der Lage des Kindes (Abb. **33**). Bei schlechter Registrierung sollte die Elektrodenanordnung von rechts unten nach links oben verlaufen. Der Zeitaufwand zur Eruierung des optimalen Signals beträgt meist weniger als 5 min.

Bei Verwendung von *Klebeelektroden,* die auch über längere Zeit ohne Hautreizung ertragen werden, ist die Bewegungsfreiheit der Schwangeren während der Aufzeichnung am wenigsten eingeschränkt.

Saugelektroden können zur Aufzeichnung ebenfalls benutzt werden, führen aber bei längerer Liegedauer zu Hautulzerationen.

Ergebnisse

Die technische Qualität der Elektrokardiogramme ist in der Regel besser als die der Phono- oder Ultrasonokardiogramme, da Triggerfehler seltener auftreten.

Nach der 36. Woche ist eine befriedigende Aufzeichnung der FHF in mehr als 80 % der Fälle zu erzielen. Hypotrophe Kinder, bei denen aufgrund der Plazentainsuffizienz die Vernix-caseosa-Produktion häufig gering ist, können schon in früheren Schwangerschaftswochen mit dem Abdominal-EKG überwacht werden. *Schlechte Ergebnisse* ergeben sich bei

— *unruhigen Patientinnen,*

wohingegen eine Vorderwandplazenta oder eine Adipositas der Patientin die Aufzeichnungsqualität nicht beeinträchtigen soll (BERGER u. Mitarb. 1978).

Auch das **sub partu abgeleitete abdominale EKG** liefert zuverlässige Ergebnisse, unabhängig davon ob die Fruchtblase erhalten oder gesprungen ist. Für die Überwachung in der Preßperiode eignet sich diese Methode allerdings nicht, da die jetzt zunehmenden Aktionpotentiale der Bauchdecken- und Uterusmuskulatur zu Störungen führen.

Ultrasonokardiographie

Prinzip

Im Gegensatz zur Phono- und Elektrokardiographie wird bei der Ultrasonokardiographie kein vom Fetus direkt ausgesandtes biophysikalisches Signal verwendet, sondern zunächst apparativ ein Impuls erzeugt, der sekundär vom Fetus verändert wird. Und zwar nutzt man bei dem hier zugrunde liegenden *Ultraschall-Doppler-Verfahren* Frequenzalterationen aus, die ein ausgesandter Schallstrahl erfährt, wenn er von einer bewegten Grenzfläche reflektiert wird.

Das nach C. DOPPLER benannte Phänomen kommt im Alltag häufig vor. Fährt z.B. ein Krankenwagen mit eingeschaltetem Martinshorn vorbei, so nimmt die physikalisch gleichbleibende Tonfrequenz in ihrer Tonhöhe zu, solange der Wagen sich nähert. Entfernt sich das Fahrzeug hingegen, so fällt die Tonhöhe. In diesem Beispiel entsteht der Doppler-Effekt durch Addition bzw. Subtraktion der Schallgeschwindigkeit zur oder von der Fahrgeschwindigkeit des Schallerzeugers.

In der Medizin wird der Stauch- bzw. Dehneffekt von Schallwellen (Abb. **34**) unter Zuhilfenahme von Ultraschall nutzbar gemacht. Die Ultraschalltechnik bedient sich dabei der **Piezoelektrizität** (piezein [griech.]: pressen, drücken) unter Verwendung eines Quarzkristalls, der bei mechanischer Beeinflussung seiner Oberfläche durch Schalldruck elektrische Ladungen auftreten läßt. Umgekehrt führt eine Wechselspannung zu synchronen, mechanischen Schwingungen

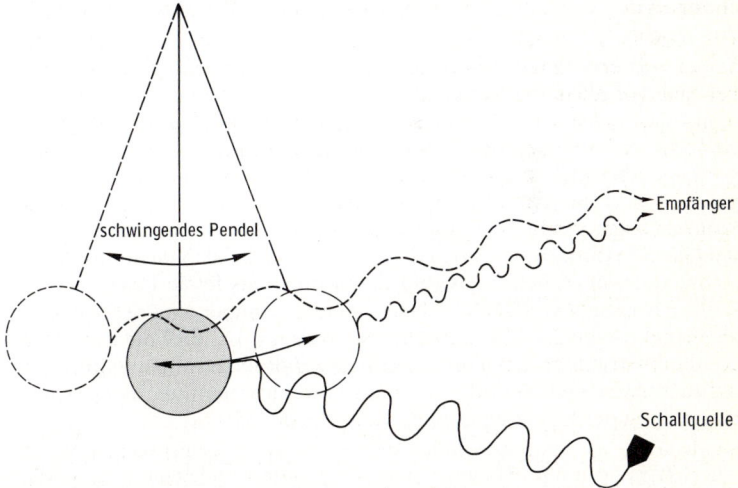

Abb. **34**   Darstellung des Doppler-Effektes. Ein mit einer konstanten Frequenz ausgesandter Schallstrahl trifft auf ein schwingendes Pendel und wird reflektiert. Bewegt sich das Pendel zum Empfänger hin, so erhöht sich die Frequenz, und umgekehrt. Der Frequenzunterschied wird zur Triggerung verwendet.

des Kristalls, die als Schallwellen registrierbar sind. Der Kristall kann damit sowohl *Schallwellen erzeugen (Sender)* als auch *in eine meßbare elektrische Spannung umwandeln (Empfänger).*

Treffen die ausgesandten hochfrequenten Schallwellen mit bekannter Frequenz auf bewegte Grenzflächen, so wird die ursprüngliche Frequenz dahingehend verändert, daß sie zunimmt, wenn sich die Reflexionswand der Schallquelle nähert, und umgekehrt. Die Frequenzdifferenz wird von dem Empfangsgerät erkannt und zur Triggerung benutzt (Abb. **34**).

Praktisches Vorgehen

Zur Fixierung der Ultraschallaufnehmer haben sich elastische Textilschläuche bewährt, unter denen die Ultraschallköpfe gehalten oder schnell nachjustiert werden können. Da sich Ultraschallwellen in Luft nicht ausbreiten, muß ein Koppelmedium zwischen Bauchhaut und Transducer gebracht werden. Dazu eignet sich z. B. Wasser oder besser Aquasonic, die das Eindringen der Schallwellen in das materne Gewebe erst ermöglichen.

Ergebnisse

Der *Vorteil* der Ultrasonokardiographie besteht gegenüber anderen Verfahren darin, daß eine Registrierung der FHF schon ab der 9. Schwangerschaftswoche möglich ist. Zur routinemäßigen Überwachung in der Schwangerschaft eignet sich dieses Verfahren etwa ab der 24. Woche.

Schwierigkeiten in der Auswertung von Ultrasonokardiogrammen ergeben sich vor allem bei Verwendung von sog. breitstrahlenden Transducern. Ein breit auf das fetale Herz gerichtetes Schallbündel trifft nacheinander auf unterschiedlich bewegte fetale Strukturen. Vom Empfänger kann aber nicht erkannt werden, ob Herzkammern, Vorhöfe, Klappen bzw. Gefäße jeweils als Reflexionswand wirken oder ob der Reflexionsort sogar wechselt. Kompliziert wird die Aufnahme eines konstanten Ultraschallrohsignals noch durch die Tatsache, daß die mütterlichen Atemexkursionen den Fetus und damit auch das fetale Herz in wechselnder Richtung verschieben. Dadurch treten immer andere Strukturen als Reflektor in Erscheinung. Die Folge davon ist, daß die mit Ultraschallbreitstrahlern aufgenommenen Kardiotokogramme häufig eine breite, verwischte Pseudofluktuation (jitter) aufweisen, die keine sichere Beurteilung der Kurvenmerkmale zuläßt (Abb. **35**).

Die Industrie hat daher Geräte konstruiert, die aus einer bestimmten Anzahl von Herzperioden einen Frequenzmittelwert errechnen und graphisch darstellen (S. 42). Die so erhaltenen Bilder sehen zwar gefällig aus, lassen aber keine zuverlässige Aussage über den fetalen Zustand zu oder verschleiern sogar das Bild. Solche Apparate sollten daher keinesfalls Verwendung finden.

Für eine *zuverlässige Ultraschall-FHF-Registrierung* eignet sich ausschließlich ein schmalstrahlendes System, das sorgfältig auf die Ebene

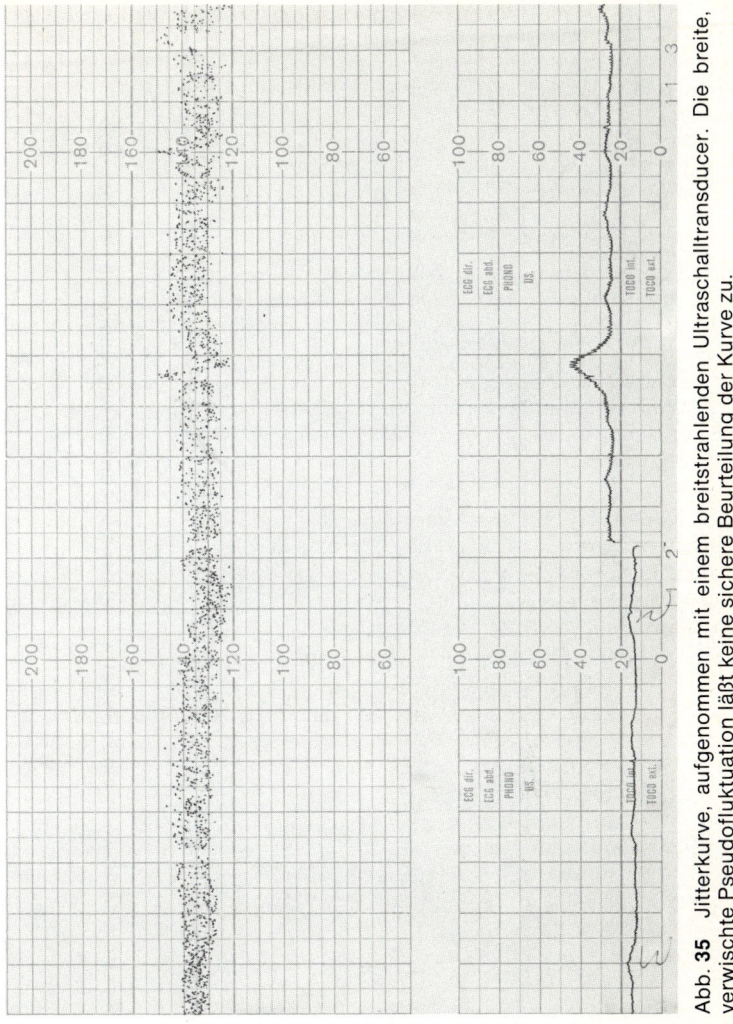

Abb. 35 Jitterkurve, aufgenommen mit einem breitstrahlenden Ultraschalltransducer. Die breite, verwischte Pseudofluktuation läßt keine sichere Beurteilung der Kurve zu.

der fetalen Herzklappen ausgerichtet werden muß. Das Auffinden des Punctum maximum bereitet hierbei keine Schwierigkeiten, da an dieser Stelle ein scharf akzentuiertes, kurzes, klickendes Geräusch zu hören ist. Jedoch muß der Schmalstrahltransducer in der Regel geduldig von

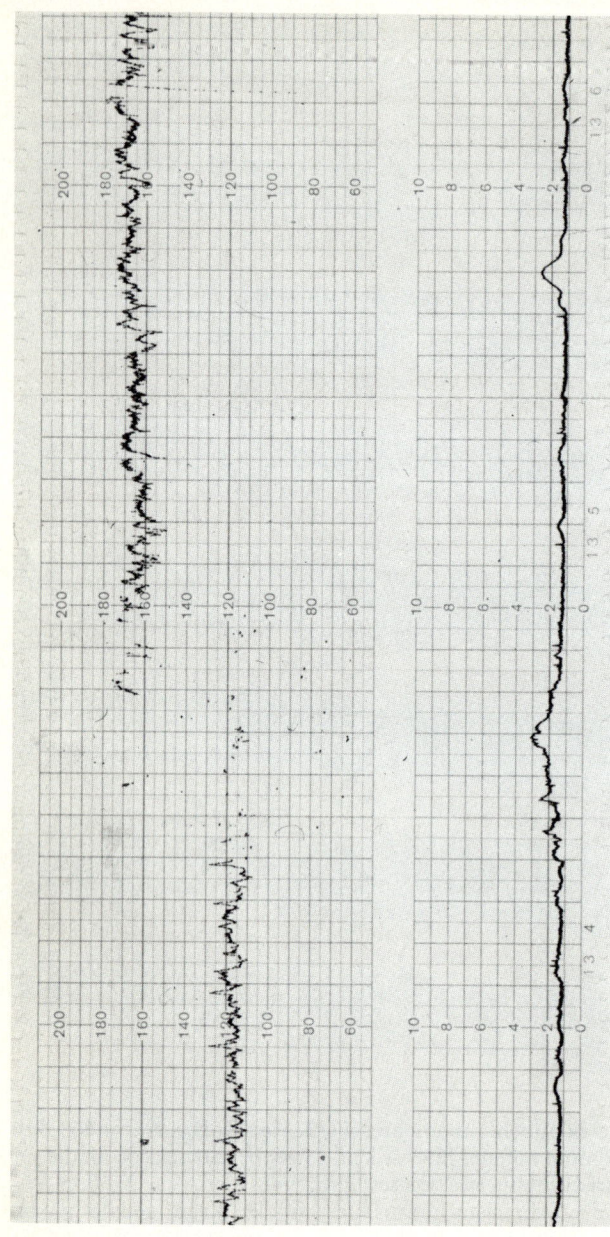

Abb. **36** Pseudobradykardie durch wechselnde Registrierung der mütterlichen und kindlichen Herzfrequenz.

Hand gehalten bzw. nachgeführt werden, da sich das Reflexionsziel atemsynchron verschiebt.

Komplikationen bei Anwendung von Ultraschallwellen sind nicht bekannt geworden.

Autokorrelation: Versuche, durch verfeinerte Registriertechniken die Qualität der Ultraschallaufzeichnungen zu verbessern, haben bisher keinen Erfolg gezeigt. Die heutige Computertechnologie hat es erst ermöglicht, die vielen, bei der Kardiographie gewonnenen Signale in Einzelwerte zu zerlegen und einer komplizierten mathematischen Analyse zu unterziehen. Die dabei über einen bestimmten Zeitraum erhaltenen Zahlenkombinationen werden dann mit denen der vorangehenden bzw. nachfolgenden Signalkomplexe verglichen. Nur bei hoher Übereinstimmung der Ergebnisse wird das jeweils neue Signal als Triggerimpuls akzeptiert. Ein solcher Ähnlichkeitsvergleich ist in der Mathematik mit dem Begriff Autokorrelation („mit sich selbst vergleichen") belegt.

Der Vorteil dieses Verfahrens liegt darin, daß eine Periodizität relativ unabhängig von der Signalform als ähnlich erkannt wird, wenn das Signal von einer Quelle, also z.B. vom fetalen Herzen kommt. Auf die Ultrasonokardiographie übertragen heißt das, daß Ähnlichkeiten zwischen den eingehenden Signalen auch dann festgestellt werden, wenn der Reflexionsort am fetalen Herzen wechselt. Keine Übereinstimmung errechnet sich hingegen, wenn ein mütterliches Gefäß getroffen wird.

Die Einführung der Autokorrelationstechnik bei der Ultraschallbreitstrahl-Registrierung hat zu einer deutlichen Verbesserung dieser Methode beigetragen: Artefakte treten wesentlich seltener auf. Dennoch kommen auch bei diesem Verfahren Fehlregistrierungen vor, und zwar bei

– *fetalen Arrhythmien und*
– *Schluckphasen des Fetus.*

Ferner wird in der Spätschwangerschaft gelegentlich statt der fetalen die mütterliche Herzfrequenz aufgezeichnet (Abb. **36**). Die mütterlichen Signale stammen vor allem von Uterus- und Oberschenkelarterien. Die Interpretation einer solchen CTG-Kurve bereitet insbesondere dann Schwierigkeiten, wenn eine Tachykardie bei der Mutter vorliegt. In diesen Fällen lassen sich die beiden Herzfrequenzen nur durch eine gleichzeitige Kontrolle des mütterlichen Pulses auseinanderhalten.

Die Hoffnung, daß sub partu auf die invasive Überwachung zugunsten der Autokorrelationsmethode verzichtet werden kann, hat sich ebenfalls nicht erfüllt: Nach RÜTTGERS u. AUER (1983) sind mit Fortschreiten der Geburt ab 6–8 cm Zervixdilatation erhebliche Signalausfälle zu beobachten, so daß in diesen Fällen nach wie vor nicht auf die direkte Kardiographie verzichtet werden kann.

Interne Kardiotokographie

Direkte fetale Elektrokardiographie

Prinzip

Die direkte EKG-Ableitung vom Fetus erfolgt über eine Schraub- oder Clip-Elektrode (Abb. **37, 38**), die nach Blasensprung oder -sprengung am vorangehenden kindlichen Teil, also in der Regel am Kopf, fixiert wird. Neuerdings gibt es auch Klebeelektroden, mit denen sich die fetalen Herzaktionspotentiale ohne Verletzung der Haut ableiten lassen (SCHMIDT u. Mitarb. 1982). Als Rohsignal dient, wie bei der abdominalen fetalen Elektrokardiographie, die R-Zacke. Die gleichzeitig mitaufgenommenen mütterlichen EKG-Potentiale sind wesentlich kleiner als die beim Abdominal-EKG registrierten oder durch Wechselstromüberlagerungen völlig verdeckt (Abb. **39**).

Nach einem intrauterinen Fruchttod können allerdings mütterliche EKG-Komplexe von den automatisch arbeitenden Regelverstärker so nachverstärkt werden, daß sie als Triggerimpuls von der Elektronik erfaßt werden. Da die materne Herzfrequenz normalerweise unter 100 spm liegt, können sie als schwere fetale Bradykardie imponieren. Diese falsch interpretierte Situation kann leicht durch einen Vergleich der apparativ dargestellten bzw. über einen Lautsprecher hörbar gemachten Frequenz mit dem mütterlichen Puls aufgedeckt werden. Sind beide Signale synchron, so ist der Fruchttod wahrscheinlich (Abb. **40**).

Praktisches Vorgehen

Die **Applikation** einer heute üblichen *Silberchlorid-Schraubelektrode* (Abb. **37**) kann im Rahmen einer vaginalen Untersuchung im Längsbett erfolgen. Die Fingerspitze wird dann an dem kindlichen Kopf belassen

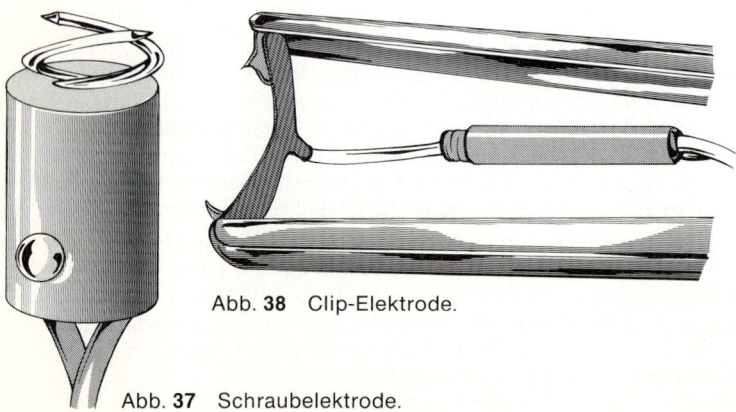

Abb. **38** Clip-Elektrode.

Abb. **37** Schraubelektrode.

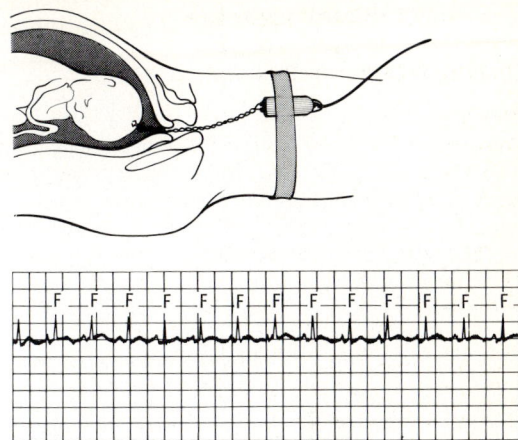

Abb. 39 Direkte fetale Elektrokardiographie. Bei der unipolaren Ableitung über eine Schraubelektrode, deren Ableitungskabel mit einer geer-
deten Beinplatte verbunden sind, können die fetalen EKG-Komplexe (F)
deutlich registriert werden, während die mütterlichen EKG-Potentiale
durch Wechselstromüberlagerung nicht zur Darstellung kommen.

und die mit einer Schraubelektrode geladene Einführunghilfe vorsichtig
entlang der Innenseite des untersuchenden Fingers zum Kopf vorgescho-
ben. Die scharfe Elektrodenspitze ist während des Einführens durch die
Schutzhülse bedeckt, so daß eine Verletzung der Vagina vermieden
wird. Nach richtiger Plazierung des Applikators kann bei dem in der
Abb. **41** dargestellten Mechanismus die Elektrodenspitze durch Vorschieben des Applikatorgriffes freigegeben werden und durch eine Drehung im Uhrzeigersinn um 180° mühelos an der Kopfhaut angebracht
werden. Nach Entfernen der Einführhilfe werden die beiden Ableitungskabel an die Beinplatte angeschlossen.

Clip-Elektroden können im allgemeinen nur unter amnioskopischer
Sicht angelegt werden. Der Clip gleicht einer chirurgischen Hautklam-
mer, der mit Hilfe einer Zange in die Kopfhaut gedrückt wird (Abb. **38**).

Klebeelektroden werden zunächst mit einer Applikationszange gefaßt,
die Haftflächen mit Gewebekleber (Histoacryl) benetzt und dann mit
Hilfe eines Amnioskopes an dem vorangehenden Teil des Fetus befestigt.

Ergebnisse

Das direkte fetale EKG stellt das schärfste und zuverlässigste Signal zur
Aufnahme der momentanen FHF dar. Die **Vorteile** der direkten Elek-

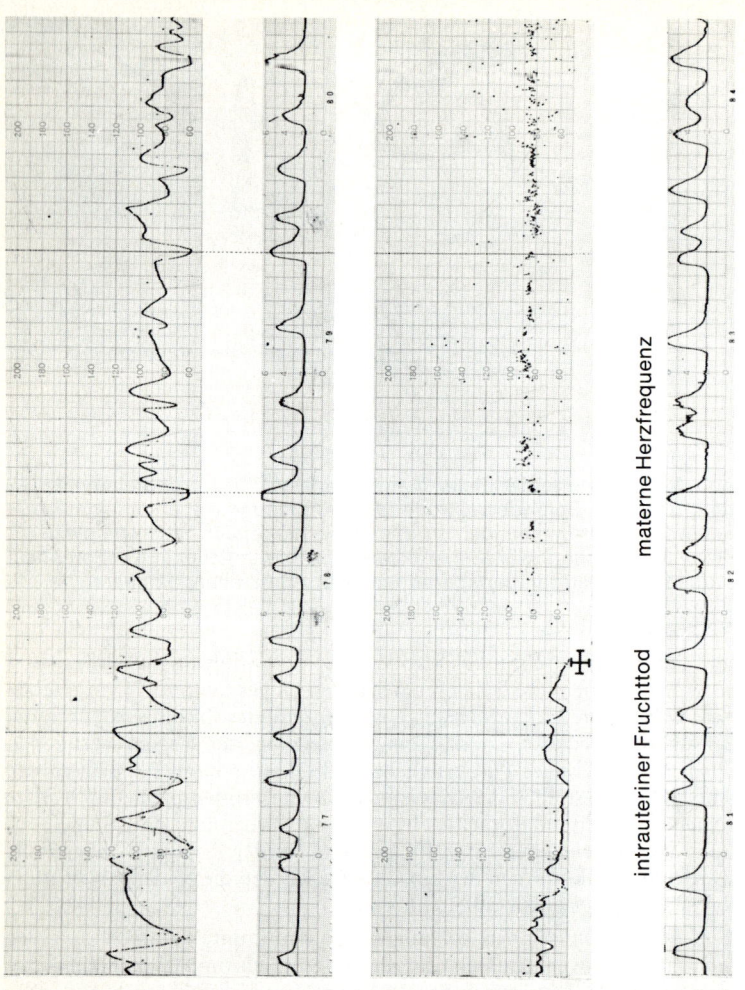

Abb. **40** Registrierung der mütterlichen Herzfrequenz im direkt abgeleiteten Kardiotokogramm. Nach dem intrauterinen Fruchttod wird die materne Herzfrequenz über die Skalpelektrode aufgezeichnet und kann fälschlicherweise als schwere fetale Bradykardie imponieren.

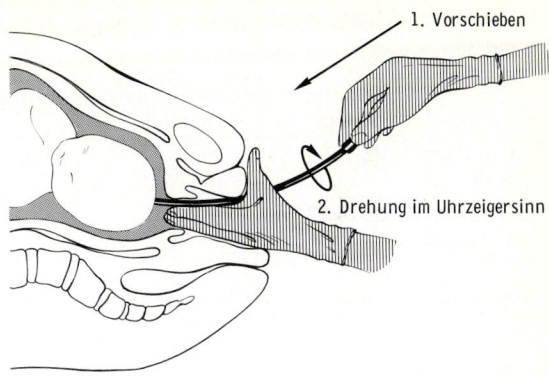

1. Vorschieben

2. Drehung im Uhrzeigersinn

Abb. **41**   Anlegen einer Schraubelektrode mit einer Einführhilfe.

trokardiotokographie liegen darin, daß *unter der Geburt eine einwand-freie FHF-Aufzeichnung* bis zum Durchtritt des Kopfes erreicht wird. Dies ist auch der Fall *bei unruhigen Patientinnen* und *beliebiger Lage-änderung* der Schwangeren. Da für die Applikation der Elektrode nur eine einmalige Manipulation erforderlich ist, wird die Gebärende minimal belästigt. Im übrigen kann im Rahmen der Untersuchung gleichzeitig ein Katheter zur intrauterinen Druckmessung gelegt und der mit der internen Tokometrie verbundene größere Informationsgehalt ausgenutzt werden.

Als **Nachteil** fällt hingegen ins Gewicht, daß diese Methode erst nach Eröffnung der Fruchtblase angewendet werden kann und daß bei mangelnder Asepsis ein Infektionsrisiko von etwa 1 % (Rüttgers 1976) vorhanden ist.

Das direkte Verfahren der kontinuierlichen FHF-Registrierung unter der Geburt ist in bezug auf die Kurvenqualität konkurrenzlos und daher aus der heutigen geburtshilflichen Routine nicht mehr wegzudenken.

Bedeutung der externen und internen CTG-Ableitung

Vergleichen wir die Bedeutung und die Leistungsfähigkeit der genannten externen und internen Verfahren, so ergibt sich folgendes Bild (Tab. **2**):

Der **Anwendungsbereich der externen Methoden** erstreckt sich vornehmlich auf die Spätschwangerschaft und die frühe Eröffnungsperiode.

Tabelle 2   Bedeutung der externen und internen Ableitungsverfahren im Vergleich

	Anwendungs-bereich	Registrier-qualität	Aufwand	Risiken
Phonokardio-graphie	28.–36. SSW	gut	mittel	keine
abdominale Elektrokardio-graphie	ab 36. SSW	gut	mittel	keine
Ultrasonokar-diographie `	ab 24. SSW	fehlerhaft, bei Autokorrela-tion gut	gering	wahrschein-lich keine
direkte Elektrokardio-graphie	nur sub partu bei offener Fruchtblase	sehr gut	mittel	in ca. 1% Infektionen

Phonokardiographie: Die für den Fetus völlig risikolose Phonokardiographie stellt von der 28.–36. Woche die Methode der Wahl dar. Für den Routinebetrieb liefert dieses Verfahren in dem genannten Zeitraum die technisch besten Aufzeichnungen.

Abdominale fetale Elektrokardiographie: Etwa ab der 36. Woche lassen sich 60–80% aller antepartualen Kardiotokogramme mit dem Abdominal-EKG ohne größere Schwierigkeiten ableiten (RÜTTGERS u. Mitarb. 1974). Da die abdominale Elektrokardiographie die qualitativ beste externe FHF-Registrierung ermöglicht, sollte dieser Vorteil ausgenutzt werden. Ferner vermag dieses Verfahren auch sub partu bis zum Beginn der Preßperiode oft gute CTG-Kuren zu liefern. Damit kommt der abdominalen Elektrokardiographie als intrapartuale Überwachungsmethode bei erhaltener Fruchtblase eine zusätzliche Bedeutung zu. Ungeeignet ist indessen das Abdominal-EKG bei Zwillingsschwangerschaften, da neben den mütterlichen R-Zacken die R-Zacken von zwei Kindern mit unterschiedlicher Frequenz von den Bauchdecken abgeleitet werden. Hierbei ist die elektronische Logik eines Kardiotokographen überfordert und damit eine FHF-Registrierung nicht möglich.

In den Fällen, in denen das Abdominal-EKG zu schlechten Ergebnissen führt, muß zunächst an seiner Stelle die Phonokardiographie eingesetzt werden.

Ultrasonokardiographie: Obwohl Phonokardiographie und das abdominale fetale EKG die technisch besten Signale liefern, wird heute im Routinebetrieb vor allem die Ultrasonokardiograhie eingesetzt. Der Hauptgrund dafür liegt darin, daß sich diese Geräte am einfachsten handhaben lassen. Bei ihrer Verwendung ist jedoch darauf zu achten, daß entweder schmalstrahlende Transducer oder autokorrelierende Ultrasono-Kardiotokographen benutzt werden. Eine weitere Möglichkeit, Beurteilungsfehler bei der Anwendung von breitstrahlenden Transducern zu vermeiden, wird auf S. 156 dargestellt.

Der internen CTG-Abteilung in Form der **direkten fetalen Elektrokardiographie** ist nach Eröffnung der Fruchtblase sub partu der Vorzug zu geben. Sie liefert intrapartual konkurrenzlos die qualitativ besten FHF-Registrierungen.

Kardiotokographiegeräte

Die von RÜTTGERS u. KUBLI (1969) geforderten Spezifikationen für Kardiotokographen sind heute weitgehend von den Geräteherstellern erfüllt worden. Es gibt Kardiotokographen, die nur zur Überwachung des antenatalen Zeitraumes eingesetzt werden und sich daher auf die externe Ableitungsmöglichkeit der fetalen Herzfrequenz und der Wehentätigkeit beschränken. Ferner sind Geräte im Handel, die eine externe und interne Registrierung der FHF und der Uterusmotilität zulassen und somit ante- und intranatal Anwendung finden. Die Wiedergabe der instantanen Herzfrequenz und die Möglichkeit der Fehlerentdeckung sind bei den modernen Geräten eine Selbstverständlichkeit. Die Vorschubgeschwindigkeit des Registrierpapiers ist den klinischen Bedürfnissen angepaßt worden und beträgt im allgemeinen 1 und 2 cm/min. Für die Routine hat sich erwiesen, daß eine papiersparende Geschwindigkeit von 1 cm/min eine zuverlässige Interpretation eines Kardiotokogramms erlaubt, wenn auch das Erkennen der Kurvenmerkmale durch schnelleren Papiervorschub erleichtert wird. Ein kurzfristiger Wechsel der Geschwindigkeit sollte besser vermieden werden, da die verändert erscheinenden Kurvenbilder zu Fehlbeurteilungen Anlaß geben können.

Im einzelnen sollte ein Grundgerät folgende Forderungen erfüllen:

– Schlag-zu-Schlag-Registrierung der FHF,
– elektrische Sicherheit entsprechend den allgemeinen Vorschriften (in Deutschland VDE),
– Kompaktbauweise mit einem Minimum an mechanischem Zubehör,
– spezielle Halterungen für Transducer sowie automatische Kabelaufrollung,
– Oszilloskop zur Darstellung und Überprüfung der Rohsignale,
– Eichungsmöglichkeit zur schnellen Kontrolle des Funktionszustandes,
– erweiterungsfähig für neue Registriermethoden,
– Anschlußmöglichkeiten für Tochter- und EDV-Geräte sowie Magnetbandaufzeichnungen,
– Vorschubgeschwindigkeit eines wischfesten Faltpapiers von 1 und 2 cm/min,
– Abheben des Schreibstiftes (pen lift) zur Verhinderung von Artefakten,
– Markierungsmöglichkeit durch Knopfdruck,
– Meßbereich der FHF zwischen 50 und 220 spm bei einem Meßfehler von ±3 % und einem Ordinatenausschlag von 20 spm pro 1 cm,

– Meßbereich der intrauterinen Druckmessung zwischen 0 und 200 mm Hg (26,7 k Pa) bei einem Meßfehler von ±3 %.

Nomenklatur der Kardiotokographie

Aufgrund der bisherigen klinischen Erfahrungen mit der Kardiotoko-graphie kann schon jetzt die Aussage gewagt werden, daß bei technisch einwandfreier Ableitung und richtiger Interpretation des Kardiotoko-gramms ein Absterben des Kindes unter kontinuierlicher Überwachung zu einem in den meisten Fällen vorhersehbaren und daher weitgehend vermeidbaren Ereignis geworden ist. Zur Charakterisierung der Herz-frequenzveränderungen sind spezielle Begriffe notwendig geworden, die eine Beschreibung der verschiedenen CTG-Merkmale zulassen. Die Nomenklatur der Beurteilungskriterien geht auf die Arbeitskreise um Caldeyro-Barcia (1966), Hammacher (1967) und Hon (1968) zurück. Für die Beschreibung der Herzfrequenzveränderungen hat sich die Unterteilung in folgende drei Gruppen bewährt (Heinrich u. Sei-denschnur 1977):

– *langfristige FHF-Veränderungen,*
– *mittelfristige FHF-Veränderungen,*
– *kurzfristige FHF-Veränderungen.*

Langfristige FHF-Veränderungen

Basalfrequenz

Die über einen längeren Zeitraum mit einem etwa konstanten Mittel-wert beobachtete Herzfrequenz wird „basale fetale Herzfrequenz, Basalfrequenz oder Grundfrequenz" genannt. Sie entspricht damit am ehesten den durch die frühere intermittierende Auskultation mit dem Stethoskop gewonnenen Stichproben.

Das **Niveau der Basalfrequenz** kann dadurch bestimmt werden, daß eine gerade, horizontal verlaufende Linie durch den über längere Zeit beibehaltenen Frequenzmittelwert gezogen wird (Abb. **42**). Diese Mit-telwertslinie trägt die Bezeichnung „*Baseline*". Sind mittelfristige Herz-frequenzveränderungen vorhanden (S. 69 f), dann gilt als Basalfrequenz die Herzfrequenz, die zwischen den Akzelerationen und Dezelerationen zu registrieren ist (Abb. **42**). Manchmal kann es schwierig sein, auf den ersten Blick sicher zu entscheiden, wo die Basalfrequenz liegt. In dem vorliegenden Beispiel (Abb. **43**) könnte es sich um eine Tachykardie mit Dezelerationen, aber auch um eine Normokardie mit Akzelerationen handeln. In diesen Fällen hat es sich bewährt, die FHF über einen Zeit-raum von mindestens 40 min zu kontrollieren. Da Aktivphasen des

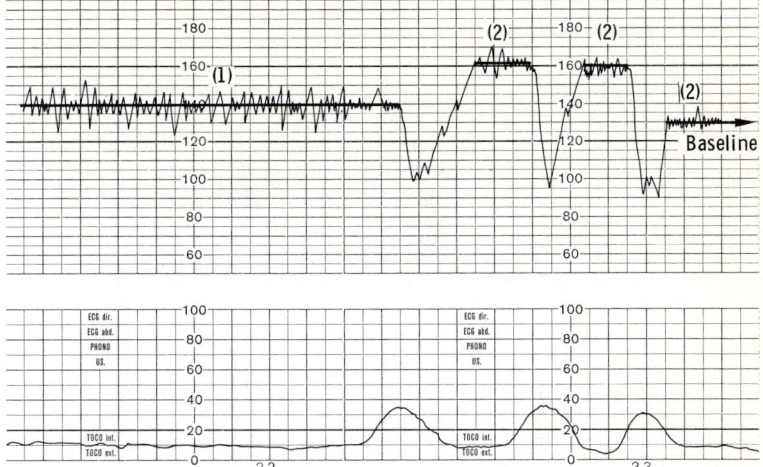

Abb. **42** Bestimmung der Basalfrequenz = Baseline bei Fehlen (1) und bei Vorliegen von mittelfristigen FHF-Veränderungen (2). Der über längere Zeit beibehaltene Mittelwert der FHF entspricht der Baseline.

Kindes in der Regel nicht länger als 40 min dauern (S. 97), läßt sich zumeist innerhalb dieser Zeit die Diagnose sicher stellen (Abb. **44**).

Die **Normalwerte der basalen fetalen Herzfrequenz** liegen im Bereich zwischen 120 und 160 spm (Abb. **45**).

Eine Änderung der Basalfrequenz über einen längeren Zeitraum wird langfristige FHF-Alteration genannt. Grundsätzlich kann die Basalfrequenz ansteigen oder abfallen. Der Bewertungszeitraum für die Differenzierung der langfristigen von den mittelfristigen FHF-Alterationen beträgt bei der Frequenzzunahme 10 min, beim Abfall 3 min.

Tachykardie: Ein länger als 10 min anhaltender Anstieg der Grundfrequenz bis 180 spm ist mit dem Begriff leichte, von 181–200 spm mit dem Begriff schwere und ab 201 spm mit dem Begriff extreme Tachykardie belegt (Abb. **45**).

Bradykardie: Ein länger als 3 min dauernder Abfall des Frequenzniveaus unter 120 spm wird leichte, unter 100 spm schwere Bradykardie genannt (Abb. **45**).

Tachykardie

Ursachen

Fetale Tachykardien finden sich im antenatalen und intranatalen Kardiotokogramm relativ häufig. Abhängig vom Entstehungsmechanismus

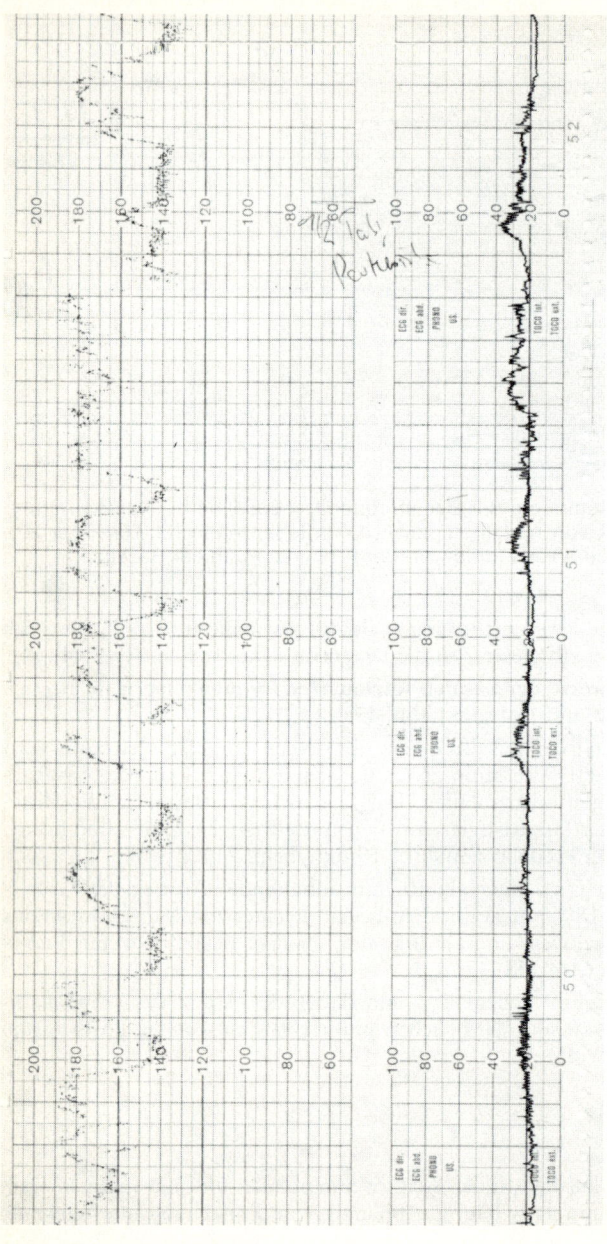

Abb. **43** Akzelerationen bei Normokardie, die wie Dezelerationen bei Tachykardie aussehen.

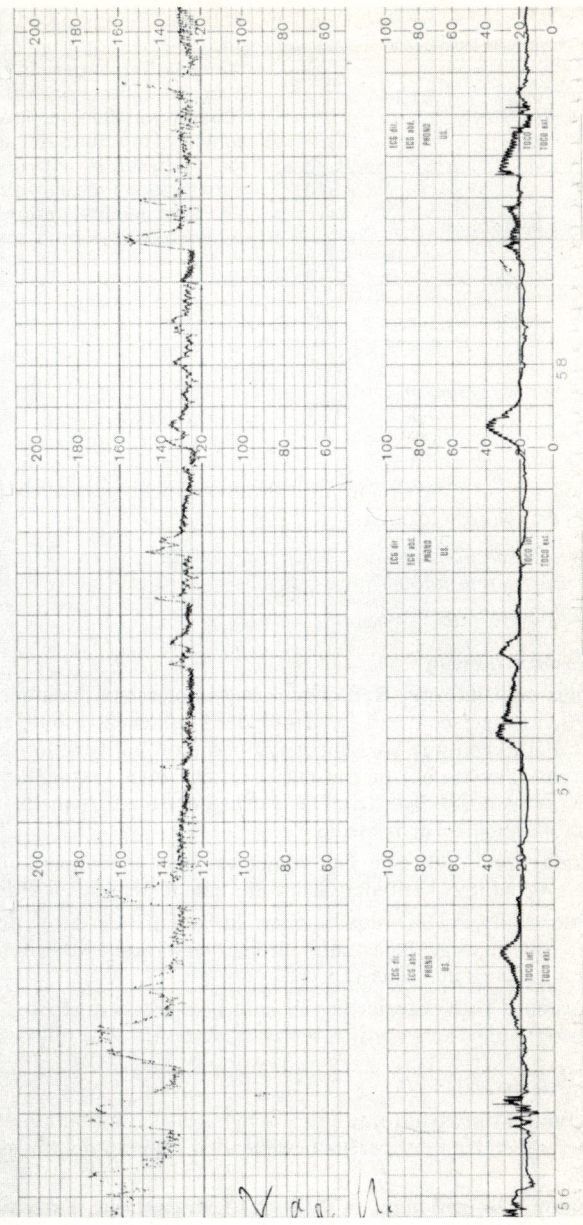

Abb. **44**   Gleiche Patientin wie in Abb. 43 nach 30 Minuten.

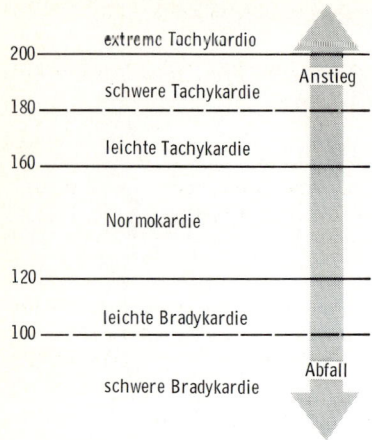

Abb. **45** Einteilung der langfristigen FHF-Veränderungen nach *v. Winckel*. Ein länger als 10 min andauernder Frequenzanstieg über 160 spm wird leichte, über 180 spm schwere und über 200 spm extreme Tachykardie, ein über 3 min anhaltender Frequenzabfall unter 120 spm leichte, unter 100 spm schwere Bradykardie genannt.

unterscheiden wir die drei in ihrer Prognose nicht einheitlich zu bewertenden Tachykardieformen:

– *prognostisch günstig,*
– *prognostisch unklar,*
– *prognostisch ungünstig.*

Prognostisch günstig

Externer oder interner Reiz: Unter physiologischen Bedingungen liegt in der Schwangerschaft als Ausdruck der kindlichen Unreife ein erhöhter Sympathikustonus vor. Diese sympathikotone Reaktionslage kann durch eine akustische, thermische, optische oder taktile Reizung des Fetus noch verstärkt werden. Der Anstieg der Basalfrequenz imponiert zumeist als leichte Tachykardie.

Medikamente: Auch eine Betamimetika- oder Parasympathikolytikagabe an die Mutter kann der Grund für eine fetale Tachykardie sein.

Streß der Mutter: Des weiteren führt ein anhaltender Streß der Mutter (Fieber, übermäßige Belastung) infolge verstärkter Katecholaminausschüttung zur fetalen Tachykardie.

Paroxysmale Tachykardie: Ferner sind beim Fetus auch sog. paroxysmal auftretende Tachykardien bekannt, deren Ursache unklar ist.

Prognostisch unklar

Amnioninfektionssyndrom: Eine Tachykardie kann ebenfalls Ausdruck eines beginnenden oder bereits bestehenden Amnioninfektionssyndroms sein.

Heterotope Reizbildung, AV-Block, Extrasystolie: Extreme Tachykardien lassen in erster Linie an heterotope Reizbildung und Extrasystolie denken, die sich pathophysiologisch oft nicht erklären lassen. Tachyarrhythmien sind oft Folge eines AV-Blockes, z. B. bei Vorliegen eines Herzfehlers oder einer Myokarditis (S. 113).

Prognostisch ungünstig

Fetale Hypoxämie: Eine fetale Tachykardie kann weiterhin Ausdruck einer beginnenden oder abklingenden Hypoxämie sein.

Konsequenz

Die Mehrdeutigkeit des Symptoms Tachykardie erfordert in jedem Falle eine Abgrenzung einer physiologischen von einer pathologischen Situation. In dieser Hinsicht ist besonders auf Grad und Progredienz der Tachykardie zu achten.

Eine *zunehmende Tachykardie* bei sonst unauffälligem CTG-Muster wird vor allem bei einem Amnioninfektionssyndrom angetroffen. Der Nachweis weiterer Entzündungszeichen, wie Fieber der Mutter, Leukozytose, Linksverschiebung, Thrombozytenabfall bzw. positives C-reaktives-Protein, erhärten die Diagnose.

Eine *schwere Tachykardie,* also ein Ansteigen der Basalfrequenz über 180 spm, muß nach Ausschluß einer Infektion weiterhin an eine persistierende fetale Hypoxämie denken lassen. Insbesondere wenn zusätzlich suspekte mittelfristige oder kurzfristige FHF-Veränderungen auftreten, ist die Tachykardie als Hinweis auf eine fetale Gefährdung zu werten und bedarf einer weiteren diagnostischen Abklärung.

Bei *extremer Tachykardie* sollte ein abdominales fetales EKG abgeleitet werden, das oft die Art der Frequenzanomalie erkennen läßt. Gelingt das nicht, so können Vorhof- und Kammerfrequenz des fetalen Herzen im Ultraschall-B-Bild auf rhythmische Zusammenarbeit hin kontrolliert werden.

Sofern eine fetale Hypoxämie als Ursache des Basalfrequenzanstieges nicht auszuschließen ist, muß die Tachykardie als Warnsymptom gelten und im Rahmen der *antenatalen Überwachung* (S. 113 ff) kurzfristige kardiotokographische Kontrollen zur Folge haben. *Sub partu* (S. 223 f) kann der Zustand des Kindes durch eine Fetalblutanalyse überprüft werden.

Klinische Bedeutung

Die Häufigkeitsangaben über das *Zusammentreffen einer fetalen Tachykardie und Azidose* weichen in der Literatur entsprechend der vielschichtigen Ätiologie voneinander ab. CALDEYRO-BARCIA u. Mitarb. (1969) und KUBLI u. RÜTTGERS (1969) fanden, daß intrapartuale Tachykardien, besonders bei zunehmender Tendenz, mit erniedrigten pH$_{NA}$- und Apgar-Werten der Neugeborenen einhergehen. SALING konnte 1968 bei 38 Fällen von Tachykardie in knapp 30 % und 1971 bei 95 Tachykardiefällen in 23 % erniedrigte pH-Werte im fetalen Kapillarblut nachweisen.

Bradykardie

Ursachen

Prognostisch günstig

Essentielle Bradykardie: Fetale Bradykardien werden im antenatalen Kardiotokogramm selten beobachtet. Zumeist läßt sich dieser Alteration der Basalfrequenz kein pathologisches Substrat zuordnen. Jener nicht abzuklärende Formenkreis wird als essentielle Bradykardie bezeichnet. Essentielle Bradykardien bestehen sub partu häufig fort und sind als Ausdruck eines erhöhten Vagotonus und nicht einer fetalen Gefährdung anzusehen.

Maternogen: Ein Vena-cava-Syndrom, eine forcierte Hyperventilation sowie eine orthostatische Dysregulation können ebenfalls eine Bradykardie bedingen.

Iatrogen: Ein Oxytocin- bzw. Prostaglandinüberstimulierung führt zeitabhängig zur Dauerkontraktion und damit zur uteroplazentaren Minderdurchblutung. Die Folge davon ist ein Absinken der Basalfrequenz.

Prognostisch ungünstig

Vitium cordis: Ätiologisch kann in Ausnahmefällen auch einmal eine Störung der kardialen Reizbildung und Erregungsleitung bei einem Vitium cordis eine Bradykardie bewirken. Vor allem bei einer schweren Bradykardie zwischen 50 und 70 spm sollte ein AV-Block ausgeschlossen werden (S. 119).

Persistierende Azidose: Eine Bradykardie kann aber auch Folge einer persistierenden Azidose sein. Die Diagnose läßt sich in diesen Fällen so gut wie immer aus dem vorherigen pathologischen Frequenzverhalten ableiten. In der Regel sind typische mittel- und kurzfristige Herzfrequenzveränderungen vorausgegangen, die auf den zunehmenden Gefahrenzustand des Fetus hinweisen. Bleibt die FHF als Endstadium dann bradykard, so handelt es sich um das Bild der sog. *„terminalen Bradykardie"* (Abb. **46**).

Konsequenz

Ein maternogen bzw. iatrogen ausgelöster Frequenzabfall läßt sich durch Beseitigung der Ursache normalisieren, während die Prognose eines Kindes mit einem Vitium cordis unklar ist. Bei Vorliegen einer

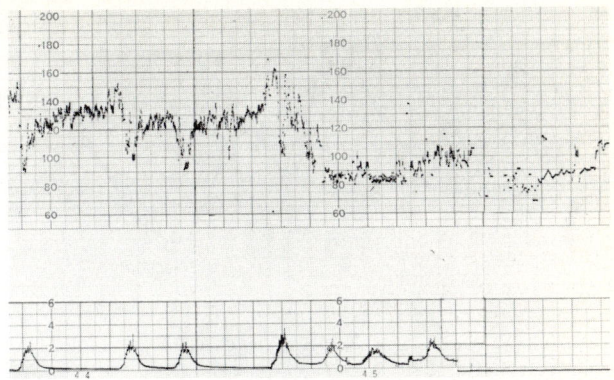

Abb. 46 Terminale Bradykardie. Der anhaltenden Bradykardie gehen mittelfristige Herzfrequenzverlangsamungen voraus.

terminalen Bradykardie ist der Fetus stark hypoxiegefährdet, so daß sofort therapeutische Schritte einzuleiten sind (S. 180 f).

Klinische Bedeutung

Wird die langfristige Bradykardie im Zusammenhang mit dem fetalen Säure-Basen-Haushalt betrachtet, so läßt sich in der Mehrzahl der Untersuchungen keine eindeutige Korrelation (SALING 1968, RÜTTGERS u. Mitarb. 1972) nachweisen. In jedem Falle muß die Bradykardie als *Warnsymptom* gelten, das einer weiteren Abklärung bedarf. Die Konsequenzen, die sich aus der Diagnose einer Bradykardie ergeben, werden im Rahmen der antenatalen (S. 115 f) und intranatalen (S. 176 ff) Überwachung besprochen.

Mittelfristige FHF-Veränderungen

Mittelfristige sind wie die langfristigen FHF-Veränderungen durch eine Frequenzzunahme oder -abnahme gekennzeichnet. Die Frequenzänderung beansprucht jedoch im Vergleich zu den langfristigen FHF-Alterationen einen kürzeren Zeitraum. Für die mittelfristigen FHF-Veränderungen sind die Begriffe

– *Frequenzbeschleunigung oder Akzeleration,*
– *Frequenzverlangsamung oder Dezeleration*

vorbehalten.

Akzeleration: Im Unterschied zur Tachykardie wird eine Frequenzbeschleunigung bis zu 10 min, unabhängig von dem Ausmaß der Frequenzzunahme, Akzeleration genannt (Abb. **47**).

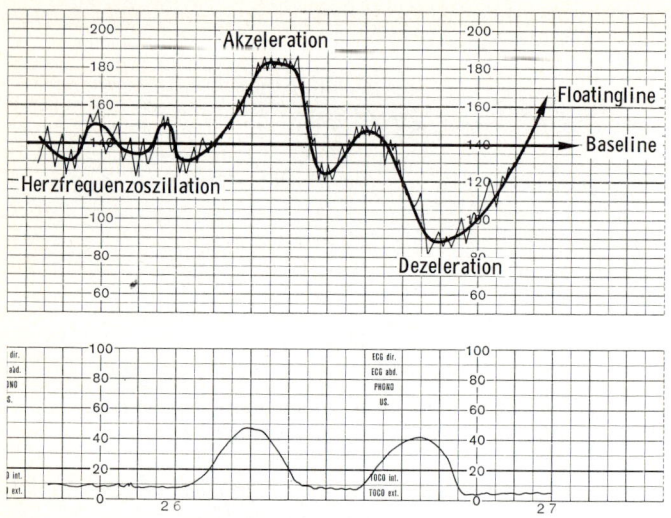

Abb. 47 Darstellung der Floatingline. Der über längere Zeit beibehaltene Mittelwert der Frequenz entspricht der Baseline. Die Floatingline hingegen, die die Herzfrequenzoszillationen in ihrer Amplitudenmitte schneidet, folgt den Akzelerationen und Dezelerationen.

Dezeleration: im Gegensatz zur Bradykardie heißt eine Frequenzverlangsamung bis zu 3 min, unabhängig von der Amplitude des Frequenzabfalls, Dezeleration (Abb. **47**).

Akzelerationen und Dezelerationen können von normokarder, tachykarder und bradykarder Basalfrequenz ausgehen. Im physiologischen Sinn gibt es keinen Unterschied im Entstehungsmechanismus einer Tachykardie oder Akzeleration und einer Bradykardie oder Dezeleration. Die zeitliche Abgrenzung hat jedoch einen prognostischen Wert für die Beurteilung des fetalen Zustandes erlangt.

Floatingline: Auch den mittelfristigen FHF-Veränderungen kann eine konstruierbare Mittellinie zugeordnet werden, die sich in jedes Kardiotokogramm hineindenken oder einzeichnen läßt (Abb. **47**). Im Unterschied zur Baseline folgt sie den Akzelerationen und Dezelerationen, indem sie die Herzfrequenzoszillationen in ihrer Amplitudenmitte schneidet oder bei fehlender Oszillation mit ihnen deckungsgleich wird. Diese *Oszillationsmittellinie* heißt „Floatingline".

Unter physiologischen Bedingungen lassen sich infolge der ständig wechselnden neurovegetativen Einflüsse auf das kardiovaskuläre System die Baseline als gerade Linie und die Floatingline als geschlängelte, den Akzelerationen und Dezelerationen folgende Linie gesondert darstellen.

Fehlen mittelfristige FHF-Veränderungen hingegen, was z. B. nach hoher Dosierung zentralsedierender Medikamente an die Mutter eintreten kann, so wird die Floatingline kongruent mit der Baseline.

Akzelerationen

Akzelerationen kommen im Zusammenhang mit Kindsbewegungen, Wehen oder kurzfristigen passageren Hypoxämien vor, wobei die Herfrequenz nach meist raschem Anstieg und vergleichbar schnellem Abfall zur Basalfrequenz zurückkehrt. Der Zeitraum der Frequenzbeschleunigung kann bis zu 10 min betragen.

Pathophysiologisch ist die Akzeleration als Ausdruck eines Adaptations- bzw. Kompensationsversuches des fetalen Herz-Kreislauf-Systems an einen sporadischen bzw. periodischen Reiz, der im Unterschied zur Tachykardie nur einen kürzeren Zeitraum anhält. Abhängig vom Auslösemechanismus unterscheiden wir zwei Formen der Akzeleration:

— sporadische,
— periodische.

Sporadische Akzeleration

Ursachen

Unter sporadischen Akzelerationen verstehen wir das Auftreten einer Herzfrequenzbeschleunigung bis zu 10 min Dauer im Zusammenhang mit

— *spontanen oder exogen ausgelösten Kindsbewegungen.*

Aktivitäten des Kindes in und außerhalb des Mutterleibes bewirken unter physiologischen Bedingungen über eine Adrenalin- und Noradrenalinausschüttung eine kurzfristige Herzfrequenzsteigerung. Wenn das ungeborene Kind im Bauch „joggt", muß die Herzfrequenz zunehmen (Abb. **48**)!

Entsprechend führen z. B. kurzfristige Berührungsreize des Kindes bei der Palpation durch die Bauchdecke, bei einer vaginalen oder rektalen Untersuchung, beim Anlegen einer Kopfschwartenelektrode oder bei einer Mikroblutuntersuchung im Normalfall zu Kindsbewegungen und damit zu Akzelerationen. Auch ein akustischer, thermischer oder optischer Weckversuch bewirkt in der Regel eine derartige Herzfrequenzbeschleunigung.

Konsequenz und klinische Bedeutung

Sporadisch auftretende Akzelerationen stellen die physiologische sympathikotone Antwort des Kindes auf einen Erregungszustand bzw. Stimulus dar und gelten als *prognostisch günstig*. Sie können somit als kindliche Reaktion auf einen Eustreß, also einen physiologischen Streß, verstanden werden und sind die Folge einer erhöhten Katecholaminausschüttung oder eines durch die Kindsbewegungen aus dem venösen Niederdrucksystem mobilisierten vermehrten Volumenangebotes an das fetale Herz, das durch Zunahme der Frequenz abtransportiert werden muß.

Periodische Akzeleration

Ursachen

Unter periodischen Akzelerationen (Abb. **49**) verstehen wir ein Auftreten von mittelfristigen FHF-Beschleunigungen im Zusammenhang mit *mindestens drei aufeinanderfolgenden Wehen.*

Dabei können die resultierenden FHF-Bilder

— *der topographischen Wehenform gleichen,*
— *durch einen steilen Anstieg oder Abfall gekennzeichnet* oder
— *mit einer Dezeleration vergesellschaftet* sein.

Konsequenz und klinische Bedeutung

Die *der Wehenform ähnlichen Akzelerationen* sind wahrscheinlich durch eine wehensynchrone uteroplazentare Minderdurchblutung bedingt. Die Hypoxämie führt zu einem Chemorezeptorenreiz und löst eine Sympathikussteigerung aus.

Die *Entstehung der steil ansteigenden und abfallenden Akzelerationsformen* kann mit einer Kompression der Nabelschnur erklärt werden, die nur die V. umbilicalis betrifft. Die Verminderung des O_2-haltigen Blutstromes zum Herzen hat einen Blutdruckabfall und über die Pressorezeptoren einen Anstieg der Herzfrequenz zur Folge.

Die periodische Frequenzbeschleunigung muß in beiden Fällen als erfolgreicher Versuch des fetalen Herzkreislaufsystems verstanden werden, einen passageren O_2-Mangel zu kompensieren. Reicht dieser Kompensationsmechanismus nicht aus, so können periodische Akzelerationen bei anhaltender Tendenz über eine Erhöhung des Basalfrequenzniveaus zur Tachykardie führen und somit frühzeitig eine beginnende fetale Gefährdung anzeigen.

Periodische *Akzelerationen vor Beginn oder nach Beendigung einer Dezeleration* sind in ihren Auswirkungen auf den Fetus als günstig anzusehen.

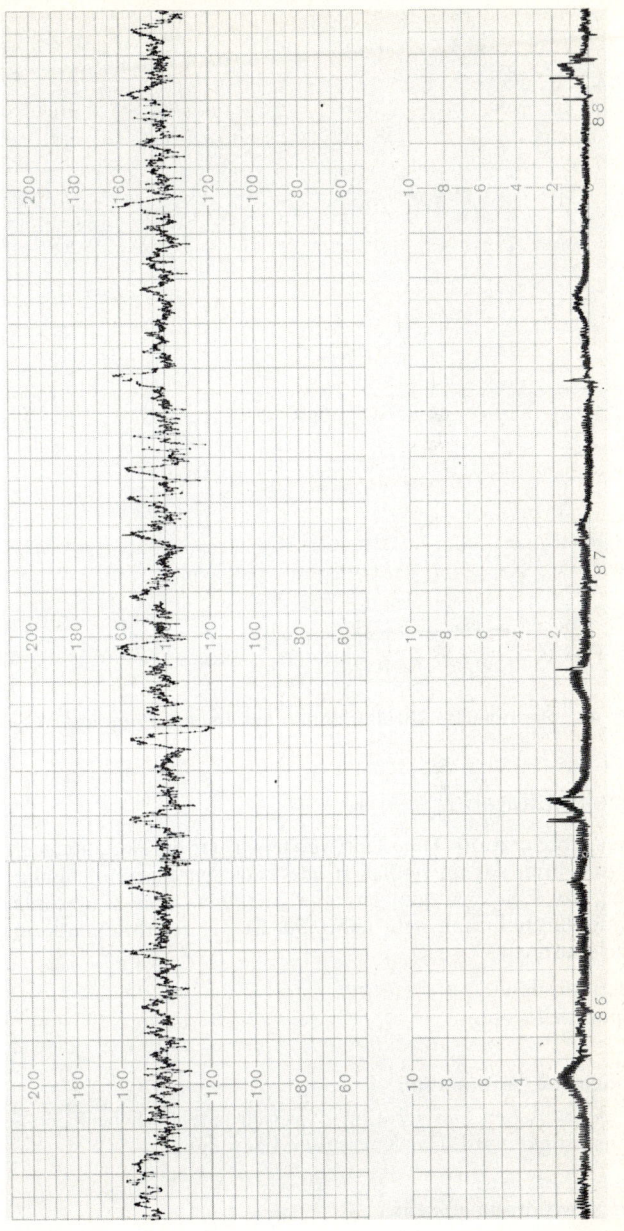

Abb. 48   Akzelerationen bei sehr lebhaftem Kind.

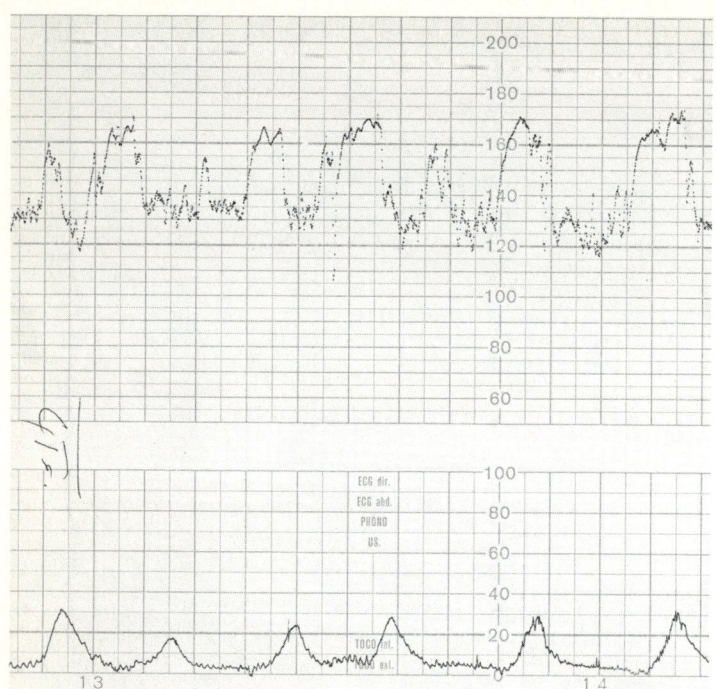

Abb. **49**   Periodische Akzelerationen mit rascher Frequenzänderung.

Dezelerationen

Unter Dezeleration (Dip, Tief) verstehen wir ein Wegtauchen der FHF bis zu 3 min, das im zeitlichen und kausalen Zusammenhang zu einer Wehe, zu Kindsbewegungen oder zu einer akuten uteroplazentaren Minderdurchblutung steht (Abb. **50, 51**). Dezelerationen kommen wie Akzelerationen

– periodisch und
– sporadisch vor.

Periodische Dezeleration

Die periodischen Dezelerationen weisen eine zeitliche Korrelation zur Wehentätigkeit auf. Das Kurvenbild kann dabei

– gleichförmig und
– ungleichförmig aussehen.

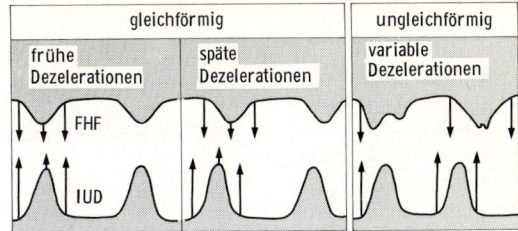

Abb. **50** Schematische Darstellung der periodischen Dezelerationen.

Abb. **51** Schematische Darstellung der sporadischen Dezelerationen. Das Auftreten von Dip 0 wird im Zusammenhang mit Kindsbewegungen (KB) beobachtet. Prolongierte Dezelerationen kommen z. B. im Verlauf eines Vena-cava-Syndroms vor (R Rückenlage, S Seitenlage).

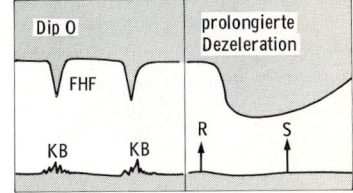

Gleichförmig: Stellen Dezelerationen in Form und zeitlichem Auftreten das Spiegelbild der intrauterinen Druckkurve dar, wobei die fetale Herzfrequenz mit Wehenbeginn abfällt und mit Wehenende zur Basalfrequenz zurückkehrt, so werden sie

— *frühe Dezeleration, Dip I oder Frühtief* genannt.

Eine Frequenzverlangsamung, die in ihrer Form ebenfalls den tokographischen Wehentyp reflektiert, aber eine zeitliche Verzögerung aufweist, ist mit den Begriffen

— *späte Dezeleration, Dip II oder Spättief* belegt.

Ungleichförmig: am häufigsten werden periodische Dezelerationsformen beobachtet, die mit jeder Wehe ein anderes Bild annehmen, in zeitlich variablen Bezug zur intrauterinen Druckkurve stehen und daher

— *variable Dezeleration oder Kombination von Dip I und Dip II* heißen.

1. Frühe Dezeleration

— Das *Kurvenbild* der Herzfrequenz verläuft spiegelbildlich uniform zur intrauterinen Druckkurve.
— Der *Abfall der FHF* erfolgt, meist von normaler Basalfrequenz ausgehend, ohne oder mit nur geringer zeitlicher Verzögerung zum Wehenbeginn.

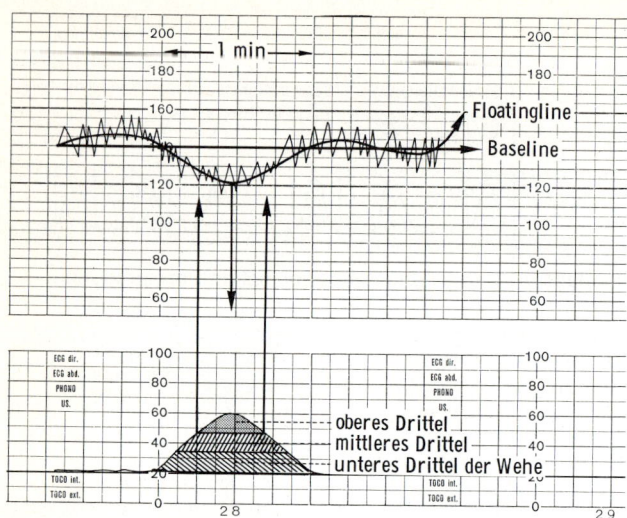

Abb. 52 Frühe Dezeleration (nach *Hammacher*). Der tiefste Punkt der Dezeleration fällt in die Zeit des oberen Wehendrittels.

- Der *Tiefpunkt* fällt in die Zeit des oberen Wehendrittels, annähernd mit der Wehenakme zusammen (Abb. **52**).
- Die Ausgangsfrequenz ist mit dem Wehenende wieder erreicht.
- Die *Dezelerationsamplitude* beträgt in der Regel weniger als 30 spm, so daß ein Frequenzniveau von 100 spm selten unterschritten wird.

Ursachen

Die frühen Dezelerationen werden als *Ausdruck einer verstärkten Kopfkompression* über einen Grenzwert während der Wehen gewertet. Es kommt zur zerebralen Durchblutungsstörung und hypoxisch bedingten Funktionsbeeinträchtigung des Sympathikuszentrums, das gegenüber dem Vaguszentrum durch eine erhöhte Empfindlichkeit ausgezeichnet ist. Die Folge ist ein relatives Überwiegen des Vagotonus mit nachfolgender Herzfrequenzverlangsamung. Mit abklingendem Kopfdruck am Wehenende normalisiert sich die Hirndurchblutung, so daß der Sympathikus zu seiner ursprünglichen Funktion und damit die FHF zur Basalfrequenz zurückkehrt. Für diese Theorie spricht, daß sich frühe Dezelerationen durch Atropingabe beseitigen lassen.

Frühe Dezelerationen entstehen somit wahrscheinlich durch eine lokale Hypoxämie, die in der Regel nicht zu einer globalen Hypoxämie oder fetalen Azidose führt.

Konsequenz und klinische Bedeutung

Werden frühe Dezelerationen länger als 30 min beobachtet, so sollten sie als Warnsymptom gelten, das auf eine verstärkte intrakranielle Druckgefährdung hinweist (HEINRICH u. SEIDENSCHNUR (1977). Erhöhte Gaben von Wehenmitteln sind kontraindiziert, um die passagere Beeinträchtigung der Hirndurchblutung nicht zu verstärken. SEIDENSCHNUR u. Mitarb. (1972) empfehlen, in der Austreibungsperiode den Durchtritt des Kopfes bei der Geburt mit einer kompressionsarmen Parallelzange zu erleichtern.

Späte Dezeleration

– Sie zeichnen sich wie die frühen Dezelerationen durch eine konstante Form aus. Das *Kurvenbild* verläuft auch hier spiegelbildlich zur intrauterinen Druckkurve.

– Im Unterschied zur frühen Dezeleration findet sich aber eine *charakteristische Phasenverschiebung*, d. h., der Beginn der Dezeleration ist gegenüber dem intrauterinen Druckanstieg verzögert und tritt in typischen Fällen erst dann auf, wenn letzterer sein Maximum erreicht hat (Abb. **53**). Die Verzögerungszeit wird *„lag time"* genannt. Der Tief-

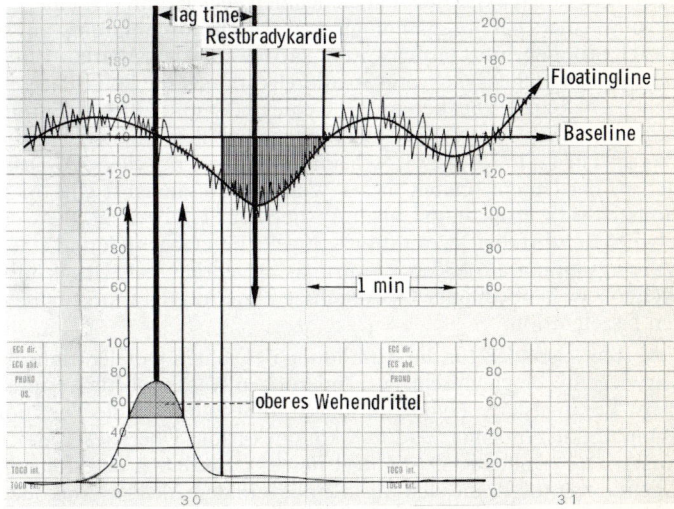

Abb. **53**   Späte Dezeleration (nach *Hammacher*). Die Dezeleration tritt, bezogen auf die Wehe, mit einer Verzögerungszeit (lag time) auf. Der Wendepunkt fällt hinter das obere Wehendrittel. Nach Beendigung der Wehe besteht eine Restbradykardie. Das Bild der Dezeleration ist spiegelbildlich zur intrauterinen Druckkurve phasenverschoben.

punkt der Dezeleration liegt in der Regel 30–60 sec nach der Wehenakme. Er fällt hinter das obere Wehendrittel.

- Die FHF kehrt erst einige Zeit nach Wehenende zur Basalfrequenz zurück, so daß nach Beendigung der Kontraktion eine *Restbradykardie* besteht.

- Die *Dezelerationsdauer* beträgt im allgemeinen weniger als 90 sec, wobei ein Frequenzniveau von 60 spm selten unterschritten wird.

Ursachen

Späte Dezelerationen sind pathognomonisch für eine unzureichende O_2-Versorgung des Fetus, und zwar durch eine uteroplazentare Mangeldurchblutung. Die Ursachen des gestörten Gasaustausches sind mannigfaltig. Prinzipiell kann es bei normalen plazentaren Austauschbedingungen durch eine uterine Hyperaktivität (s. präplazentare Ursachen, S. 7f) oder bei Plazentainsuffizienz und normaler Wehentätigkeit (s. plazentare Ursachen S. 9f) zum Auftreten von späten Dezelerationen kommen. Obwohl der Zusammenhang der verzögert eintretenden FHF-Verlangsamung mit der unzureichenden O_2-Versorgung der Frucht bewiesen werden konnte, ist der zugrunde liegende pathophysiologische Mechanismus bis heute nicht eindeutig geklärt. JUNGE u. Mitarb. (1973) konnten experimentell an Schafen zeigen, daß erst eine Verminderung einer bereits pathologischen Uterusdurchblutung zu späten Dezelerationen führt. Auch CALDEYRO-BARCIA u. Mitarb. (1968) vermuten, daß wehensynchrone Spätdezelerationen die Folge eines zusätzlichen O_2-Abfalles bei bereits vor Geburt oder im Laufe der Entbindung erniedrigtem pO_2 ist. Nach tierexperiementellen Untersuchungen von BERG (1971, 1972, 1973) scheint es einen kritischen O_2-Druck zu geben. Bei Unterschreiten dieses Wertes wird zunächst eine Akzelerationsschwelle erreicht, die einen Anstieg der FHF bewirkt. Bei weiterem O_2-Abfall wird die Dezelerationsschwelle unterschritten und eine FHF-Verlangsamung ausgelöst. Ein primär erniedrigter O_2-Druck führt bei weiterer wehenbedingter O_2-Abnahme ohne Akzeleration zur verzögerten Dezeleration.

Fest steht also, daß für die Ausbildung des späten Dezelerationsmusters vorwiegend biochemische Veränderungen verantwortlich sind. Eine nicht kompensierte Hypoxämie beeinflußt zunächst die Funktion des Sympathikuszentrums. Dadurch kommt es zum Überwiegen des Vagotonus. Der bleibende O_2-Mangel bewirkt zusätzlich eine Reizung der Chemorezeptoren, die sich oft in einer initialen Akzeleration oder Verschiebung des Frequenzniveaus in Richtung Tachykardie dokumentiert. Im weiteren Verlauf nimmt die Ansprechbarkeit der Chemorezeptoren ab, die Basalfrequenz kann in eine Bradykardie übergehen. Das Myokard reagiert auf den O_2-Mangel mit einer Verlangsamung der Erregungsbildung, womit ebenfalls der FHF-Abfall zu erklären ist. Durch diese Mechanismen nimmt die Hypoxie zu, so daß nur noch eine anaerobe Energiegewinnung möglich ist und sich neben der respiratorischen auch eine metabolische Azidose ausbildet (S. 218 f).

Klinische Bedeutung

Nach KUBLI u. Mitarb. (1969) gehen späte Dezelerationen in über 70 % mit einer Abnahme der pH-Werte unter 7,25, einer Verminderung des pO_2 und der O_2-Sättigung sowie einem Anstieg des CO_2-Druckes einher. Sie haben versucht, Spätdezelerationen nach der Amplitude in drei *Schweregrade* zu differenzieren (Tab. **3**):

Tabelle **3** Einteilungsprinzipien der späten Dezelerationen nach ihrem Schweregrad (*Kubli* u. Mitarb. 1969)

Grad der Dezeleration	leicht	mäßig	schwer
Amplitude des Frequenzabfalls (spm)	Dez.-Amplitude <15 spm	Dez.-Amplitude 15–45 spm	Dez.-Amplitude >45 spm

- Bei einer **leichten** Spätdezeleration beträgt die Dezelerationsamplitude <15 spm,
- bei einer **mäßigen** 15 bis 45 spm,
- bei einer **schweren** >45 spm.

Die Bedeutung einer solchen Einteilung ist nicht unwidersprochen, da Spätdezelerationen generell Ausdruck eines fetalen O_2-Mangels sind und *schwere Azidosen auch bei minimaler Amplitude* beobachtet werden.

HEINRICH u. Mitarb. (1975) empfehlen einen sog. **Dezelerations-Kontraktions-Quotienten,** d. h. das Verhältnis der Anzahl von Dezelerationen zur Zahl der Kontraktionen in einem Zeitraum von 10 min. Eine Näherung an 1 kennzeichnet eine Verschlechterung der Situation des Fetus.

Nach CALDEYRO-BARCIA u. Mitarb. (1968, 1969) resultieren normale Apgar-Verteilungen, wenn weniger als 5 % der Kontraktionen mit Spätdezelerationen einhergehen, während mit pathologischen Apgar-Werten zu rechnen ist, wenn mehr als 30 % der Kontraktionen zu Spätdezelerationen führen.

Nach FISCHER (1976) ist bis zu einer Gesamtzahl von maximal 20 Spätdezelerationen noch mit der Geburt eines lebensfrischen Neugeborenen zu rechnen.

Grundsätzlich muß man davon ausgehen, daß bei späten Dezelerationen keinesfalls immer eine Gefährdung des Kindes vorliegt. Im Einzelfall ist also bei späten Dezelerationen allein aufgrund des CTG nicht zu entscheiden, ob bzw. wie schnell die Geburt beendet werden muß (GOESCHEN u. Mitarb. 1984a).

Konsequenz

Die Konsequenzen, die aus dem Auftreten später Dezelerationen abzuleiten sind, werden je nach Phase der Schwangerschaft oder der Geburt unterschiedlich sein. Ihre Besprechung findet im Kapitel der antenatalen (S. 141 ff) und intranatalen (S. 191 ff) Kardiotokographie statt.

Variable Dezeleration

— Sie zeichnet sich durch ein inhomogenes, bizarres, häufig rechteckförmiges *Kurvenbild* aus. Sie kann mit jeder Wehe eine andere Form annehmen und ist außerdem in der zeitlichen Zuordnung zur Wehe variabel, so daß ihr *Tiefpunkt* vor, zum Zeitpunkt oder nach der Wehenakme liegt (Abb. **54**). Taucht die Floatingline nach dem oberen Wehendrittel noch einmal weg, so sollte diese Form der variablen Dezeleration nach HAMMACHER (1977) in seinem Schweregrad als Dip II beurteilt werden (S. 148):

— Es findet sich häufig eine große Dezelerations*amplitude*. Nach raschem, nur wenige Sekunden dauerndem FHF-Abfall, der häufig ein Niveau von 100 spm unterschreitet und Werte von 60–70 spm

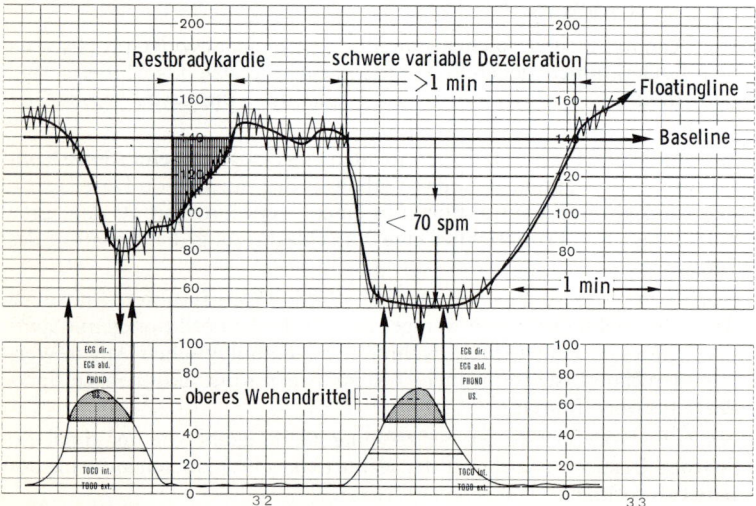

Abb. **54** Variable Dezelerationen (nach *Hammacher*). Formen und zeitliche Zuordnung zur Wehe sind variabel.

erreicht, kehrt die Frequenz in der Regel ebenso plötzlich zur Basalfrequenz zurück.

– Variable Dezelerationen gehen oft mit Akzelerationen vor und nach
  Beendigung der Dezeleration einher.
– Die *Dezelerationdauer* reicht von wenigen sec bis zu 3 min.

Ursachen

Variable Dezelerationen sind *pathognomisch für eine Behinderung der
umbilikoplazentaren Durchblutung.* Dabei kann die Störung im kapillä-
ren Bereich der Plazenta liegen oder durch eine Kompression der Nabelschnur ausgelöst sein. In jedem Fall kommt es durch Unterbrechung
zunächst des venösen Blutstromes zu einem verminderten Angebot O_2-
haltigen Blutes zum fetalen Herzen und über einen Pressorezeptorenreiz
zur FHF-Beschleunigung, der initialen Akzeleration. Bei passagerem
Verschluß auch des arteriellen Blutstromes steigt der Widerstand in der
Kreislaufperipherie und führt über einen Pressorezeptorenreiz reflektorisch zur Vagusstimulation. Dieser abrupt einsetzende Anteil des FHF-
Abfalles läßt sich durch Atropinabgabe beeinflussen. Eine anhaltende
Unterbrechung der umbilikoplazentaren Durchblutung bewirkt zeitabhängig eine Hypoxie, die über eine Sympathikushemmung den hypoxisch
bedingten Anteil der variablen Dezeleration ausmacht. HON (1959)
konnte den ätiologischen Zusammenhang tierexperimentell beweisen.

Klinische Bedeutung

Je nach Ausmaß und Dauer der Zirkulationsunterbrechung können verschiedene Dezelerationsmuster entstehen. KUBLI u. Mitarb. (1969) differenzieren variable Dezelerationen nach ihrem **Schweregrad** in

– *leichte,*
– *mittelschwere* und
– *schwere* Formen,

wobei Dauer und Amplitude des Frequenzabfalles berücksichtigt werden (Tab. **4**).

Leicht: Leichte variable Dezelerationen sind charakterisiert entweder
durch eine Dezelerationsamplitude von bis zu 80 spm unabhängig von
der Dauer oder durch eine Zeitdauer von weniger als 30 sec, wobei der
Grad des FHF-Abfalles unberücksichtigt bleibt.

Mittelschwer: Unter einer mittelschweren variablen Dezeleration wird
eine FHF-Verlangsamung von bis zu 70 spm über 30–60 sec verstanden.

Schwer: Eine minimale FHF unter 70 spm länger als 60 sec wird als
schwere variable Dezeleration bezeichnet.

KUBLI u. Mitarb. (1969) sowie RÜTTGERS u. Mitarb. (1971) konnten
nachweisen, daß es bei Persistenz mittelschwerer und schwerer variabler

Tabelle **4** Einteilungsprinzipien der variablen Dezelerationen nach ihrem Sohworograd (*Kubli* und Mitarb. 1969)

Grad der Dezeleration	leicht	mittelschwer	schwer
Niveau und Dauer des Frequenzabfalls	<30 s Dauer oder minimale FHF ≥80 spm, unabhängig von der Dauer	minimale FHF ≤70 spm, Dauer 30−60 s oder minimale FHF 70−80 spm, Dauer >60 s	minimale FHF ≤70 spm, Dauer ≥60 s, minimale FHF ≤60 spm, Dauer ≥30 s

Dezelerationen zu einem signifikanten pH-Abfall kommt, während die leichten variablen Dezelerationen mit normalen pH-Werten einhergehen und die respiratorische Situation des Fetus nicht beeinträchtigen. Letztere können aber als frühes Warnsymptom für eine evtl. an Schwere zunehmende Nabelschnurkompression gelten.

Variable Dezelerationen stellen die am häufigsten beobachtete mittelfristige FHF-Alteration dar. Hon (1963) findet bei 14 % aller Wehen, Rüttgers u. Mitarb. (1971) bei 50 % und Berg (1973) sogar bei 90 % variable Dezelerationen. Kombinationsformen mit anderen Dezelerationsmustern kommen ebenfalls vor und werden von Hon in 10 %, von Rüttgers u. Mitarb. in 20 % im Zusammenhang mit Wehen angegeben.

Fischer u. Mitarb. (1976) haben zur Beschreibung der vielfältigen variablen Dezelerationsmuster **Zusatzkriterien** empfohlen und auf ihre besondere Bedeutung hingewiesen (Abb. **55**):

Prognostisch günstig

Große Anstiegssteilheit, gute Oszillation an der Basis der Dezeleration, initiale Akzeleration, kompensatorische Akzeleration, Frequenzrückkehr zur ursprünglichen Ausgangsfrequenz.

Prognostisch ungünstig

Abflachung der Anstiegssteilheit, Oszillationsverlust während der Dezeleration, Verlust der initialen Akzeleration, Fortbestehen einer kompensatorischen Tachykardie, Nichterreichen des ursprünglichen Frequenzniveaus, Auftreten von gedoppelten Dezelerationen.

Abb. **55** Zusatzkriterien zur Beurteilung der klinischen Bedeutung variabler Dezelerationen. Die prognostisch günstiger zu beurteilenden Herzfrequenzmuster sind links, die prognostisch ungünstiger zu bewertenden Veränderungen rechts dargestellt (aus *W. M. Fischer:* Kardiotokographie, 2. Aufl. Thieme, Stuttgart 1976).

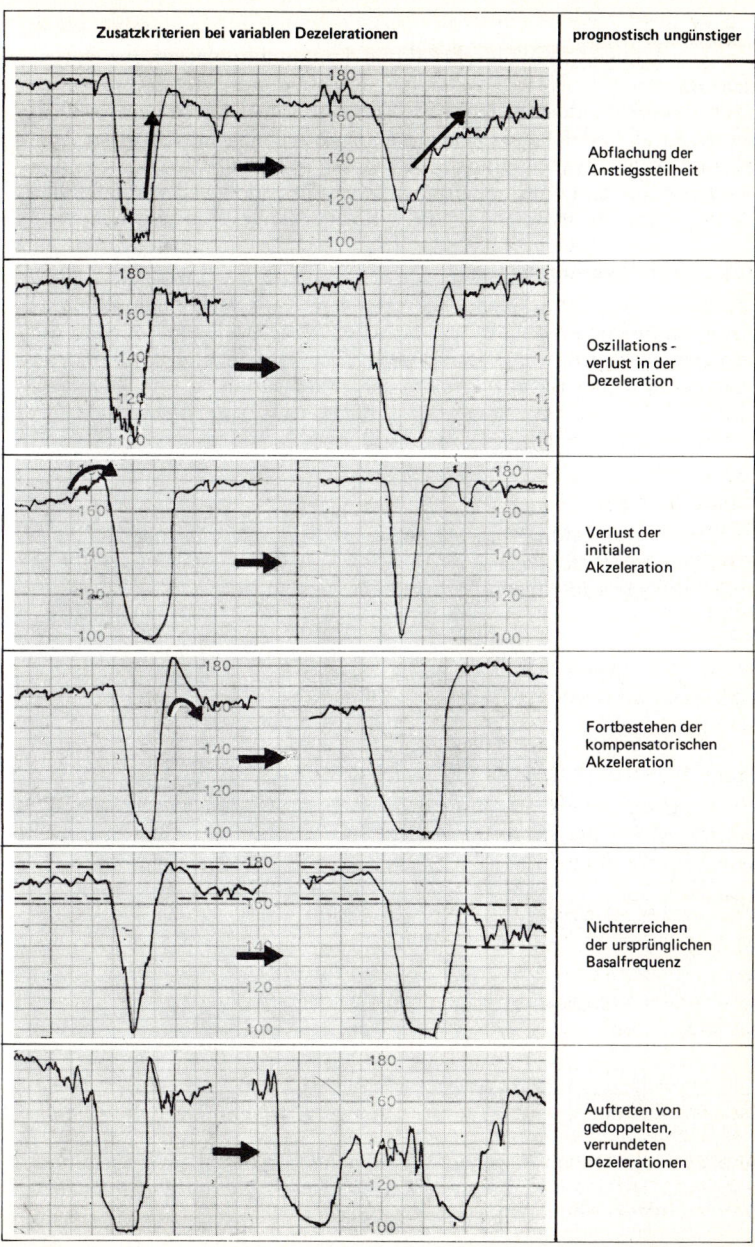

Zusatzkriterien bei variablen Dezelerationen	prognostisch ungünstiger
	Abflachung der Anstiegssteilheit
	Oszillationsverlust in der Dezeleration
	Verlust der initialen Akzeleration
	Fortbestehen der kompensatorischen Akzeleration
	Nichterreichen der ursprünglichen Basalfrequenz
	Auftreten von gedoppelten, verrundeten Dezelerationen

Konsequenz

Eine ernst zunehmende Einschränkung der umbilikoplazentaren Durchblutung, deren Folge ein Absinken der pH-Werte aufgrund der sich ausbildenden Azidose ist, kann sich im Kardiotokogramm also in dem Schweregrad und der Frequenz variabler Dezelerationen sowie der Ausbildung prognostisch ungünstiger Zusatzkriterien äußern. Die sich ergebenden klinischen Konsequenzen werden im Rahmen der antenatalen (S. 141 f) und intranatalen (S. 189 ff) Kardiotokographie besprochen.

Sporadische Dezelerationen

Sporadische Dezelerationen (Abb. **51**) lassen sich nach Auslösemechanismus und Form von den periodischen Dezelerationen trennen. Sie kommen im Gegensatz zu periodischen Dezelerationen unabhängig von regelmäßigen Uteruskontraktionen vor, und zwar als

— *Dip 0,*
— *prolongierte Dezeleration.*

1. Dip 0 (Spikes)

— Unter Dip 0 (Abb. **56**) wird ein *kurzfristiges Wegtauchen der FHF von bis zu 30 sec Dauer,*
— *unabhängig von Uteruskontraktionen* verstanden.

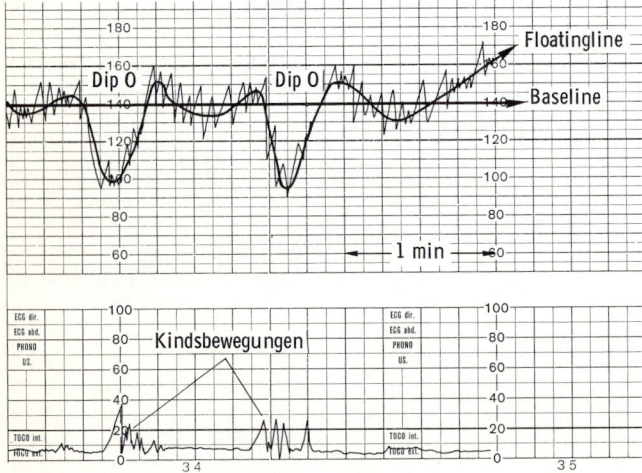

Abb. **56** Dip 0 (nach *Hammacher*). Es handelt sich um ein wehenunabhängiges, kurzfristiges Wegtauchen der Herzfrequenz, hier ausgelöst durch Kindsbewegungen.

Ursachen

Pathophysiologisch ist der plötzliche FHF-Abfall durch einen reflektorischen Vagusreiz bedingt. Als auslösende Faktoren wirken:

— eine *Nabelschnurkompression im Zusammenhang mit Kindsbewegungen*,
— *rhythmische Zwerchfellkontraktionen bei fetalem Singultus*.

Klinische Bedeutung und Konsequenz

Spikes stellen zumeist einen harmlosen Befund dar. Gehäuft auftretende Dip 0 können jedoch einen frühen Hinweis auf eine Nabelschnurumschlingung geben, wobei dann allerdings im weiteren Verlauf ein Übergang in variable Dezelerationen zu erwarten ist. Heute sollte daher bei Vorkommen von Dip 0 der Verlauf der Nabelschnur per Ultraschall-B-Bild kontrolliert werden. Hierdurch gelingt zumeist die frühzeitige, bereits intrauterine Diagnose einer Nabelschnurumschlingung bzw. eines echten Nabelschnurknotens. Beim Nachweis einer Nabelschnurumschlingung sind engmaschige CTG-Kontrollen empfehlenswert, um eine eventuell zunehmende Gefährdung des Kindes anhand von FHF-Veränderungen erkennen zu können. Handelt es sich hingegen um einen echten Nabelschnurknoten, so ist abhängig vom Schwangerschaftsalter eine baldige Schwangerschaftsbeendigung anzustreben.

2. Prolongierte Dezeleration

— Im Gegensatz zur länger anhaltenden periodischen Dezeleration läßt sich der prolongierten Dezeleration immer *ein definiertes auslösendes Ereignis* zuordnen (materner Blutdruckabfall, Dauerkontraktion oder Parazervikalanästhesie).
— *Die Dezeleration hält über Minuten an.* Der Übergang zur Bradykardie ist fließend, abhängig von der Dauer des auslösenden Ereignisses,
— *Die Form der Dezeleration kann mit der einer Wanne oder Schüssel verglichen werden (Abb. 57).*

Ursachen

Prolongierte Dezelerationen stehen im zeitlichen und kausalen Zusammenhang zu dem verursachenden Ereignis. Bei primär normalen fetomaternalen Austauschbedingungen kommt es zu einer akuten plazentaren Minderdurchblutung und damit zur fetalen Hypoxämie. Der erniedrigte O_2-Druck kann zunächst über einen Chemorezeptorenreiz eine Akzeleration auslösen. Im weiteren führt der Sauerstoffmangel durch Sympathikushemmung zum Überwiegen des Vagus und zum FHF-Abfall.

Als auslösendes Ereignis wirken:

— *akuter, ausgeprägter Blutdruckabfall der Mutter*,

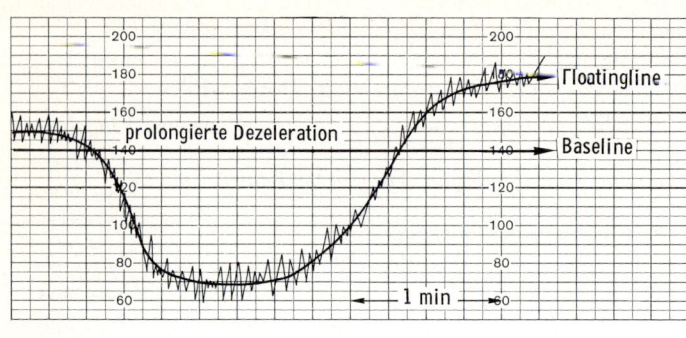

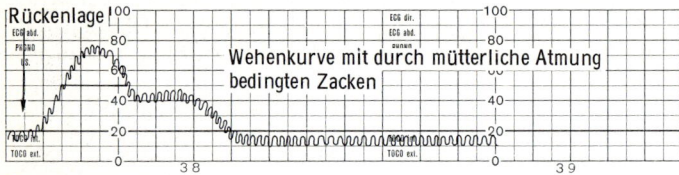

Abb. **57**   Prolongierte Dezeleration. In dieser Darstellung handelt es sich um eine Vena-cava-Dezeleration, die zumeist mit einer verlängerten Uteruskontraktion und einer erhöhten mütterlichen Atemfrequenz einhergeht. Die der Wehenkurve aufgesetzten kleinen Zacken (27–30/min) entsprechen den mütterlichen Atemzügen.

– *Dauerkontraktion,*
– *Beeinflussung des fetalen Herzleitungssystems nach einer Parazervikalanästhesie.*

Materne Hypotonie: Ein übermäßig starker Blutdruckabfall ist in der Schwangerschaft am häufigsten durch ein *Vena-cava-Syndrom* (S. 8) bedingt. Infolge Kompression der V. cava durch den schwangeren Uterus in Rückenlage staut sich das venöse Blut in den Beinen und Beckenorganen. Die zirkulierende Blutmenge nimmt ab, der Blutdruck sinkt. Kompensatorisch steigen die mütterliche Herz- und Atemfrequenz an. Die Minderdurchblutung der peripheren Organe betrifft auch den Uterus. Infolge der Zirkulationsstörung ist der fetomaternale Gas- und Stoffaustausch erschwert, so daß sich eine Hypoxämie und zeitabhängig eine Azidose ausbilden.

Nach HAMMACHER (1977) löst eine Minderdurchblutung im Bereich der Plazentahaftstelle weiterhin häufig eine verlängerte Uteruskontraktion aus, die zusätzlich die uteroplazentare Reservekapazität belastet und die Dauer und das Ausmaß der Dezeleration bestimmt.

Die Vena-cava-Dezeleration kann in der Form einer länger anhaltenden späten Dezeleration gleichen. Zur Differenzierung läßt sich jedoch die

Wehenkurve heranziehen, sofern die mütterliche Atmung an kleinen Zackenbildungen erkennbar ist (Abb. 57). Ist die Atemfrequenz, die normalerweise zwischen 16 und 20 pro min liegt, erhöht, so spricht das für ein Vena-cava-Syndrom.

Des weiteren werden mütterliche Hypotonien in Verbindung mit prolongierten Dezelerationen bei orthostatischer Dysregulation bzw. nach Spinal- oder Periduralanästhesien beobachtet.

Dauerkontraktion: Die häufigste Ursache einer Dauerkontraktion stellt die Oxytocin- bzw. Prostaglandinüberstimulierung dar. PGE_2 wird heute zunehmend mit gutem Erfolg lokal zur Zervixreifung eingesetzt (GOESCHEN 1982). Eine Kontrolle der FHF ist dabei notwendig, da prolongierte Dezelerationen in Verbindung mit Dauerkontraktionen etwa in einer Frequenz von 1–2 % vorkommen (GOESCHEN u. SALING 1982). Des weiteren kann aus der uterinen Tachysystolie ein Basaltonusanstieg entstehen (S. 38).

Parazervikalanästhesie: Nach Anlegen einer Parazervikalanästhesie treten in 5–10 % der Fälle prolongierte Dezelerationen als Folge einer direkten Beeinflussung des fetalen Herzleitungssystems (RÜTHER u. STOCKHAUSEN 1975) oder eines durch die Anästhesie ausgelösten Basaltonusanstieges auf.

Klinische Bedeutung

Prolongierte Dezelerationen sind ätiologisch nahezu immer abzuklären und kausal zu behandeln. Nach Beseitigung der Ursache durch entsprechende Therapie geht die FHF häufig in eine kompensatorische Tachykardie über, die in Abhängigkeit von der Dezelerationsdauer mehr oder minder lange anhält. Nur bei Fortbestehen einer prolongierten Dezeleration ist das Kind durch die zunehmende metabolische Azidose gefährdet. Bei richtiger Therapie ist die Prognose jedoch fast immer als günstig zu bezeichnen.

Konsequenz

Die *Therapie beim Vena-cava-Syndrom* besteht in der Seitenlagerung der Patientin, bei der *Hypotonie infolge einer Spinalanästhesie* in rechtzeitiger Volumensubstitution. Orthostatische Dysregulationen lassen sich durch Behandlung mit Dihydroergotamin vermeiden.

Der FHF-Abfall nach *pathologisch verstärkter Wehentätigkeit* wird sich in der Regel schnell nach Betamimetikagabe normalisieren (Abb. 58). Auch die Frequenzalterationen nach *Parazervikalanästhesie* sind der intrauterinen Reanimation gut zugänglich.

Nichtklassifizierbare Dezelerationen

Es gelingt nicht immer, alle Dezelerationsformen in das aufgezeigte Schema einzuordnen, vor allem wenn kombinierte Muster von Früh-

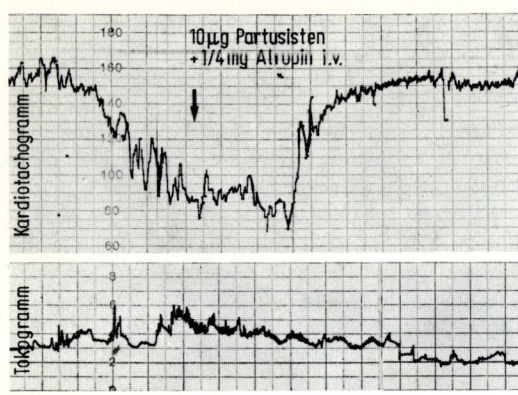

Abb. 58 Intrauterine Reanimation bei prolongierter Dezeleration mit Übergang zur Bradykardie infolge Basaltonuserhöhung. Nach Injektion von 10 μg Partusisten und ¼ mg Atropin kehren Basaltonus und fetale Herzfrequenz zur Norm zurück (aus *G. Martius: Lehrbuch der Geburtshilfe*, 9. Aufl. Thieme, Stuttgart 1977, S. 318).

und Spättiefs oder von späten und variablen Dezelerationen vorhanden sind. BAUMGARTEN u. FRÖHLICH (1972) mißlang eine solche Zuordnung in etwa 15 %. Für die prognostische Bewertung der nichtklassifizierbaren Dezelerationen sollten die für den Fetus belastenderen CTG-Merkmale zur Anrechung kommen und das weitere Vorgehen bestimmen. Bestehen also bei der Auswertung eines Kardiotokogramms Zweifel, ob es sich bei z.B. mittelfristigen FHF-Veränderungen um frühe oder späte Dezelerationen handelt, so ist die Dezeleration als spät einzustufen.

Kurzfristige FHF-Veränderungen

Die fetale Herzfrequenzkurve stellt die Resultante des in physiologischen Grenzen schwankenden Vagus- und Sympathikustonus am Herzschrittmacher dar. Durch die zentralnervös bedingte Frequenzmodulation kann das fetale Herz der ständigen Variation des Blutverteilungsmusters nachkommen, indem es schneller schlägt, wenn mehr Blut angeboten wird, und umgekehrt. Die Frequenzänderung erfolgt dabei nicht sprunghaft. Vielmehr verläuft die notwendige Anpassung an die je nach Blutvolumen unterschiedlich schwere Arbeit in einzelnen Schritten.

Bei Mehrangebot nimmt unter physiologischen Bedingungen die Periodendauer (S. 41) von Schlag zu Schlag ab, die Frequenz also von Schlag zu Schlag zu, bis die dem Herzen angebotene größere Blutmenge weggepumpt ist. Der Erfolg dieser Maßnahme wird durch eine Umkehr der Frequenz angezeigt, die je nach Ausmaß des weiteren Blutstromes ebenfalls schrittweise bis zu einem Tiefpunkt fällt, um erneut anzusteigen. Diese Schwingung um einen Mittelwert mit einer Frequenz unter physiologischen Bedingungen von 2–6 pro min ist mit den Begriffen

Oszillation oder Fluktuation

belegt. Die mit Hilfe der instantanen Kardiotokographie aufgezeichnete Oszillation gibt das unterschiedliche Volumenangebot an das Herz wieder.

Die Anzahl der Oszillationen pro Minute wird

Oszillationsfrequenz oder Makrofluktuation

genannt, die Höhe der Oszillationsausschläge ist durch die

Oszillationsamplitude oder Bandbreite

gekennzeichnet.

Beim genauen Betrachten des oszillierenden Frequenzverlaufs wird deutlich, daß die aufgezeichnete CTG-Kurve nicht aus einem fortlaufenden Strich besteht, sondern aus vielen Einzelpunkten zusammengesetzt ist (Abb. 59). Bei stärkerer Vergrößerung können sogar die einzelnen Punkt-zu-Punkt-Abstände beurteilt werden. Zudem ist zu erkennen, daß die Frequenzzu- oder -abnahme in unterschiedlich großen Schritten erfolgt. Diese der Oszillation aufgesetzte hochfrequente, treppenförmige Überlagerung gibt den mit jedem Schlag wechselnden Einfluß der efferenten Herznerven auf den Sinusknoten und damit die eigentliche Schlag-zu-Schlag-Variation der Herzfrequenz wieder und wird

Mikrofluktuation

genannt.

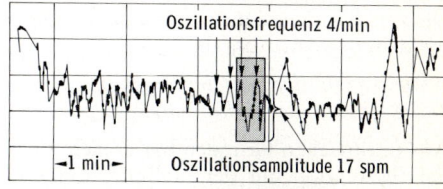

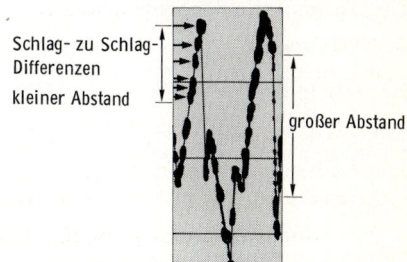

Abb. **59** Makrofluktuation und Mikrofluktuation.
a) Darstellung der Oszillationsfrequenz (4/min) und der Oszillationsamplitude (17 spm).
b) Ausschnittsvergrößerung zur Verdeutlichung der Schlag-zu-Schlag-Differenzen (nach *Saling* u. *Dudenhausen*).

Mikrofluktuation

Da die Trägheit der heute zur Verfügung stehenden CTG-Geräte eine exakte Dokumentation einer jeden Schlag-zu-Schlag-Differenz in der Routine nicht zuläßt, gelangen die Schlag-zu-Schlag-Abstände normalerweise nicht lückenlos zur Darstellung. Daher kann die Mikrofluktuation mit den üblichen Registriergeräten in der Regel nicht sicher beurteilt werden, so daß ihre *Bedeutung* für die Zustandsdiagnostik des Fetus in der Praxis gering ist.

Besteht jedoch die Möglichkeit, die einzelnen Schlag-zu-Schlag-Differenzen mit einem Computer zu erfassen, so kann über die Mikrofluktuation auf die Leistungsfähigkeit und damit die Sauerstoffversorgung des vegetativen Nervensystems geschlossen werden. Denn unter physiologischen Bedingungen variieren die Schlag-zu-Schlag-Abstände permanent.

Weisen die Zeitintervalle zwischen zwei Triggerimpulsen nur noch geringe oder keine Schwankungen auf, so spricht das für die Ausschaltung der vagalen und sympathischen Efferenzen, wonach das Herz nur noch im konstanten Sinusrhythmus schlägt. Pathophysiologisch ist an eine Lähmung des Vasomotorenzentrums infolge hoher Dosen zentral sedierender Medikamente oder an eine prognostisch ungünstige Hypoxie des Zentralnervensystems zu denken.

Oszillationsfrequenz

Die Oszillation stellt sich im Kardiotokogramm als Sinusschwingung dar. Die Schnittpunkte dieser periodischen Schwingung, auch *Perioden* genannt, mit der Mittelwerts- oder Nullinie (Floatingline) heißen

Nulldurchgänge.

Einer Periode entsprechen drei Nulldurchgänge, zwei Perioden fünf Nulldurchgänge usw. (Abb. **60**).

Die Oszillationsfrequenz kann demzufolge auf zweierlei Weise ermittelt werden, und zwar durch

– *die Anzahl der Schwingungen bzw. Perioden pro min,*
– *die Anzahl der Nulldurchgänge pro min.*

Aus praktischen Gründen hat es sich erwiesen, nicht die Schnittpunkte der Oszillation mit der Nullinie, sondern besser die jeweils höchsten Umkehrpunkte einer Schwingung, die sog.

– *Gipfelpunkte,*

für die Zählung heranzuziehen (HAMMACHER 1977).

Prognostisch günstig

Die Änderungsgeschwindigkeit der Oszillationen ist unter physiologischen Bedingungen gekennzeichnet durch

– *2–6 Gipfelpunkte bzw. Perioden pro min* oder
– *5–13 Nulldurchgänge pro min.*

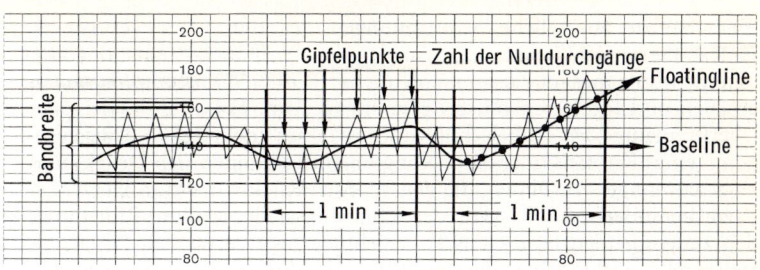

Abb. **60**   Schematische Darstellung der Oszillationsamplitude und -frequenz.
↓ Gipfelpunkte. Die Oszillationsfrequenz beträgt 6/min.
● Nulldurchgänge. Die Anzahl der Nulldurchgänge beträgt 9/min.
≡ Bandbreite. Die Oszillationsamplitude beträgt 17 spm.

– Die *Form der Umkehrpunkte* ist bei physiologischen fetalen Verhältnissen *spitz*.

Auch beim Auftreten von mittelfristigen FHF-Veränderungen kann die Oszillationsfrequenz bestimmt werden, wobei eine normale Makrofluktuation an der Basis der Dezeleration oder Akzeleration als prognostisch günstiges, ein Fehlen der Oszillation als ungünstiges Zeichen gewertet wird.

Prognostisch ungünstig

Auf eine Dämpfung des Herz-Kreislauf-Systems z. B. durch Einwirkung zentraldepressorischer Pharmaka, mehr noch durch einen chronischen Sauerstoffmangel weisen die folgenden zwei Veränderungen hin:

– *Verrundung der Umkehrpunkte,*
– *Absinken der Herzfrequenzoszillationen unter 2 pro min.*

Pathophysiologisch führt ein anhaltender Sauerstoffmangel zu einer Minderdurchblutung der Peripherie zugunsten lebensnotwendiger Organe. Infolge dieser sog. Kreislaufzentralisation (S. 195) bleibt die zirkulierende Blutmenge relativ konstant, so daß das Herz bei nahezu gleichem Blutangebot gleichförmig schlägt. Im Extremfall stellt sich die FHF als Strich dar, die Floatingline wird mit der Baseline kongruent.

Ein Absinken der Herzfrequenzoszillationen unter 2 pro min und/oder eine Verrundung der Umkehrpunkte erfordert daher allerhöchste Beachtung (Abb. **61**).

Interferenzmuster

Steigt die *Zahl der Umkehrpunkte über 6 pro min,* so ist das ein Zeichen dafür, daß neben den physiologischen Blutvolumenvariationen ein weiterer Faktor zusätzliche Schwankungen der Blutmenge verursacht. HAMMACHER (1977) hat einen Anstieg der Oszillationsfrequenz von 6 und mehr pro min im Zusammenhang mit *Nabelschnurkomplikationen* gesehen und Interferenzmuster genannt (s. Abb. **114** S. 197). Bei einer Überkreuzung der Nabelschnur infolge einer mehrfachen Umschlingung, eines Knotens oder eines Konglomerates können sich Druck- und Zugspannungen ausbilden, die den venösen Rückstrom zum Herzen so lange behindern, bis das vor der Kreuzungsstelle gestaute Blut durch den zunehmenden Druck das Passagehindernis überwindet. Die Kreuzungsstelle wirkt dabei wie ein Ventil, das hin und wieder vermehrt Volumen zum Herzen abfließen läßt und damit die erwähnte Zunahme der Oszillationsfrequenz auslöst.

Für die klinische Routine bringt die Bewertung eines derartigen Interferenzmusters den Hinweis auf ein bestehendes Nabelschnurproblem (s. Dip. 0, S. 84).

Oszillationsamplitude

Die Oszillationsamplitude oder Bandbreite ist durch die Höhe der Oszillationsausschläge gekennzeichnet und läßt sich aus dem Amplitudenabstand der höchsten und niedrigsten Umkehrpunkte erkennen (Abb. **60**).

Die Bandbreite gibt über das Ausmaß der Blutvolumenschwankungen Auskunft. Eine große Variation der vom Herzen zu bewältigenden Blutmenge erfordert einen stärkeren Amplitudenwechsel als ein gleichbleibendes Blutangebot. Im Normalfall wird daher ein wacher, sich bewegender Fetus eine größere Oszillationsamplitude aufweisen als ein schlafender.

Oszillationstypen

HAMMACHER (1969) hat die Bedeutung der Oszillationsamplitude als erster beschrieben und eine heute allgemein anerkannte Einteilung in vier verschiedene Oszillationstypen vorgeschlagen (Abb. **62**):

– *silent,*
– *eingeengt undulatorisch,*
– *undulatorisch,*
– *saltatorisch.*

Silente FHF (Bandbreite unter 5 spm)
Die Einengung der Bandbreite kann Ausdruck eines

– *physiologischen Ruhezustandes*

des Fetus sein. In diesen Fällen ist es möglich, durch einen Weckreiz in Form einer äußeren oder inneren Untersuchung eine Amplitudenverbreiterung, meist kombiniert mit Akzelerationen, auszulösen (Abb. **63**).

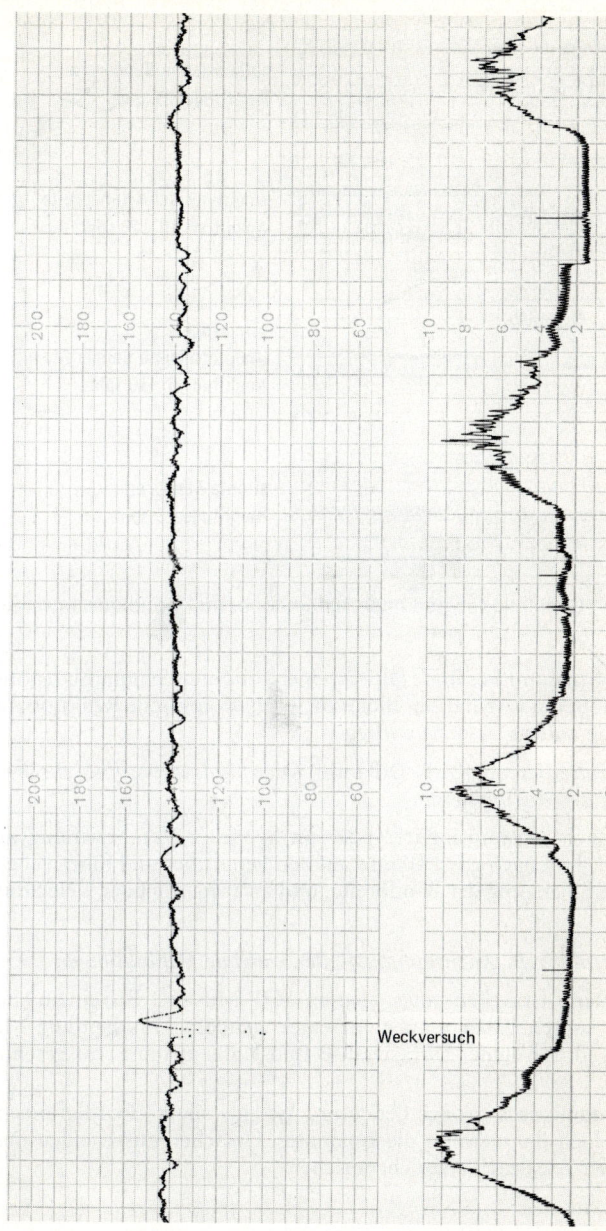

Abb. **61** Silentes CTG mit Verrundung der Umkehrpunkte 2 Stunden vor dem intrauterinen Fruchttod (Registriergeschwindigkeit 2 cm/min).

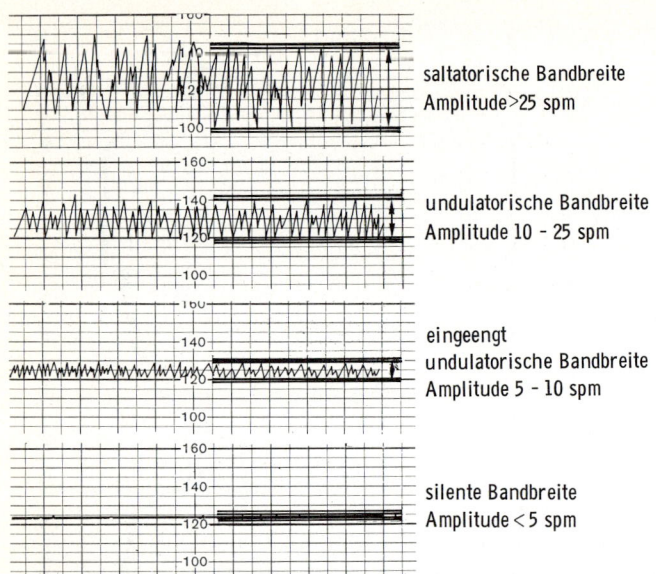

saltatorische Bandbreite
Amplitude>25 spm

undulatorische Bandbreite
Amplitude 10 - 25 spm

eingeengt
undulatorische Bandbreite
Amplitude 5 - 10 spm

silente Bandbreite
Amplitude < 5 spm

Abb. **62**   Oszillationstypen nach *Hammacher* im Phonokardiogramm.

Im Wachzustand kommt es durch einen erhöhten Sympathikustonus zu einer größeren Oszillation. Bleibt diese physiologische Reaktion aus, so muß eine andere Ursache vorliegen.

– *Zentralsedierende* (z. B. Dolantin) *oder parasympathikolytische* (z. B. Atropin) *Medikamente*

gehen nach intramuskulärer oder intravenöser Verabreichung an die Mutter schon nach etwa 10 min auf den Fetus über und führen ebenfalls zu einer Einengung der Bandbreite, und zwar häufig über viele Stunden. Auch

– *zerebrale (z. B. Anenzephalus) oder kardiale Mißbildungen*

sind seltene Ursachen eines silenten FHF-Musters. Bei einem silenten Muster sollten daher immer vor einer weiteren Entscheidung Mißbildungen durch eine Ultraschall-B-Bild-Untersuchung ausgeschlossen werden.

Von prognostisch großer Bedeutung ist eine silente Oszillationsamplitude jedoch dann, wenn die genannten Ursachen ausscheiden und die Silenz der Ausdruck einer chronischen

– *Hypoxie*

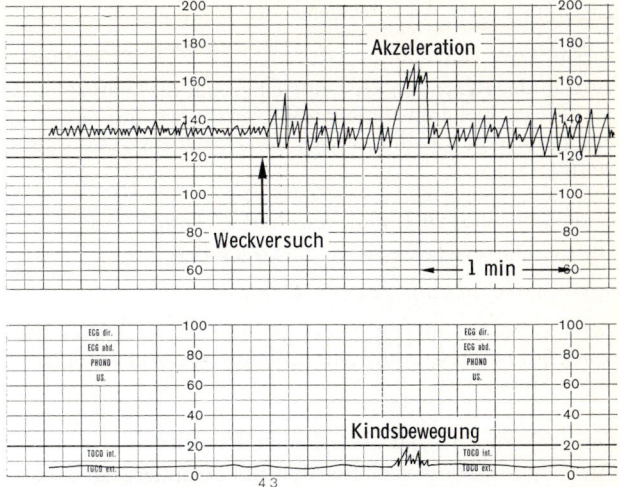

Abb. 63 Positiver Weckversuch. Die eingeengt undulatorische Bandbreite geht nach dem Weckversuch in eine undulatorische über. Im Zusammenhang mit Kindsbewegungen treten Akzelerationen auf. Beurteilung: normaler Befund!

ist. Ein anhaltender Sauerstoffmangel bedingt in der Regel zusätzlich aufgrund des gemeinsamen pathophysiologischen Mechanismus neben der silenten Bandbreite eine Abnahme der Oszillationsfrequenz.

Der Kombination von silenter Oszillationsamplitude und geringer Oszillationsfrequenz kommt somit ante- und intranatal eine große prognostische Bedeutung zu, da die ihr zugrundeliegende Hypoxie zur anoxischen Schädigung und zum intrauterinen Fruchttod führen kann.

Ein derartiges pathologisches CTG-Muster tritt allerdings häufig erst als Spätzeichen einer fortgeschrittenen Gefährdung auf, dem zumeist andere FHF-Alterationen vorausgegangen sind (ROEMER u. Mitarb. 1979). Das bedeutet aber, daß ein silentes, durch fetale Hypoxie hervorgerufenes Oszillationsmuster bei guter Überwachung selten vorkommt.

Eingeengt undulatorische FHF (Bandbreite 5–10 spm)

Die eingeengt undulatorische FHF entspricht pathogenetisch dem silenten Oszillationstyp. Dieser **Übergangsform zur silenten FHF** kann ebenfalls ein

— *Schlafzustand des Fetus,*
— *der Einfluß von Medikamenten* sowie
— *eine Herz- oder Hirnmißbildung*

zugrunde liegen. Auch bei einer

– *Hypoxie*

wird in der Regel zunächst eine eingeengt undulatorische FHF resultieren, die im weiteren Verlauf zur Silenz führt. Insofern ist der eingeengt undulatorische Oszillationstyp als Zwischenstadium günstiger zu bewerten.

Undulatorische FHF (Bandbreite 10–25 spm)

Die undulatorische Kurve ist Ausdruck der

– *normalen, physiologischen Reaktion*

des Kindes bei intrauterinem Wohlbefinden. Dieses Muster kommt somit am häufigsten vor und beweist ein zur Leistungsanpassung befähigtes Herz.

Saltatorische FHF (Bandbreite über 25 spm)

Der saltatorische Oszillationstyp dokumentiert ein funktionstüchtiges Herz-Kreislauf-System, das sich im Zustand der

– *Kompensation*

befindet. Er wird vorwiegend bei umbilikoplazentaren Zirkulationsstörungen, vor allem bei

– *Nabelschnurkomplikationen,*
– *erhöhtem Kopfdruck* und
– *bei stärkeren Kindsbewegungen*

registriert.

Eine saltatorische FHF läßt, solange andere Kriterien einer gestörten O_2-Versorgung des Fetus fehlen, auf eine ausreichende kardiovaskuläre Kompensationsleistung schließen. Sie gilt als *kontrollbedürftiges Warnsymptom* und erfordert erhöhte Aufmerksamkeit. Sie geht oft mit einer großen Oszillationsfrequenz, also einem Interferenzmuster (S. 91 f) einher.

Pathophysiologisch wird eine gleichzeitige sympathische und parasympathische Impulsfrequenzsteigerung verantwortlich gemacht, die aufgrund starker Blutvolumenschwankungen zu einer großen Variationsbreite der Schlag-zu-Schlag-Differenzen führen.

Die Einteilung in die vier verschiedenen Oszillationstypen wurde von HAMMACHER (1969) für die Phonokardiographie aufgestellt. Da die Bandbreite keine absolute Größe darstellt, sondern abhängig von der Signalgewinnung und -verarbeitung ist, kann es bei Einsatz eines anderen Aufnahmeverfahrens zur Änderung der Bandbreite kommen. In der Regel führt ein Umschalten von Phono- auf Elektrokardiographie zur

Abnahme der Amplitude, so daß eine undulatorische FHF dann als nächst engere, als eingeengt undulatorische FHF erscheint. Die Anzahl der Nulldurchgänge bleibt davon jedoch unberührt (Abb. **64**). Diese Aussage unterstreicht die große Bedeutung der Oszillationsfrequenz bei der Beurteilung eines Kardiotokogramms. Eine nicht durch ein bestimmtes Ableitungsverfahren bedingte silente Herzfrequenz ist neben der engen Bandbreite (unter 5 spm) zusätzlich durch eine geringe Anzahl von Nulldurchgängen (unter 5 pro min) gekennzeichnet. Umgekehrt wird eine saltatorische FHF oft von einer hohen Zahl von Nulldurchgängen begleitet.

Bedeutung der Oszillationsfrequenz und der Bandbreite

Zunächst einmal muß man sich vor Augen halten, daß auch das ungeborene Kind im Mutterleib einem bestimmten Schlaf-Wach-Rhythmus unterliegt. Neuere Untersuchungen zeigen, daß der gesunde Fetus Schlafzustände von bis zu 40 min durchmacht, denen dann eine entsprechend lange Wachphase folgt (HALBERSTADT 1982). Zu einer Zunahme der Bewegungen kommt es vor allem im Laufe des Tages und am Abend (MINORS u. WATERHOUSE 1979).

Wird die FHF während einer Schlafphase aufgezeichnet, so findet sich physiologischerweise ein eingeschränkt undulatorischer bis silenter Oszillationstyp bei geringer Oszillationsfrequenz. Akzelerationen fehlen. Oft läßt sich der schlafende Fetus nicht oder nur durch einen kräftigen Reiz wecken. In diesen Fällen wird sich aber das CTG dann normalisieren, wenn der Fetus aufwacht, also spätestens nach etwa 40 min. Ändert sich die Oszillation nach dieser Zeit immer noch nicht, so muß zum Ausschluß einer Hypoxie ein CTG unter Belastung der Mutter geschrieben werden (S. 130). Gleichzeitig sollte durch eine Ultraschalluntersuchung eine Mißbildung ausgeschlossen werden.

Es können also auch bei der ungestörten Schwangerschaft sämtliche Oszillationsmuster auftreten. KUBLI u. Mitarb. (1972) haben daher Normgrenzen vorgeschlagen, die vom prozentualen Anteil eines Oszillationstyps an der Gesamtregistrierdauer abhängig sind.

– Für den silenten Oszillationstyp werden 25 %,
– für den eingeengt undulatortischen 50 %
– und für den saltatorischen 35 %

als normal akzeptiert.

HAMMACHER (S. 146 ff) und FISCHER (S. 151 ff) haben Schemata zur Beurteilung des antenatalen Zustandes des Kindes erarbeitet, die bei einer Registrierdauer von 30 min vorrangig die Oszillationsfrequenz und -amplitude berücksichtigen. Die Bewertung eines Kardiotokogramms nach diesen Scores zeigt eine gute Übereinstimmung zu klinischen und biochemischen Vergleichswerten.

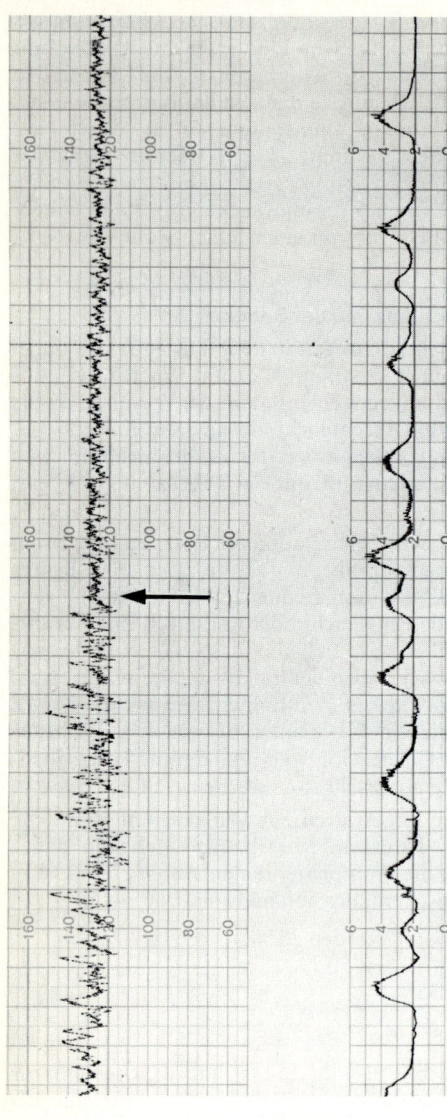

Abb. **64** Wechsel der Bandbreite vom undulatorischen zum eingeengt undulatorischen Typ nach Umschalten von Phono- auf direkte Elektrokardiographie (↑).

Eine Besonderheit im Zusammenhang mit einem silenten Oszillationstyp stellen die sog.

— sinusoidalen Verrundungen

dar. Hierbei handelt es sich um gleichmäßige sinusförmige Wellen, die
durch eine silente Bandbreite und Verrundung der Umkehrpunkte ent-
standen sind. Dieses sinusähnliche Muster kann nach seiner Oszillationsfrequenz in eine langsame und schnelle Form unterschieden
werden.

Bei der *langsamen Form* liegt die Zahl der Sinusschwingungen unter
2/min (Abb. **65**). Ein solcher Verlauf geht oft mit einer fortgeschrittenen
Gefährdung des fetalen Zustandes einher und zeigt daher nicht selten
einen bevorstehenden intrauterinen Fruchttod an (Abb. **61**, S. 93). Auch
bei sofortigem operativen Handeln kann häufig nur noch ein schwer
beeinträchtigtes Kind entwickelt werden. Des weiteren muß eine sinusoide Herzfrequenz an eine Mißbildung denken lassen (Abb. **66**).

Die *schnelle Form* mit zwei und mehr Schwingungen (Abb. **67**) wird
hingegen oft bei schweren fetalen Anämien angetroffen (KARINIEMI
1982). Dieses Muster scheint nicht oder nicht nur Ausdruck einer
Hypoxämie zu sein, da es sich auch bei schwer anämischen, aber normaziden Kindern findet (DUDENHAUSEN u. NIERHAUS 1984). Entspre-

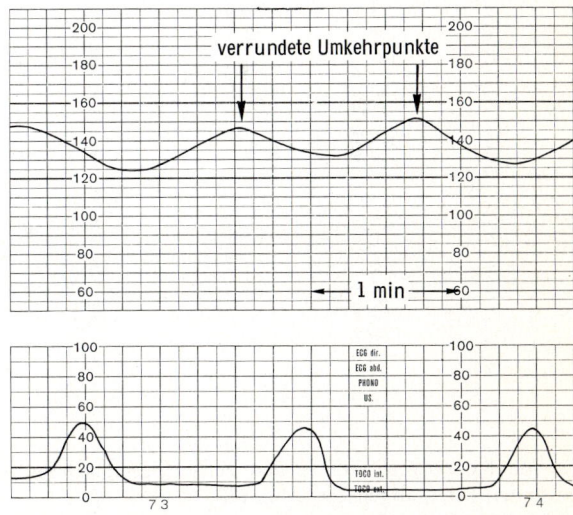

Abb. **65** Schematische Darstellung sinusoidaler Verrundungen einer
silenten FHF-Kurve. Die Zahl der Umkehrpunkte liegt unter 2/min.

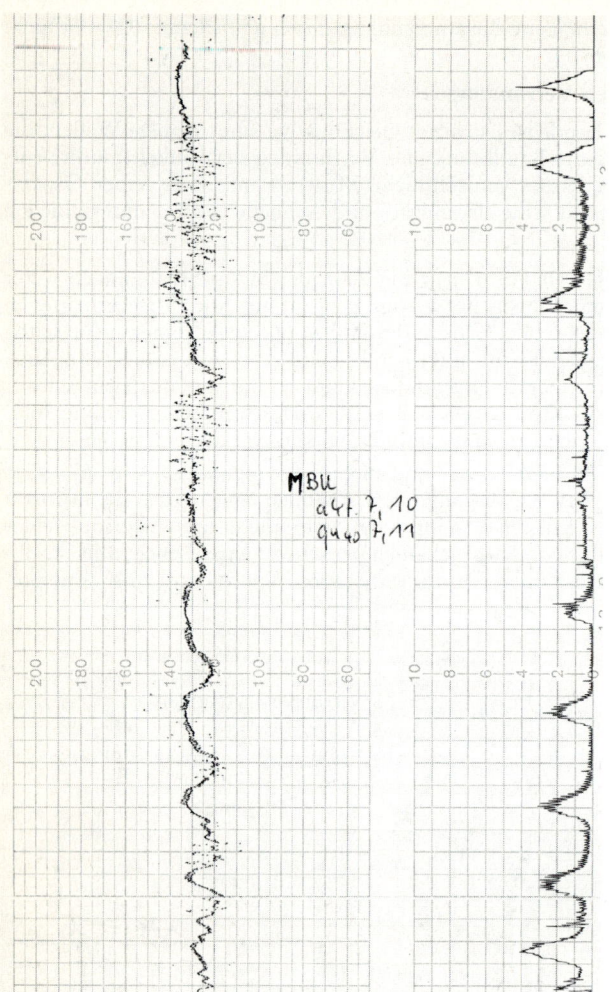

Abb. **66** Langsame Form eines sinusoidalen Musters bei einem Kind mit nicht lebensfähigen Mißbildungen (hypoplastisches Linksherz, ausgeprägter Hydrozephalus [MBU Mikroblutuntersuchung]).

chende Kurvenverläufe werden zeitweilig allerdings auch bei völlig gesunden Feten abgeleitet (Abb. **68**).

Konsequenzen, die sich aus dem Vorliegen einer sinusoidalen CTG-Kurve ergeben, werden auf S. 203 besprochen.

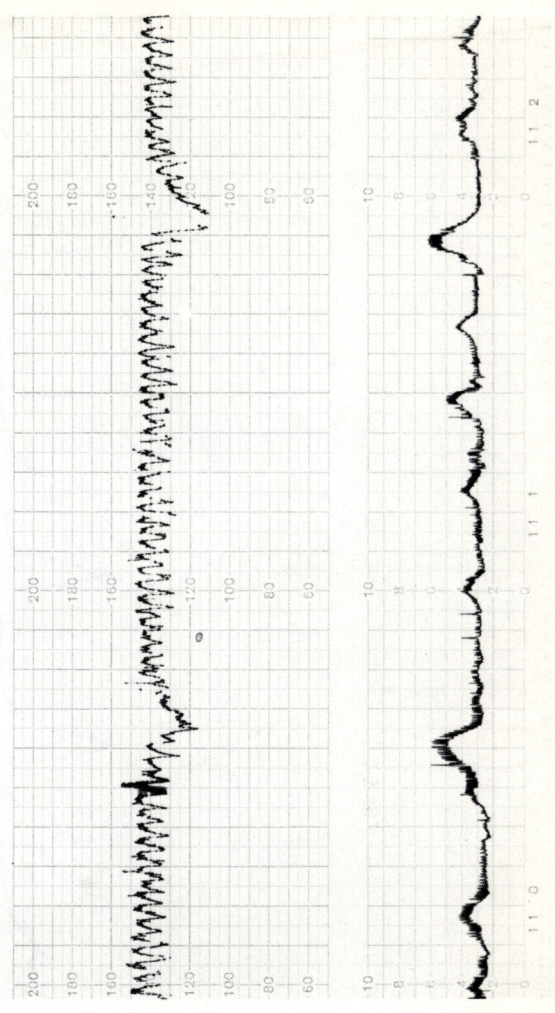

Abb. **67**   Schnelle Form eines sinusoidalen Musters bei einem Kind mit hochgradiger Anämie (Hb 3,8 g%) aber normalen pH-Werten (pH_{akt}: 7,34).

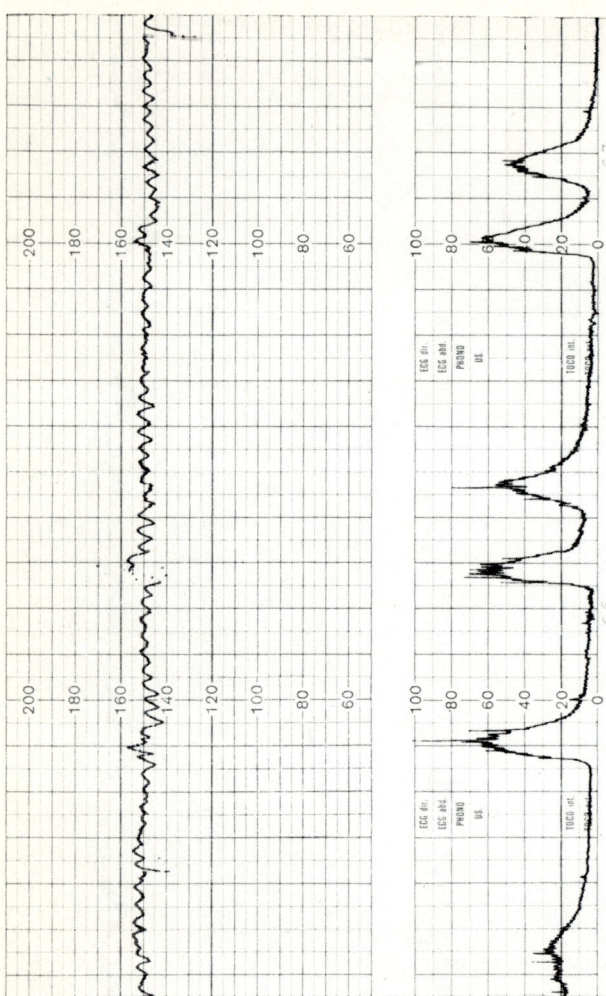

Abb. 68   Schnelle Form eines sinusoidalen Musters bei unauffälligem Kind.

4. Antepartuale Kardiotokographie

Aktueller Stand

1983 wurden in Niedersachsen 59% der Schwangerschaften vor der Geburt kardiotokographisch überwacht. Bis 1990 stieg die Frequenz auf 88% an. Die perinatale Mortalität sank in dem gleichen Zeitraum von 6,7 auf 5,6 Promille (Abb. 69 a). Die Abnahme der perinatalen Mortalität kann verschiedene Gründe haben und muß nicht unbedingt Folge des vermehrten CTG-Einsatzes sein. Aus einer weiteren Studie geht allerdings hervor (GOESCHEN 1991), daß zwischen antepartualer CTG-Überwachung und perinataler Mortalität ein enger Zusammenhang besteht: Der Einsatz der Kardiotokographie in der Schwangerschaft führte zu einer Reduktion der perinatalen Sterblichkeit um den Faktor 2, und zwar sowohl bei Risiko- als auch risikofreien Patientinnen (Abb. 69 b). Diese Zahlen sprechen eindeutig für den Einsatz des CTGs bei der Schwangerschaftsüberwachung.

Indikation

Auch wenn es grundsätzlich wünschenswert wäre, jede Schwangere mit einem lebensfähigen Kind in bestimmten Abständen kardiotokographisch zu überwachen, so läßt sich dieser Wunsch aus Personal- und Zeitgründen zumeist nicht realisieren. Ein generelles Screening wird auch von der CTG-Standardkommission derzeit nicht empfohlen, weil zum einen der Nutzen nicht bewiesen, zum anderen Gefahren aufgrund falsch interpretierter Befunde nicht erforscht sind.

Eine kardiotokographische Überwachung der Schwangerschaft ist nach heutiger Meinung immer dann angezeigt, wenn *vor Geburtsbeginn* mit einer *intrauterinen Gefährdung* eines grundsätzlich *lebensfähigen Kindes* zu rechnen ist. In Verbindung mit zusätzlichen Plazentafunktionsparametern, wie HPL (Human placental lactogen) und/oder Östriolbestimmungen, Wachstumskontrollen mit Hilfe von Ultraschalluntersuchungen sowie der Amnioskopie vermag die Kardiotokographie Optimales zu leisten und kann zur Grundlage klinischer Entscheidungen werden. Um Fehlinterpretationen zu vermeiden, ist es unbedingt erfor-

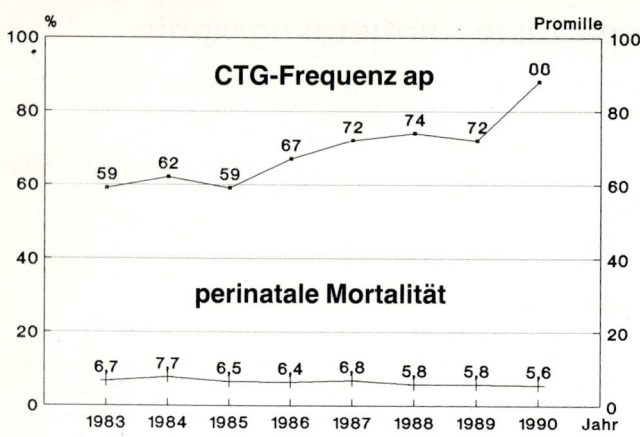

PAG Niedersachsen 1990

Abb. **69a**   Entwicklung der antepartualen CTG-Frequenz und der perinatalen
Mortalität (PAG Niedersachsen 1983−1990).

ap-CTG und perinatale Mortalität

Gesamtkollektiv n = 8233 Geburten

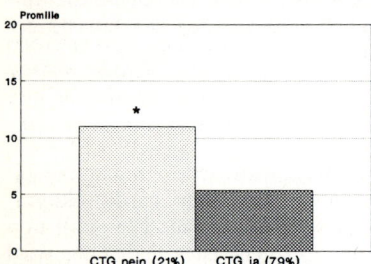

Risiko ja (46%) / Risiko nein (54%)

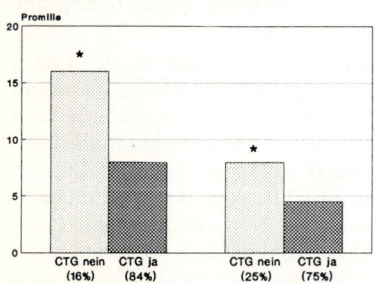

Abb. **69b**   Antepartuale Kardiotokographie und perinatale Mortalität
im Gesamtkollektiv und bei Vorliegen oder Fehlen eines Schwan-
gerschaftsrisikos.

derlich, die Kriterien einer CTG-Kurve auf der Basis der pathophysio-logischen und technischen Zusammenhänge zu beurteilen. Die er-wünschte zunehmende Verbreitung der Kardiotokographie insbeson-dere auch in die Praxis des Frauenarztes verpflichtet den Untersucher zu deren sinnvollem Einsatz.

Damit stellen sich die Fragen, ab wann und bei welcher Indikation kardiotokographische Untersuchungen erfolgen sollen.

Beginn der CTG-Untersuchung

Da die aus dem Kardiotokogramm abzuleitende Konsequenz als letzte Möglichkeit eine Beendigung der Schwangerschaft durch die Geburts-einleitung oder die Schnittentbindung bedeuten kann, erscheint die CTG-Überwachung eines nicht lebensfähigen Kindes wenig sinnvoll. Als zeitliche Grenze ergibt sich damit etwa die 26. Schwangerschafts-woche. Dies bedeutet nicht, daß nicht in Einzelfällen auch einmal eine Überwachung zu einem früheren Zeitpunkt indiziert sein kann. Eine intensive CTG-Kontrolle eines stark mißgebildeten Kindes (z. B. Anen-zephalus) nach der 26. Woche scheint hingegen überflüssig, da ein pathologisches CTG in diesen Fällen kein therapeutisches Handeln ver-anlassen wird.

Indikationszusammenstellung

Eine erschöpfende Antwort auf die Frage, bei welchen Patientinnen kardiotokographische Untersuchungen durchgeführt werden sollen, kann z. Z. nicht gegeben werden. Die in der Literatur veröffentlichten Richtlinien sind unterschiedlich. Die folgende Indikationszusammen-stellung, die sich an die Empfehlungen der Standardkommission anlehnt, geht von der Überlegung aus, daß die Sicherheit in der Beurtei-lung des fetalen Zustandes mit der Zahl der CTG-Kontrollen wächst, andererseits die Kardiotokographie eine für Mutter und Kind gefahrlose Untersuchungsmethode darstellt. Es lassen sich relative und absolute Indikationen unterscheiden (Tab. **5**). Relative Indikationen leiten sich vor allem aus der Anamnese her. Sie werden zur absoluten Indikation, wenn das Risiko der letzten Schwangerschaft im Verlauf der jetzigen erneut auftritt. Die absoluten Indikationen ergeben sich aus Störungen in der jetzigen Schwangerschaft, die erfahrungsgemäß häufig zu einer Gefährdung des Kindes führen.

Terminüberschreitung

Eine normale Schwangerschaft sollte nach dem 280. Tag täglich, evtl. im Wechsel mit der Amnioskopie überwacht werden.

Tabelle **5**   Indikationen zur CTG-Überwachung.

Absolute Indikationen

– Terminüberschreitung	täglich
– Klinikaufnahme	bei Aufnahme
– Plazentainsuffizienz, Hypertonie, Verdacht auf Hypotrophie	mehrmals täglich – alle 4 Tage
– vorzeitige Wehen bzw. drohende Frühgeburt	mehrmals täglich – alle 2 Tage
– Diabetes mellitus	alle 2–4 Tage
– Mehrlingsschwangerschaften	mehrmals täglich – alle 4 Tage
– Rhesusinkompatibilität	täglich bis wöchentlich
– tiefer Sitz der Plazenta, Placenta praevia, Blutungen in der 2. Schwangerschaftshälfte	mehrmals täglich – alle 4 Tage
– Zustand nach Unfall	mehrmals täglich – alle 4 Tage

Relative Indikationen

– junge (<18) bzw. späte (>30) Erstpara, späte Mehrpara (>40)	alle 2 Tage ab 38/0
– vorausgegangene Risikoschwangerschaft (z. B. perinatal verstorbenes oder geschädigtes Kind)	alle 2–4 Tage
– Graviditäten nach Sterilitätsbehandlung	alle 2–4 Tage
– Fruchtwasservolumenanomalien (Oligo- bzw. Polyhydramnie)	alle 2–4 Tage
– subjektiv abnehmende Kindsbewegungen	täglich

Klinikaufnahme

Bei jedem Klinikeintritt oder vor jeder Aufnahme in den Kreißsaal ist ein Kardiotokogramm indiziert. Die Aufnahmekardiotokographie kann in Verbindung mit der Aufnahmeamnioskopie erfolgen.

Plazentainsuffizienz, EPH-Gestose, V. a. Hypotrophie

Eine zwingende Indikation ergibt sich dann, wenn aufgrund anderer Überwachungsparameter (Ultraschall-Fetometrie, Ultraschall-Flow-Messung, Hormonuntersuchungen, klinische Befunde) eine fetale Gefährdung im Sinne einer Plazentainsuffizienz angenommen werden muß.

Mangelentwicklung

Bis zur 36. Woche sind

– bei *leichter Mangelentwicklung* (10.–3. Perzentile) *viertägige,*
– bei *schwerer Mangelentwicklung* (<3. Perzentile) *zweitägige* CTG-Kontrollen empfehlenswert.

Nach der 36. Woche kann bei entsprechender Zervixdilatation

– die Amnioskopie alternierend

Anwendung finden, und zwar in der Form, daß alle zwei Tage eine der beiden Untersuchungen stattfindet.

Bei Vorliegen **niedriger HPL- bzw. Östriolwerte,** bei **klinischen Hinweisen auf eine Plazentainsuffizienz** (geringe Gewichtszunahme, kleiner Leibesumfang, niedriger Fundusstand usw.) sowie nach Diagnose eines **EPH-Syndroms** sollte analog verfahren werden, wobei je nach Schweregrad eine stationäre Überwachung in Erwägung zu ziehen ist.

Vorzeitige Wehentätigkeit

Im Vordergrund steht das Erkennen aktuell auftretender, besonders respiratorischer Versorgungsstörungen der Plazenta im Zusammenhang mit Wehen bei der drohenden Frühgeburt. Kardiotokographiekontrollen sind je nach Wehentätigkeit zweitägig bis mehrmals täglich bis zum Sistieren der Kontraktionen angezeigt.

Diabetes mellitus

Bei frühzeitig erkanntem und gut eingestelltem Diabetes mellitus sind nach SALING (1972) ab der 38. Woche, bei allen anderen Diabetesfällen ab der 36. Woche viertägige CTG-Kontrollen, evtl. im Wechsel mit der Amnioskopie, ausreichend.

Mehrlingsschwangerschaften

Es empfiehlt sich bei normalem Wachstum der Kinder bis zur 36. Woche viertägig, ab der 36. Woche zweitägig simultane CTG-Kontrollen der Kinder vorzunehmen. Liegt ein diskrepantes Wachstum oder ein hypoxieverdächtiges Frequenzmuster bei einem Kind vor, so ist in dem gesamten Zeitraum eine u. U. bis zu mehrmals tägliche CTG-Überwachtung erforderlich.

Simultan lassen sich die fetalen Herzfrequenzen folgendermaßen aufzeichnen:

Stehen CTG-Geräte verschiedener Hersteller zur Verfügung, so kann man z. B. bei Zwillungsschwangerschaften beide Kinder mit der gleichen Registriermethode, also z. B. beide mittels Ultrasono- bzw. Phonokardiographie simultan überwachen. In der täglichen Routine hat sich aber gerade bei Zwillingen die Verwendung des Ultraschallverfahrens als am einfachsten erwiesen.

Seit einiger Zeit sind CTG-Geräte auf dem Markt, die eine simultane Registrierung beider Kinder ermöglichen.

Unter der Geburt lassen sich die Herzaktionen des vorangehenden Kindes am besten durch direkte Elektrokardiographie aufzeichnen, während die FHF-Kontrolle beim anderen Zwilling durch Ultrasonokardiographie erfolgt. Die gleichzeitige Herzfrequenzregistrierung über ein Spezialkabel (BREUKER u. Mitarb. 1978) hat sich in der Praxis aufgrund häufiger Fehlregistrierungen bisher nicht durchsetzen können.

Rhesusinkompatibilität

Im Rahmen der Risikoschwangerschaft nimmt der Rh-Konflikt eine besondere Stellung ein. Die Einschätzung des Ausmaßes der fetalen Beeinträchtigung ist im allgemeinen mit Hilfe spektralphotometrischer Untersuchungen des Fruchtwassers möglich. Die Kardiotokographie liefert dabei Zusatzinformationen über das fetale Befinden. Je nach Ausmaß der fetalen Anämie bzw. der plazentaren Funktionsstörung vermag das CTG zusätzlich über die Notwendigkeit einer Therapie in Form der Geburtsbeendigung beim lebensfähigen Fetus oder der intrauterinen Transfusion zu entscheiden.

Ab der 28. Woche sind, abhängig vom Schweregrad der Erkrankung, tägliche bis wöchentliche Kontrollen indiziert.

Tiefer Sitz der Plazenta, Placenta praevia

Das untere Uterinsegment ist für eine Implantation wenig geeignet. Zum einen kann es schon bei leichten Kontraktionen zur Ablösung von Plazentabezirken kommen, zum anderen bestehen hier ungünstige hämodynamische Versorgungsbedingungen. Beide Ursachen erklären das gehäufte Auftreten einer gleichzeitigen Plazentainsuffizienz. CTG-Kontrollen sind daher während einer Blutung in kurzen Abständen und bei Verdacht auf eine Plazentainsuffizienz wie oben genannt vorzunehmen.

Zustand nach Unfall

Insbesondere bei einer Vorderwandplazenta kann ein stumpfes Bauchtrauma z.B. infolge eines Autounfalles bzw. Sturzes zu einer vorzeitigen Lösung der Plazenta führen. Sind größere Anteile der Plazenta betroffen, so läßt sich ein retroplazentares Hämatom im Ultraschall-B-Bild erkennen. Das CTG vermittelt sofort einen Eindruck über die Dringlichkeit des weiteren Vorgehens. Da sich retroplazentare Hämatome auch zweizeitig ausbilden bzw. bei Lokalisation der Plazenta an anderer Stelle als der Vorderwand übersehen werden können, stellt das CTG auch zur weiteren Kontrolle die Methode der Wahl dar.

Junge (<18) bzw. späte (>30) Erstpara, späte Mehrpara (>40)

Die Kardiotokographie sollte, evtl. alternierend mit der Amnioskopie, alle zwei Tage ab der 38. Woche erfolgen.

Vorangegangene Risikoschwangerschaft

Beginn und Frequenz der kardiotokographischen Überwachung sollten, abgesehen von dem Ergebnis der Plazentafunktionsproben, von der Art des anamnestisch erkannten Risikos und dem Zeitpunkt seines Auftretens in der vorangegangenen Schwangerschaft bestimmt werden.

Graviditäten nach Sterilitätsbehandlung

Es ist wiederholt über die erhöhte Gefährdung des Kindes durch eine Plazentainsuffizienz nach Sterilitätsbehandlung berichtet worden (SCHMIDT-ELMENDORFF u. a.). Die CTG-Überwachung sollte daher ab der 36. Woche bei klinisch unauffälligem Schwangerschaftsverlauf und entsprechend eher bei Verdacht auf eine Plazentainsuffizienz beginnen. Die Registrierung der fetalen Herzaktionen wird dabei zusätzlich von vielen Schwangeren als psychologisch beruhigend empfunden.

Fruchtwasservolumenanomalie

Bei V. a. Oligo- bzw. Polyhydramnie sollte zunächst einmal eine intensive Mißbildungsdiagnostik mittels Ultraschall-B-Bild erfolgen. Von einem Hydramnion wird im allgemeinen gesprochen, wenn ein zweiter Fetus bequem im Uterus Platz hätte. STAUDACH (pers. Mitt.) stellt diese Diagnose, wenn der größte meßbare Fruchtwasserpool >8 cm beträgt. Eine Oligohydramnie liegt vor, wenn der größte Fruchtwasserpool <3 cm mißt (O'HERLIHY 1984). Nach Ausschluß einer gröberen Mißbildung sollte vor allem bei Abnahme der Fruchtwassermenge eine CTG-Überwachung erfolgen, da dieser Befund ein frühes Zeichen einer Plazentainsuffizienz sein kann.

Subjektiv abnehmende Kindsbewegungen

Kindsbewegungen werden von Schwangeren in unterschiedlicher Stärke und Frequenz wahrgenommen. Bei Nachlassen von Kindsbewegungen sollten aber in jedem Fall die FHF überprüft (S. 126) und, abhängig vom Befund, weitere Kontrollen veranlaßt werden.

Durchführung und Bewertung

Die CTG-Registrierung sollte immer in halbsitzender oder in Seitenlage durchgeführt werden, um ein Vena-cava-Syndrom zu vermeiden (S. 47). Für die Beurteilung von CTG-Kurven hat sich als hilfreich erwiesen, die Auswertung nach Drehen der CTG-Kurve um 90 Grad vorzunehmen (Abb. **70**). Bei Betrachtung der FHF aus dieser Blickrichtung bleiben auch dem weniger Erfahrenen diskrete Dezelerationen nicht verborgen. Seit langem ist nämlich bekannt, daß eine fetale Hypoxie nicht unbedingt mit ausgeprägten Dezelerationen einhergehen muß (Abb. **71**).

Die antepartuale Kardiotokographie kann in zwei Modifikationen durchgeführt werden, nämlich als

— *CTG ohne Belastung* und als
— *CTG mit Belastung* der Mutter.

Die Aufzeichnung der FHF ohne Belastung findet als Screening-Methode dann Anwendung, wenn einer der genannten Indikationspunkte (S. 105 ff) erfüllt ist und daher den Einsatz dieser Untersuchung rechtfertigt.

Die Kardiotokographie unter Belastung leitet sich von der Überlegung her, daß ein Geburtsvorgang mit der periodischen Beeinträchtigung der Uterusdurchblutung durch die Wehentätigkeit als natürlicher Funktionstest der Plazenta zu betrachten ist. Eine kurzfristige Erzeugung von Wehen oder eine Belastung der Mutter in der Spätschwangerschaft provoziert eine ähnliche Streßsituation und läßt prognostische Erkenntnisse über die Plazentafunktion zu.

Kardiotokographie ohne Belastung

Praktisches Vorgehen

Die Aufzeichnung der FHF sollte zur Vermeidung eines Vena-cava-Syndroms in linker Halbseitenlage oder halbsitzender Position durchgeführt werden. Bei herkömmlicher Auswertung der CTG-Kurve ist eine Registrierzeit von mindestens 30 min erforderlich. Ein alternatives Vorgehen wird auf S. 156 dargestellt. Folgende Patientendaten sind auf dem Faltpapier festzuhalten:

— Name und Vorname,
— Datum und Uhrzeit des Registrierbeginns,
— Schwangerschaftsalter,
— Lage bzw. Lageänderung der Mutter,
— evtl. Medikamenteneinnahme, sofern sie die FHF beeinflussen kann,
— Markierung geburtshilflicher Maßnahmen wie vaginale Untersuchung oder Gabe von Medikamenten, z.B. Partusisten usw.

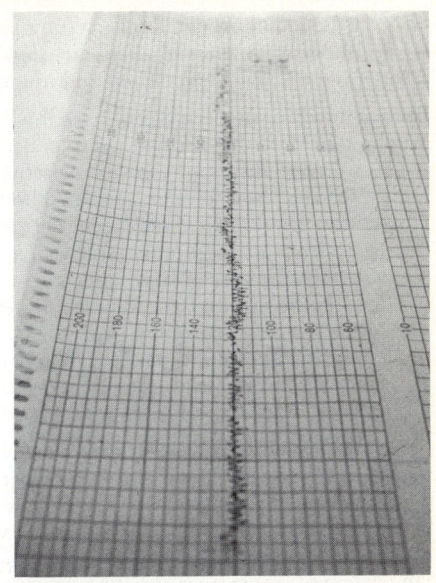

Abb. **70** Betrachtung der CTG-Kurve nach Drehen um 90°: Abweichungen von der Mittellinie fallen so sofort ins Auge.

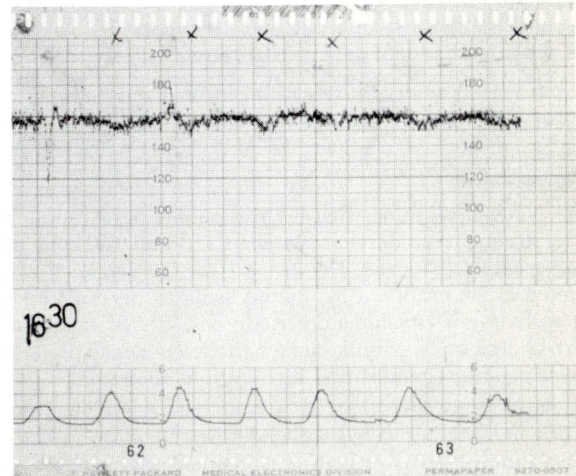

Abb. **71** Fetale Azidose (FBA-pH$_{akt}$ 7,18) bei nur gering ausgeprägten späten Dezelerationen.

– Nach Beendigung der Registrierung sollte der Begutachter das Kardiotokogramm unverzüglich mit der Bewertung „normal, suspekt oder pathologisch" versehen und unterschreiben.

Die technisch besten Kardiotokographiekurven lassen sich nach der 36. Woche mit Hilfe des abdominalen fetalen EKG gewinnen. Bei schlechten Resultaten aufgrund schwer registrierbarer R-Zacken (S. 48 f) und vor dieser Zeit empfiehlt es sich, die Phonokardiographie anzuwenden. Nur dann, wenn auch diese Registriermethode versagt, ist der Einsatz der Ultrasonokardiographie gerechtfertigt. Dabei sollten vornehmlich Schmalstrahltransducer bzw. autokorrelierende CTG-Geräte benutzt werden, da die mit breitstrahlenden Systemen aufgenommenen Kurven oft nur schwer zu beurteilen sind (S. 52). In der täglichen Praxis wird diese Reihenfolge allerdings nur selten eingehalten. Bei Verwendung von Ultraschall-Breitstrahltransducern empfehlen wir daher eine andere als die nachfolgende herkömmliche Art der CTG-Beurteilung (S. 156).

Nach Beendigung der Registrierung sollte der Begutachter das Kardiotokogramm unverzüglich mit der Bewertung „normal, suspekt oder pathologisch" versehen und unterschreiben.

Durch Trennung des Herzfrequenz- und Wehentransducers ist es möglich, bei der simultanen Aufzeichnung vorzeitiger Wehen an immer derselben Stelle, zweckmäßigerweise über dem Fundus uteri, im Verlauf wiederholter Untersuchungen vergleichbare Tokogramme zu erhalten.

Beurteilt werden im antenatalen Kardiotokogramm

– die Basalfrequenz,
– die Oszillationsamplitude und -frequenz,
– wenn vorhanden, die mittelfristigen FHF-Alterationen.

Dem Verhalten der Einzelparameter bei Kindsbewegungen oder Uteruskontraktionen kommt eine zusätzliche prognostische Bedeutung zu.

Normokardie

Im *Normalfall* findet sich bis zur Geburt des Kindes eine basale fetale Herzfrequenz im Bereich zwischen 120 und 160 spm, also eine physiologische Tachykardie. Der Fetus steht im Vergleich zum Erwachsenen unter einem erhöhten Sympathikustonus, der im Verlauf der Schwangerschaft mit zunehmender Reife des Kindes nachläßt. Bolte (1972) errechnete im 5. Monat einen Mittelwert der FHF von 147 ±7,6 spm, der am Tragzeitende auf 140 ±7,9 spm abnimmt.

Je nach Schwangerschaftsalter kann bei der großen Streubreite der FHF auch eine leichte Tachykardie oder Bradykardie ein Normalbefund sein. Das erhöhte bzw. erniedrigte Frequenzniveau kehrt in der Regel im Verlauf der Schwangerschaft zur Normfrequenz zurück.

Tachykardie

Ursache

Fetale Tachykardien können fetaler und maternaler Herkunft sein. Die Häufigkeit der antenatalen Tachykardien liegt zwischen 2,3 % und 8,4 % (Kubli u. Rüttgers 1969, 1974, Bolte u. Berendes 1972).

Prognostisch günstig

Fetale Ursachen: Unter physiologischen Bedingungen führen

— thermische, taktile, akustische und optische Reize

zum erhöhten Sympathikustonus und meist zur Akzeleration, seltener aber auch zur paroxysmalen Tachykardie.

Maternale Ursachen: Auch

— Hypotonie, Streß, Azidose, Fieber oder eine pharmakologische Beeinflussung der Mutter (Betamimetika, Atropin usw.)

können einen Anstieg der Basalfrequenz bewirken.

Die Prognose der physiologischen Tachykardie ist als günstig zu bezeichnen. Klinisch imponiert diese Form des Frequenzanstiegs in der Regel als leichte Tachykardie (160 spm bis 180 spm) (S. 66).

Prognostisch unklar

Eine Tachykardie kann ebenfalls Ausdruck eines beginnenden oder bereits bestehenden *Amnioninfektionssyndroms* sein.

Extreme Frequenzen über 200 spm (Abb. **72**) lassen in erster Linie an heterotope Erregungsbildung, also an *fetale Arrhythmien* denken, die in einer Häufigkeit von ca. 0,2 % angetroffen werden (Ramzin 1975). Hinter supraventrikulären und ventrikulären Extrasystolen verbirgt sich zumeist kein morphologisches Substrat. Sie gelten prognostisch daher als harmlos (Hoffmann 1969, Wernicke u. Mitarb. 1984).

Allerdings führen länger anhaltende hochgradige Tachykardien auch bei sonst völlig gesunden Feten zeitabhängig zur Dekompensation des Herzens und damit zur Herzinsuffizienz.

Weiterhin können Tachyarrhythmien Folge eines AV-Blockes sein. In diesen Fällen gelingt es oft nicht, eine auswertbare CTG-Kurve zu registrieren, da die Logik eines Kardiotokographen aufgrund der sehr wechselhaften R-R-Abstände überfordert ist. Ein abdominal abgeleitetes EKG ist oft wenig ergiebig, da die P-Wellen nicht und die QRS-Komplexe nur schwer zu beurteilen sind. Hier hilft die Ultraschall-B-Bild-Untersuchung weiter. Die Prognose dieser Kinder mit einem kongenitalen Herzblock hängt vom Fehlen bzw. Vorhandensein organischer Fehlbildungen ab. Intensiv sollte nach Herzvitien gefahndet werden, die in ca. 40 % der Fälle anzutreffen sind (Michaelsson u. Engle 1972). Liegt keine organische Läsion vor, so ist die Prognose grundsätzlich gut.

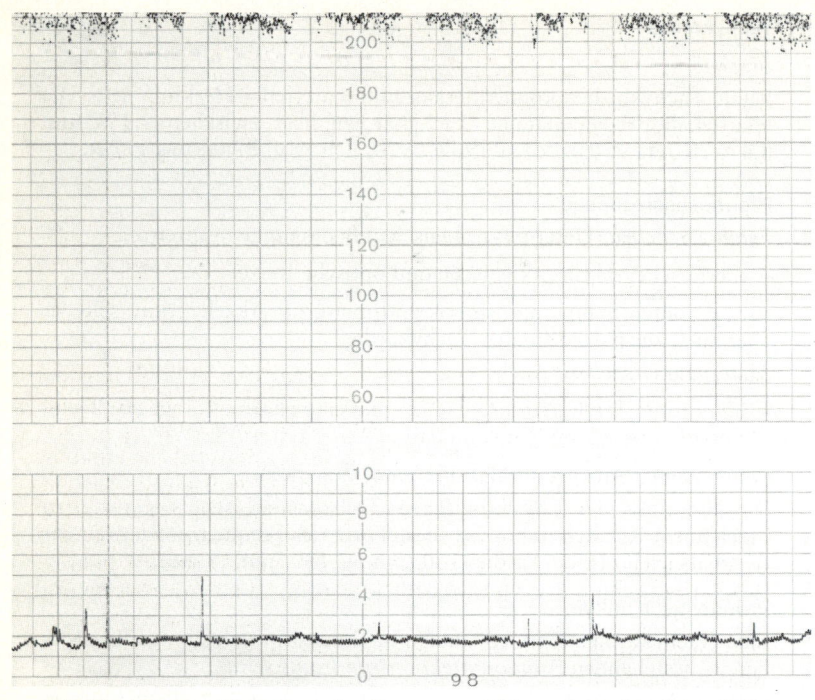

Abb. **72**   Extreme fetale Tachykardie von ca. 230 spm im antenatalen CTG, 34. Schwangerschaftswoche. Fortbestehen der Tachykardie bis zur 39. Woche. Spontangeburt eines lebensfrischen, gesunden Kindes in der 40. Woche.

Prognostisch ungünstig

Weiterhin kann eine erhöhte Grundfrequenz meist in Verbindung mit pathologischen mittel- oder kurzfristigen FHF-Veränderungen Ausdruck einer Hypoxie bei einer respiratorischen Plazentainsuffizienz sein. Eine persistierende fetale Hypoxie führt in der Regel zur schweren Tachykardie, also zu einem Anstieg der Frequenz über 180 spm.

Klinische Bedeutung und Konsequenz

Das Vorgehen nach der Diagnose einer Tachykardie muß der Mehrdeutigkeit dieses Symptoms Rechnung tragen. Eine durch *Streß oder Reiz der Mutter* ausgelöste Tachykardie wird nach Fortfall des Stimulus und ruhiger Lagerung der Mutter sistieren, so daß bei einer CTG-Kontrolle z. B. nach 2 Std. die Basalfrequenz in den Normbereich zurückgekehrt ist.

Hält eine Tachykardie über diesen Zeitraum hinaus an oder zeigt bei sonst unauffälligem CTG-Muster einen leicht ansteigenden Trend, so sollte nach einem *Amnioninfektionssyndrom* bzw. nach einem nicht diagnostizierten vorzeitigen Blasensprung gefahndet werden. Der Abgang von Fruchtwasser sowie der Nachweis weiterer Entzündungszeichen, wie Fieber der Mutter, Leukozytose, Linksverschiebung, Thrombozytenabfall bzw. erhöhtes C-reaktives-Protein, erhärten die Diagnose. Da ein Amnioninfektionssyndrom Mutter und Kind gleichermaßen gefährdet, ist eine frühzeitige antibiotische Behandlung angezeigt. Bei rückläufiger Tendenz kann vor allem beim unreifen Kind unter Kontrolle der FHF abgewartet werden. Beim reifen Kind und bei Verschlechterung des Zustandes sollte die Schwangerschaft beendet werden.

Bei *extremer Tachykardie* (Abb. **72**) kann zunächst ein abdominales fetales EKG abgeleitet werden, das allerdings oft die Art der Frequenzanomalie nicht erkennen läßt. Besser lassen sich Vorhof- und Kammerfrequenz des fetalen Herzens im Ultraschall-B-Bild auf rhythmische Zusammenarbeit hin kontrollieren. In jedem Falle sollte eine länger anhaltende höhergradige Tachykardie vermieden werden, da es sonst zu einer Dekompensation des fetalen Herzens kommen kann. Nach BELLEE u. WERNICKE (1984) läßt sich eine extreme Tachykardie oft indirekt durch Behandlung der Mutter mit Digoxin, Kalziumantagonisten und Betablockern normalisieren. Insbesondere bei nicht vorhandener Lungenreife des Kindes sollte diese Therapie versucht werden.

Während dieser Behandlung muß in kurzen Abständen die fetale Herzgröße mittels Ultraschall kontrolliert und weiterhin auf kardiale Dekompensationszeichen, wie Aszites, Hydrothorax usw., geachtet werden. Ist bereits eine Herzinsuffizienz nachzuweisen oder bildet sie sich trotz Therapie aus, so muß das Kind entweder direkt intrauterin therapiert oder, wenn es extrauterin gute Überlebenschancen hat, schnell entwickelt werden. Bei kardialer Dekompensation ist eine Schnittentbindung die schonendste Entbindungsmethode. In allen anderen Fällen kann durchaus eine vaginale Geburt angestrebt werden (S. 228). Postpartual ist eine kardiale Diagnostik durch den Neonatologen unbedingt erforderlich.

Bei Verdacht auf eine Hypoxietachykardie sollte, insbesondere wenn andere suspekte CTG-Merkmale hinzutreten, ein Wehenbelastungstest (S. 136) durchgeführt werden, der den Grad der fetalen Gefährdung erkennen läßt und das weitere geburtshilfliche Vorgehen bestimmt.

Bradykardie

Ursache

Fetale Bradykardien kommen im antenatalen Zeitraum selten vor. Eine verläßliche Häufigkeitsangabe fehlt in der Literatur.

Prognostisch günstig

In der Regel läßt sich die erniedrigte Basalfrequenz keiner pathologischen Ursache zuordnen und wird daher als

— *essentielle Bradykardie*

bezeichnet. Ihr liegt eine vagotone Reaktionslage zugrunde, die als physiologische Variationsform des Frequenzniveaus anzusehen ist und daher eine günstige Prognose aufweist (Abb. **73**).

Es gibt jedoch Ausnahmefälle, deren Ätiologie bekannt ist. In diese kleine Gruppe gehören Bradykardien bei iatrogen bedingter oder spontaner

— *Hypotonie der Mutter,*
— *beim Vena-cava-Syndrom* (Abb. **74**),
— *bei einer Dauerkontraktion*

oder bei einem nicht erkannten

— *Basaltonusanstieg*

im Verlauf eines Wehenbelastungstests (S. 136 ff). Die Therapie hat sich nach der Ursache zu richten. Die Prognose ist zumeist günstig.

Prognostisch unklar

Bei Vorliegen einer Bradykardie muß ferner an eine

— *Störung der kardialen Reizbildung und Erregungsleitung bei einem Vitium cordis*

gedacht werden. Bei einer schweren Bradykardie zwischen 50 und 70 spm ist in erster Linie ein AV-Block auszuschließen (S. 113), der sowohl mit tachykarden als auch bradykarden Zyklen einhergehen kann. Bei kongenitalem Herzblock sind minimale Frequenzen von 20 spm beobachtet worden (SHENKER 1979).

Prognostisch ungünstig

Die *hypoxische Bradykardie* kann so gut wie immer aus dem vorherigen Frequenzverlauf diagnostiziert werden. Sie tritt als letztes Zeichen einer Reihe von vorher nicht registrierten oder fehlinterpretierten pathologischen CTG-Merkmalen auf (S. 68).

Klinische Bedeutung und Konsequenz (Tab. **6**)

Nach Diagnose einer leichten Bradykardie ist zunächst auf spontane bzw. induzierte Kindsbewegungsreaktionen (S. 126) zu achten (Abb. **73**). Bei unzureichender Reaktion (S. 126) sollte ein CTG unter Belastung der Mutter geschrieben werden, das bei den prognostisch günstigen Formen normal ausfällt. Zur weiteren Überwachung genügen dann CTG-Kon-

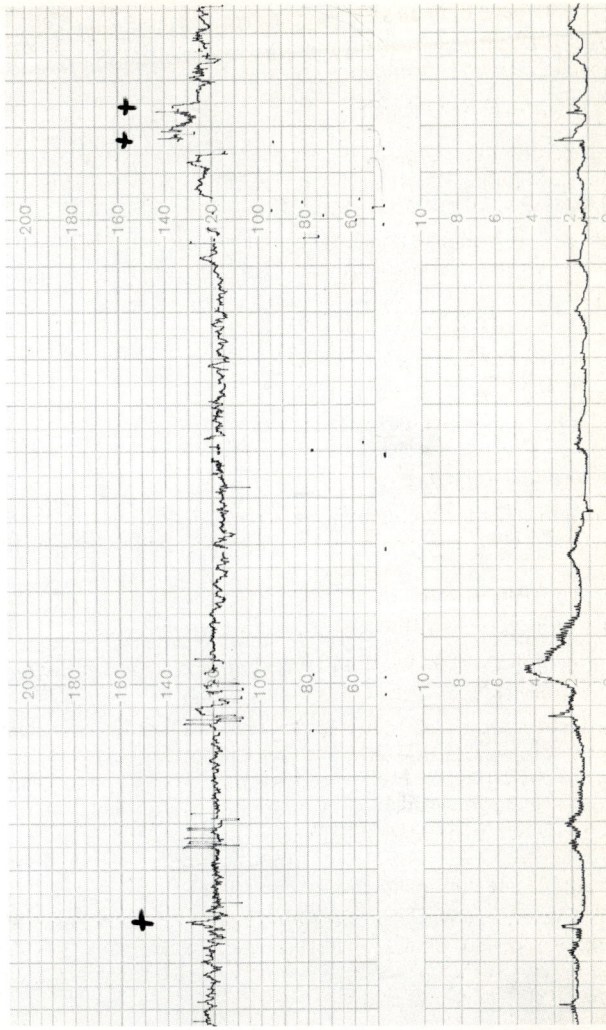

Abb. **73** Leichte Bradykardie, die über den gesamten Zeitraum der Schwangerschaft und Geburt anhielt, bei eingeschränkt undulatorischem Oszillationstyp und normalen Kindsbewegungsreaktionen (S. 126). Beurteilung: prognostisch günstig!

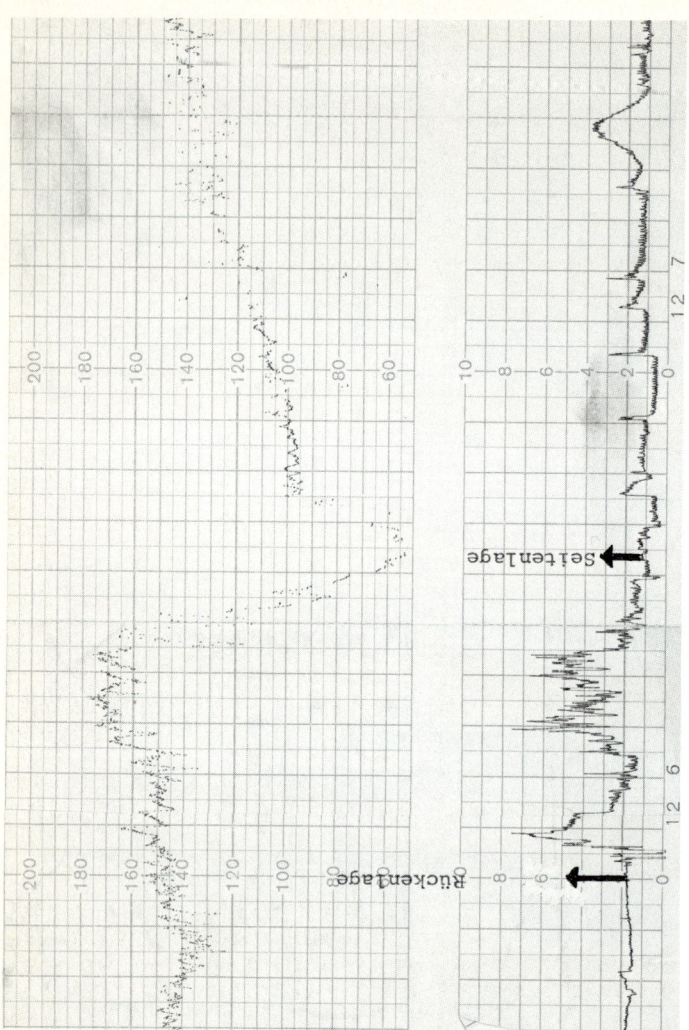

Abb. **74** Bradykardie infolge eines Vena-cava-Syndroms. In Rückenlage kommt es nach initialer Akzeleration zum Frequenzabfall. Nach Seitenlagerung der Mutter kehrt die FHF langsam zur Ausgangsfrequenz zurück.

Tabelle **6**   Diagnostisches und therapeutisches Vorgehen bei Bradykardien im Verlauf der Schwangerschaft

	Vorgehen	Beurteilung	Konsequenz
essentielle Bradykardie	s. Abb. 93, S. 157	günstig	s. Abb. 93
Dauer- kontraktion	Tokolyse	CTG normal	normale Kontrollen s. Abb. 93
Vena-cava- Syndrom	Seitenlagerung	günstig	normale Kontrollen
Störung der Reizbildung	Ultraschall	Herzfehler keine Auf- fälligkeiten	weiteres Vorgehen vom Befund abhängig kurzfristige CTG- und US-Kontrollen
Verdacht auf Hypoxiebrady- kardie	s. Abb. 93	ungünstig	s. Abb. 93

trollen in den bekannten Abständen (S. 106). Bei Verdacht auf eine Hypoxie ist das weitere Vorgehen vom Einzelfall abhängig zu machen, da schwere hypoxische Schädigungen des Fetus zum Zeitpunkt der Diagnose nicht auszuschließen sind. Vor der möglichen Konsequenz in Form der Schnittentbindung scheint daher, wenn der Portiobefund es zuläßt, eine Fetalblutuntersuchung unumgänglich, wobei die davon abhängige Entscheidung individuell unterschiedlich ausfallen wird. BRETSCHER u. SALING (1969) berichten über ein Kind, das vor der Entbindung einen pH_{akt}-Wert von 6,88 aufwies und bis auf eine einseitige Innenohrschwerhörigkeit keine Störungen im späteren Leben zeigte.

Das diagnostische Vorgehen bei schweren Bradykardien infolge eines AV-Blockes entspricht dem auf S. 178 beschriebenen. Aus der antenatalen Diagnose einer Bradykardie infolge einer Herzrhythmusstörung ergeben sich jedoch dann keine Konsequenzen, wenn kein Herzvitium nachgewiesen werden konnte. Eine therapeutische Beeinflussung ist nicht bekannt. Die meisten Kinder sind post partum unauffällig. Eine kontinuierliche Überwachung dieser Fälle sub partu ist selbstverständlich, obwohl selbst aus zusätzlichen suspekten CTG-Zeichen keine eindeutige Indikation zur Schnittentbindung abgeleitet werden kann. Heute lassen sich diese Kinder allerdings sicher mit Hilfe der transkutanen Messung des CO_2-Gehaltes am vorangehenden Teil überwachen (S. 228). Jedes Neugeborene sollte einer baldigen pädiatrischen Untersuchung zugeführt werden, um kardiale Erkrankungen erkennen und behandeln zu können.

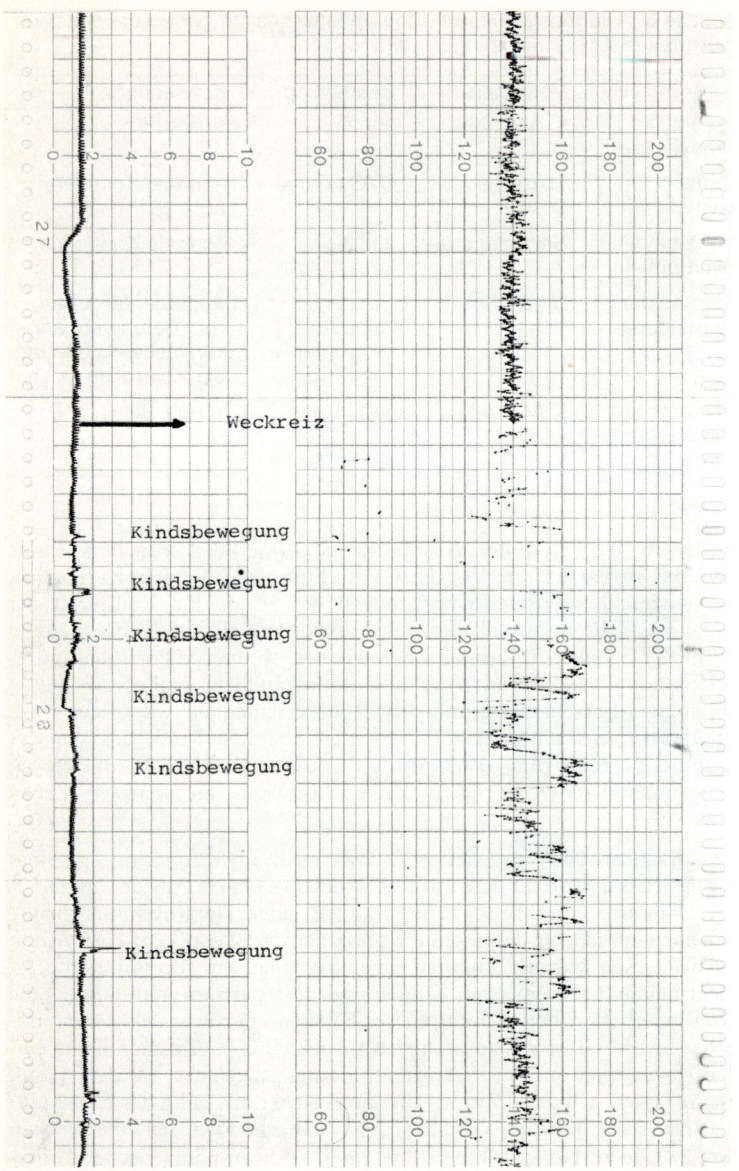

Abb. 75 Positiver Weckversuch bei eingeengt undulatorischer FHF. Nach Berührungsreizen treten Kindsbewegungen und eine undulatorische FHF mit Akzelerationen auf.

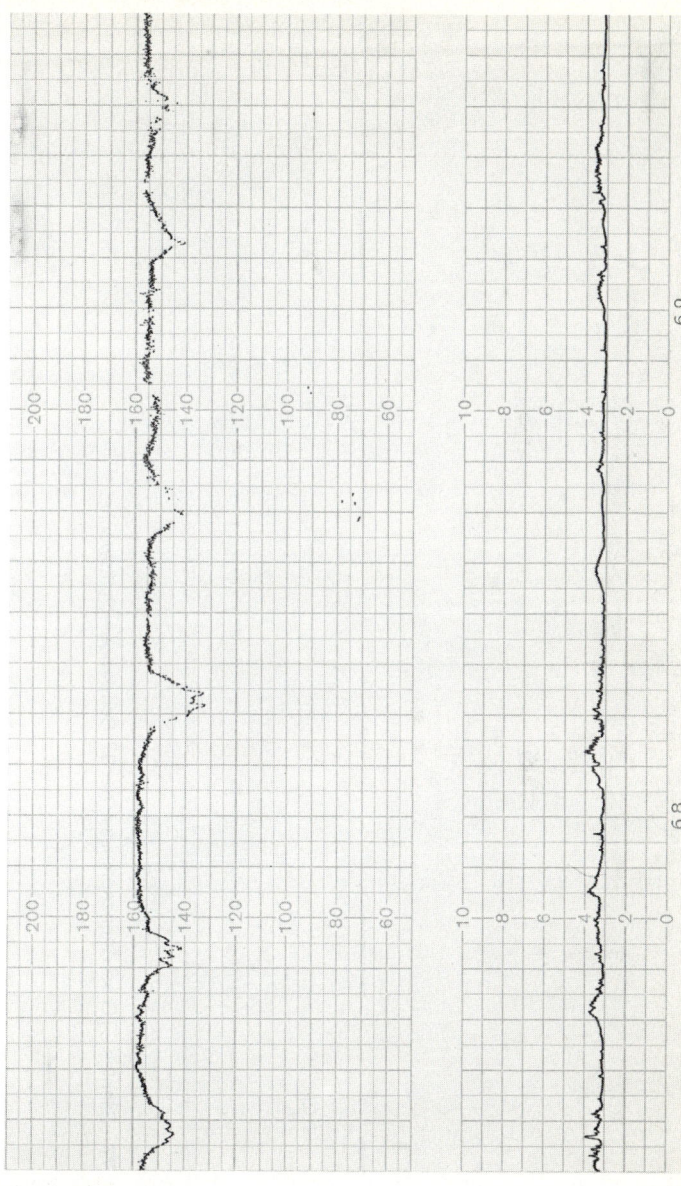

Abb. **76** Hochpathologisches CTG mit silenter FHF, fehlender Fluktuation und Spätdezelerationen bei partieller vorzeitiger Lösung der Plazenta, 32. Schwangerschaftswoche.

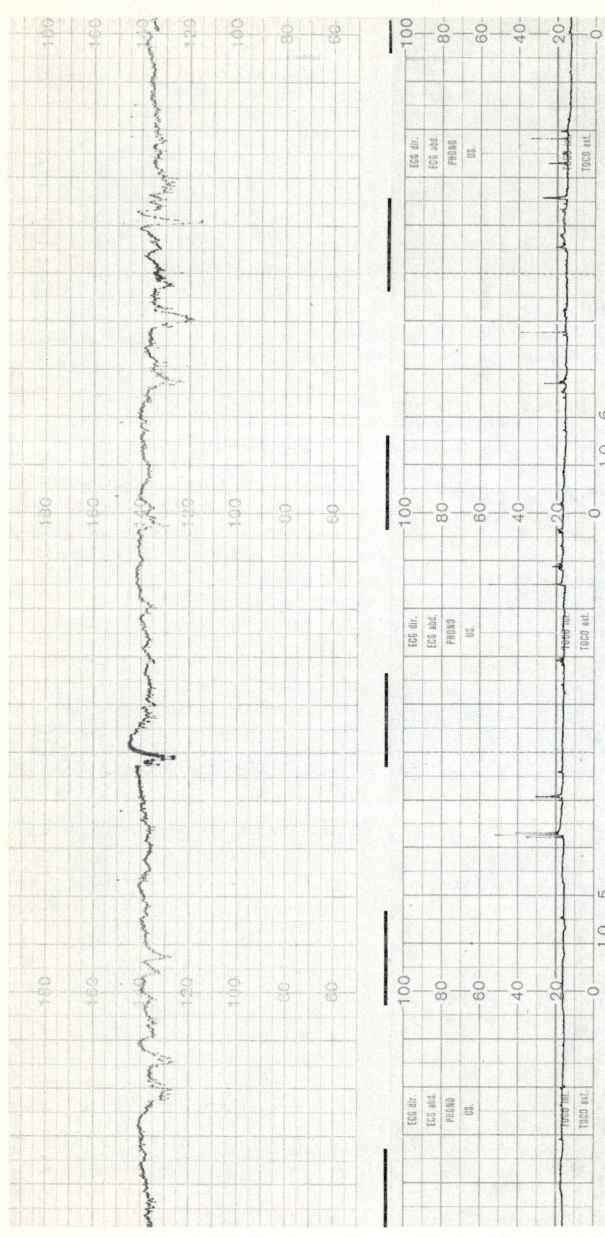

Abb. 77   Silentes CTG bei Anenzephalus in der 32. Schwangerschaftswoche.

Bei pränataler Diagnose eines Herzvitiums sollte, abhängig von der Überlebenschance, in Zusammenhang mit einem Expertenteam ein Abbruch bzw. eine Beendigung der Schwangerschaft zum günstigsten Zeitpunkt erwogen werden (HANSMANN u. Mitarb. 1985).

Oszillationsamplitude

Es ist das Verdienst HAMMACHERS, 1968 erstmals auf den klinischen Wert der Oszillationsamplitude bei der antenatalen Kardiotokographie hingewiesen zu haben (S. 92 ff.). Seither wird die Oszillationsamplitude als integraler Bestandteil in der CTG-Auswertung anerkannt.

Den **Normalfall** der antenatalen Kardiotokographie stellt als Ausdruck des intrauterinen Wohlbefindens des Fetus der *undulatorische Oszillationstyp* dar.

Eine **saltatorische FHF** läßt, solange andere Kriterien einer gestörten O_2-Versorgung des Fetus fehlen, vor allem an eine *Nabelschnuralteration* denken und gilt als kontrollbedürftiges Warnsymptom.

Findet sich bei der antenatalen Kardiotokographie eine **eingeschränkt undulatorische bzw. silente FHF-Kurve** (S. 92 ff, so muß der Befund als potentielles Hypoxiezeichen gelten, der eine weitere Differenzierung erfordert.

Ursächlich sind zunächst

– ein physiologischer Ruhezustand des Fetus oder aber
– die Wirkung an die Mutter verabreichter, zentralnervös dämpfender Medikamente

auszuschließen. Ein *Weckversuch* in Form eines äußeren oder inneren Reizes läßt bei schlafenden Feten die Einschränkung der Bandbreite oft schlagartig verschwinden (Abb. **75**).

Pharmakologische Einflüsse sind in der Regel an einer geringen Amplitube bei einer normal großen Anzahl von Nulldurchgängen zu erkennen. Bleibt die Amplitude nach dem Weckversuch bzw. Kniebeugenbelastungstest (S. 130) eingeschränkt oder silent, so muß zur weiteren Diagnostik ein Wehenbelastungstest durchgeführt werden (S. 136).

Treten wehenabhängige späte Dezelerationen hinzu, so spricht das für eine

– *fetale Hypoxie*

plazentarer Genese (Abb. **76**).

Je nach Reife, insbesondere Lungenreife des Kindes, ist eine Behandlung mit Steroiden (z. B. Celestan) zur Förderung der fetalen Lungenreife unter intensiver CTG-Überwachung oder eine baldige Schwangerschaftsbeendigung angezeigt. Um einen Eindruck über die Dringlichkeit des weiteren Vorgehens zu erhalten, ist es empfehlenswert, vor einer operativen Entscheidung zunächst eine FBA durchzuführen (GOESCHEN u. SALING 1984). In jedem Fall sollte vor dem Entschluß zur Sectio ultrasonographisch eine nicht lebensfähige Mißbildung wie z. B. ein Anenzephalus ausgeschlossen werden, da auch bestimmte Mißbildungen mit einer silenten FHF-Kurve einhergehen (Abb. **77**).

Bei normalem Ausfall des Wehenbelastungstests sind zweitägige Kontrollabstände ausreichend.

Oszillationsfrequenz

1969 haben HAMMACHER und 1973 FISCHER die Bedeutung dieses wichtigen Parameters herausgestellt und ihn der Beurteilung der vier Oszillationstypen zugeordnet.

Der Oszillationsfrequenz kommt heute eine größere Wichtung zu als der Bandbreite. Insofern ist ein Kardiotokogramm mit einer silenten oder eingeschränkten Oszillationsamplitude, aber einer hohen Zahl von Nulldurchgängen (5–12/min) prognostisch als nicht ungünstig zu bewerten. Eine große Bandbreite mit einer geringen Zahl von Nulldurchgängen (<5/min) spricht hingegen als sog. sinusoidaler Verlauf (S. 99) für eine schwere Hypoxie (Abb. **65**).

Mikrofluktuation

Mikrofluktuationen (S. 90) werden im antenatalen Kardiotokogramm bei den üblichen Registriergeschwindigkeiten selten beobachtet. Sind sie jedoch vorhanden, so gilt dieser Befund als physiologisch, da sie den normalen, ständig wechselnden Schlag-zu-Schlag-Abstand dokumentieren. Dem Verlust vorher vorhandender Mikrofluktuationen in Verbindung mit anderen suspekten CTG-Kriterien kommt eine ungünstige Prognose zu. Auch in diesen Fällen ist ein Wehenbelastungstest indiziert, der das weitere Vorgehen bestimmt.

Periodische mittelfristige FHF-Alterationen

Da regelmäßige Uteruskontraktionen in der Antenatalperiode normalerweise fehlen, kommen auch die periodischen, also die wehenabhängigen Akzelerationen und Dezelerationen im antepartualen CTG selten vor. Das Auftreten von periodischen mittelfristigen FHF-Alterationen bei verschiedenen Störungen in der Schwangerschaft kann jedoch mit Hilfe einer induzierten Wehentätigkeit provoziert werden. Auf die Bedeutung der wehensynchronen Akzelerationen und Dezelerationen wird daher im Zusammenhang mit der Besprechung des Wehenbelastungstests bzw. bei spontanen Wehen sub partu näher eingegangen (S. 136).

Sporadische Akzelerationen

Wichtig in ihrer prognostischen Aussage sind bei der unbelasteten Kardiotokographie die sporadischen Akzelerationen (Abb. **78**). Die im Zusammenhang mit Kindsbewegungen auftretenden Akzelerationen haben in den letzten Jahren große Bedeutung erlangt. Da Kindsbewegungen eine zusätzliche „Arbeit" darstellen, muß der fetale Kreislauf den verstärkten O_2-Verbrauch durch eine sympathikotone Steigerung des Herz-Minuten-Volumens decken. Dies geschieht normalerweise durch Zunahme der Herzfrequenz, die sich im CTG als Akzeleration, seltener als Tachykardie äußert. Dabei kann die FHF-Beschleunigung bezüglich Amplitude und Dauer individuell sehr unterschiedlich sein.

In jedem Falle sind sporadische Akzelerationen als prognostisch günstig anzusehen.

Fehlen Akzelerationen vor allem bei sicher nachweisbaren Kindsbewegungen, so spricht das für eine mangelhafte Anpassungsfähigkeit des fetalen Herz-Kreislauf-Systems und ist als Warnsymptom zu werten.

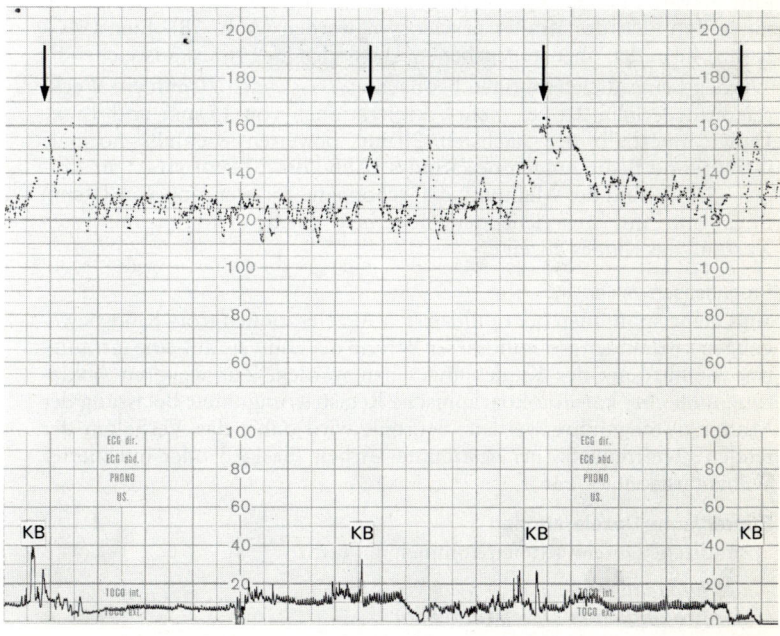

Abb. **78** Sporadische Akzelerationen (↓) im antenatalen CTG, 34. Woche. Im Zusammenhang mit Kindsbewegungen (KB) treten Akzelerationen auf. Beurteilung: normaler Befund!

Non-Streß-Test

EVERTSON u. Mitarb. (1979) haben im Zusammenhang mit sporadischen Kindsbewegungen einen sog. „Non-Streß-Test" inauguriert. Er berücksichtigt ausschließlich das Vorkommen von Akzelerationen in Abhängigkeit von spontanen oder induzierten Kindsbewegungen.

Kindsbewegungen zeigen eine zyklische Abhängigkeit von der Tageszeit mit erhöhter Aktivität am Morgen und am Abend. Diese zirkadianen Schwankungen werden als prognostisch günstig, ein Fehlen als ungünstig bewertet. Weniger als 10 von der Schwangeren im Tagesverlauf empfundene Kindsbewegungen gelten als Hinweis auf eine Störung des kindlichen Wohlbefindens (SADOVSKY u. POLISCHUK 1977). Nur ca. 38% der tatsächlich vorhandenen Kindsbewegungen werden aber von der Mutter bemerkt (SCHMIDT u. Mitarb. 1982). Im externen CTG lassen sich Kindsbewegungen zumeist gut erkennen (Abb. **78**) und eventuell vorhandenen Akzelerationen zuordnen.

Prognostisch günstig

Treten in einem Untersuchungszeitraum von 20 min 2 oder mehr spontane Akzelerationen von 15 spm und 15 sec Dauer auf, so darf auf ein gutes Befinden des Kindes geschlossen werden (Abb. **78**). Eine CTG-Kontrolle in den oben angegebenen Abständen (S. 106) ist ausreichend.

Werden keine Akzelerationen beobachtet, so ist nach 20 min ein Weckreiz erforderlich. 2 oder mehr Akzelerationen von 15 spm und 15 sec Dauer innerhalb der nächsten 20 min beweisen ebenfalls normale intrauterine Bedingungen des Kindes (Abb. **79**). MENDENHALL u. Mitarb. (1980) sind der Meinung, daß schon eine Akzeleration von 10 spm in 20 min mit ausreichender Sicherheit einen unkompromittierten Zustand des Kindes anzeigt.

Prognostisch unklar

Sind keine spontanen oder induzierten Akzelerationen trotz Kindsbewegungen vorhanden, so muß dieser Befund als Hinweis auf eine intrauterine Gefährdung des Kindes angesehen werden. Zur weiteren Abklärung muß eine kardiotokographische Registrierung unter Belastung der Mutter durchgeführt werden. Beurteilt wird dabei das Verhalten der fetalen Herzfrequenz bei bestimmter Arbeit (S. 130) oder induzierter Wehentätigkeit (S. 136).

Sporadische Dezelerationen

Sporadische Dezelerationen kommen in Form

— *des Dip 0 und*
— *der prolongierten Dezeleration vor.*

Spikes oder Dip 0 (S. 84 f), die im Zusammenhang mit kurzfristigen Nabelschnurkompressionen sowie einem fetalen Singultus beobachtet werden, stellen zumeist einen

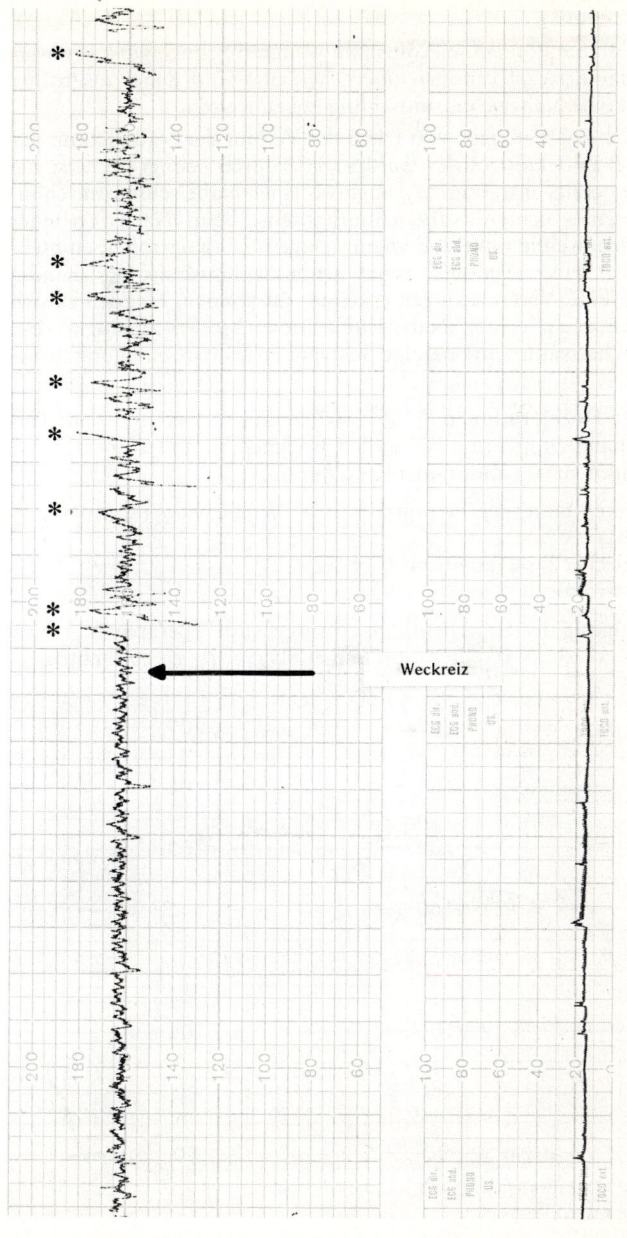

Abb. **79** Leichte fetale Tachykardie mit eingeschränkt undulatorischem Oszillationstyp. Nach Weckreiz treten Akzelerationen im Zusammenhang mit Kindsbewegungen auf (*). Beurteilung: prognostisch günstig!

harmlosen Befund

dar (Abb. **80**). Sie können allerdings im weiteren Schwangerschaftsverlauf in variable Dezelerationen übergehen und sind daher als früher Hinweis auf eine Nabelschnurumschlingung zu werten.

Heute sollte beim Auftreten von Dip 0 der Verlauf der Nabelschnur per Ultraschall-B-Bild kontrolliert werden. Hierdurch gelingt zumeist die frühzeitige, bereits intrauterine Diagnose einer Nabelschnurumschlingung bzw. eines echten Nabelschnurknotens. Beim Nachweis einer Nabelschnurumschlingung sind engmaschige CTG-Kontrollen empfehlenswert, um eine eventuell zunehmende Gefährdung des Kindes anhand von FHF-Veränderungen erkennen zu können. Handelt es sich hingegen um einen echten Nabelschnurknoten, so ist abhängig vom Schwangerschaftsalter eine baldige Schwangerschaftsbeendigung anzustreben.

Prolongierte Dezelerationen (S. 85 f) stehen im kausalen und zeitlichen Zusammenhang zu einem auslösenden Ereignis. Sie treten im antenatalen Zeitraum auf im Zusammenhang mit

— ausgeprägter materner Hypotonie (z. B. Vena-cava-Syndrom [Abb. **57**]),
— orthostatischer Dysregulation
— Dauerkontraktion.

Nach Beseitigung der Ursache durch entsprechende Therapie (S. 87) ist die Prognose dieser FHF-Alteration immer als *günstig* zu betrachten.

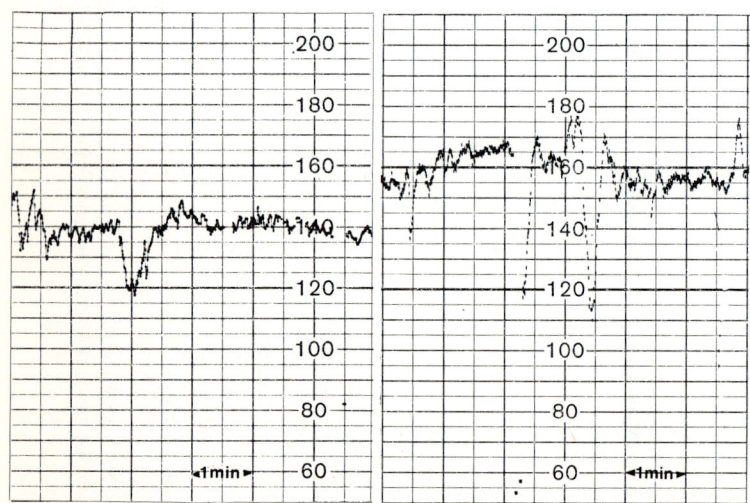

Abb. **80** Dip 0.

Konsequenzen aus der antenatalen Kardiotokographie ohne Belastung

Anhand der Ergebnisse großer geburtshilflicher Zentren läßt sich die Bedeutung der antenatalen Kardiotokographie heute folgendermaßen zusammenfassen:

Ein *normales antenatales CTG* ist Ausdruck eines unkompromittierten Zustandes des Fetus. Eine Asphyxie unter der Geburt ist in diesen Fällen nur bei 0,5 % der Kinder zu erwarten.

Je stärker die CTG-Merkmale von dem Normalbefund abweichen, desto häufiger muß mit einem beeinträchtigten fetalen Befinden gerechnet werden.

HAMMACHER (1974) hat zur Klassifizierung der Abweichung vom Normalbefund eine graduelle Einteilung in
– normal,
– suspekt,
– präpathologisch
– pathologisch

Tabelle **7**   Konsequenzen aus dem antenatalen CTG ohne Belastung der Mutter. Die Einteilung in normal, suspekt, präpathologisch und pathologisch erfolgt nach dem Hammacher-Score (S. 146).

Ergebnis	Konsequenz
a) normal	Wiederholung nach oben angegebenen Intervallen (s. Indikationsliste S. 106)
b) suspekt bis präpathologisch	Kniebeugenbelastungstest (KBT)
	KBT normal: Kontrolle nach 1 Tag, dann wie a) KBT pathologisch: wie c)
c) pathologisch	Wehenbelastungstest (WBT)
ohne Wehen	WBT normal: wie b)
mit Wehen	WBT eindeutig pathologisch (S. 141): Punktion von Fruchtwasser und Versuch einer Fetalblutanalyse*
	bei Azidose: Sectio
	bei normalem pH nach der Woche 37/0: vaginaler Entbindungsversuch (Bishop-Score <8 → vorher Zervixpriming lokal mit PG E$_2$)
	bei normalem pH vor der Woche 37/0 und L/S-Ratio <2: Lungenreifung mit Kortikoiden
	bei normalem pH, L/S-Werten >2 bzw. nach Lungenreifung und weiter pathologischem CTG: vaginaler Entbindungsversuch (Bishop-Score <8 s. o.)

* Gelingt die FBA nicht, so ist abhängig von der Überlebenschance bzw. der Ausprägung der CTG-Veränderungen zu entscheiden, ob weiter zugewartet oder eine Sectio durchgeführt werden sollte.

empfohlen und zur Bestimmung des jeweiligen Befundes einen Score entwickelt. Die diesen Begriffen zuzuordnenden Symptome sind auf S. 147 ff zusammengestellt. Unter Verwendung dieser Terminologie können sich bei der antenatalen Kardiotokographie unterschiedliche Konsequenzen ergeben, die in Tab. **7** zusammengefaßt sind.

Kardiotokographie unter Belastung

Aufgrund der Erfahrungen, daß bei einer hochgradigen Plazentainsuffizienz das Kind unter den ersten Wehen absterben kann, zum anderen bei noch kompensierter Plazentainsuffizienz eine provozierte Belastung der Mutter den Grad der kindlichen Gefährdung abschätzen läßt, ist die Belastungskardiotokographie in die klinische Routine aufgenommen worden. Beurteilt wird dabei das Verhalten der FHF bei bestimmten Belastungen, die in Arbeit der Schwangeren oder in induzierter Wehentätigkeit bestehen kann.

Als **Indikation** für den Belastungstest ergeben sich:

- unklare, bei der unbelasteten Registrierung erhobene CTG-Befunde, die am fetalen Wohlergehen Zweifel aufkommen lassen,
- weitere Hinweissymptome auf eine intrauterine Gefährdung (z.B. niedrige HPL- bzw. Östriolwerte, Wachstumsretardierung usw.), die im CTG ohne Belastung „noch" keine Veränderungen zeigen.

Belastungskardiotokographie in der Praxis

1961 haben HON u. WOHLGEMUTH einen Exercise-Test und 1971 STEMBERA einen Steptest beschrieben, durch die über eine standardisierte Kreislaufbelastung der Mutter in Form des Treppensteigens eine passagere uterine Minderdurchblutung hervorgerufen wurde. Eine im Anschluß registrierte fetale Dezeleration bzw. Bradykardie war beweisend für eine Einschränkung der plazentaren Leistungsreserve.

Kniebeugenbelastungstest

SALING (1979) hat eine für den Routinebetrieb vereinfachte Form des Steptests, den sog. Kniebeugenbelastungstest, vorgeschlagen.

Er läßt nach einer 10 min langen Vorregistrierung der FHF die Patientin solange Kniebeugen ausführen, bis eine leichte Dyspnoe auftritt. In der Regel sind dazu 10–15 Kniebeugen notwendig. Während der körperlichen Belastung bleiben Wehen- und Herzschlagtransducer am Abdomen der Patientin festgeschnallt.

Durch diese Belastung kommt es zu einer kurzfristigen Minderdurchblutung des Uterus, was bei normalen fetalen und maternalen Verhältnissen keine Änderung der FHF zur Folge hat. Der Test gilt daher als normal, wenn unter der Belastung keine Dezeleration auftritt. Ist hingegen eine Dezeleration zu erkennen (Abb. **81**), so spricht dieser Befund für eine aktuell hervorgerufene Gefährdung des Kindes infolge provozierter Minderdurchblutung der Plazenta.

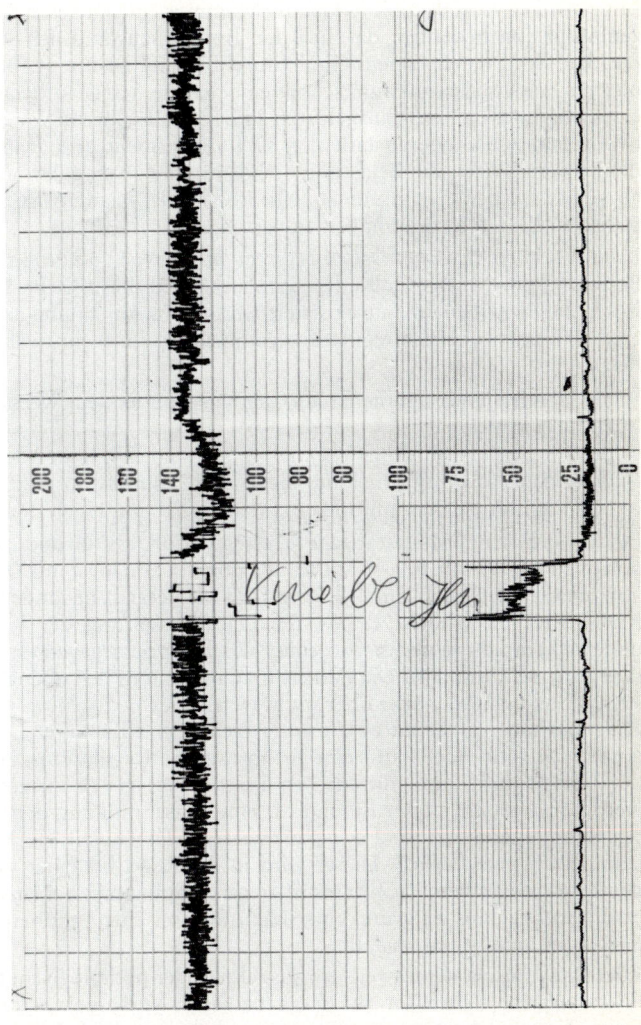

Abb. **81**   Kniebeugenbelastungstest (nach *Saling*). Unmittelbar nach 10 Kniebeugen tritt eine Dezeleration auf. Beurteilung: positiv!

Bei suspektem Befund, schlechter Registrierung und in Zweifelsfällen muß der Test mit mindestens 3 Belastungen in 5- bis 10minütigen Abständen wiederholt werden. Wenn nach jeder oder nach zwei Dritteln der erfolgten Kniebeugen Dezelerationen zu erkennen sind, spricht das für eine aktuell hervorgerufene Gefährdung des Kindes (Abb. **82**).

Ein positiver Ausfall muß jedoch nicht immer eine eingeschränkte Plazentafunktion bedeuten, da auch der Trainingszustand der Schwangeren den Grad der uterinen Minderdurchblutung bestimmt. Bei untrainierten Schwangeren kann schon eine leichte Kreislaufbelastung zu einem hämodynamisch ausgelösten FHF-Abfall führen. Vor allem bei hypotonen Schwangeren fällt der KBT oft suspekt aus, insbesondere dann, wenn durch die Belastung orthostatische Dysregulationen (S. 8) ausgelöst werden (GOESCHEN u. Mitarb. 1984). Insofern ist bei einem positiven KBT folgendermaßen zu verfahren:

Diagnose einer orthostatischen Dysregulation: Vor und direkt nach der Belastung der Mutter sollte der systolische und diastolische Blutdruck sowie die Pulsfrequenz mitregistriert werden. In Anlehnung an BELZ ist eine orthostatische Fehlregulation wahrscheinlich, wenn während der Belastung

— die Herzfrequenz um mehr als 20 spm gegenüber dem Wert im Liegen zunimmt oder
— der systolische Blutdruck um mehr als 10 mm Hg sinkt oder
— der diastolische Blutdruck um mehr als 15 mm Hg ansteigt oder
— sich die Blutdruckamplitude um mehr als 20 mm Hg verkleinert.

Findet sich eine orthostatische Dysregulation als Grund für einen positiven KBT (Abb. **83**), so sollte die Patientin zunächst mit Dihydroergotamin (z. B. täglich 2mal 2,5 mg DETMS retard) behandelt werden (GOESCHEN u. Mitarb. 1984). Eine Normalisierung des KBT unter dieser Therapie innerhalb von einer Woche spricht gegen eine plazentare Störung (Abb. **84**). Die Patientin kann dann in den obengenannten Abständen (S. 106) weiter überwacht werden.

Diagnose einer plazentaren Störung: Bleibt der KBT unter Dihydroergotamin positiv oder kann eine orthostatische Regulationsstörung bei der Überprüfung des mütterlichen Blutdruckes gleich ausgeschlossen werden, so spricht dieser Befund für eine Einschränkung der plazentaren Reservekapazität, und es ist zur weiteren Diagnostik ein Wehenbelastungstest erforderlich. Dieser wird in der Regel bei einer vorhandenen respiratorischen Plazentainsuffizienz pathologisch, bei einem falsch positiven Ergebnis aufgrund einer hämodynamischen uterinen Minderdurchblutung normal ausfallen.

Allerdings spricht keineswegs ein suspekter oder pathologischer Wehenbelastungstest sicher für die Existenz einer Versorgungsstörung des Fetus. Eine solche Diagnostik gestattet lediglich die Selektion erhöht gefährdeter Kinder.

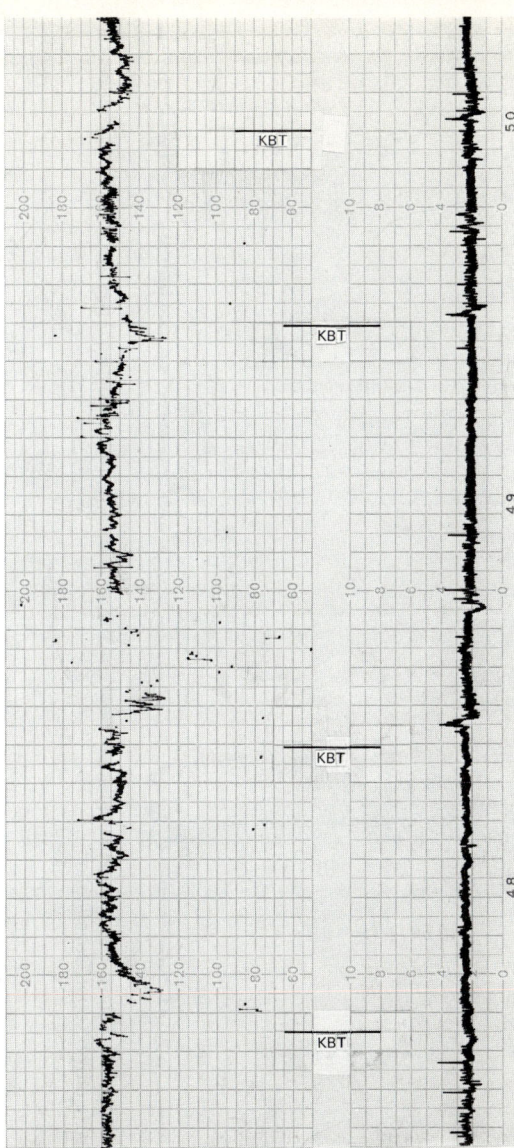

Abb. **82** Positiver Kniebeugenbelastungstest! Nach jeder Belastung treten Dezelerationen auf.

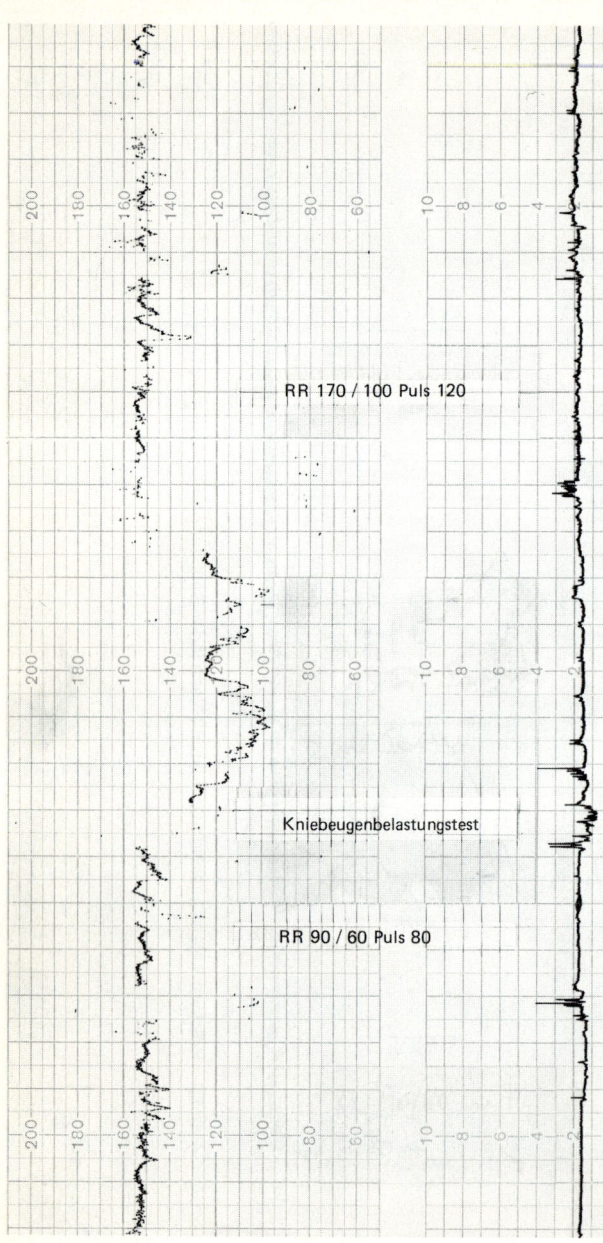

Abb. **83** Hypotone Schwangere mit orthostatischer Reaktion (hypertoner Typ) in der Woche 29/0: schon nach zwei Kniebeugen kommt es zur prolongierten Dezeleration.

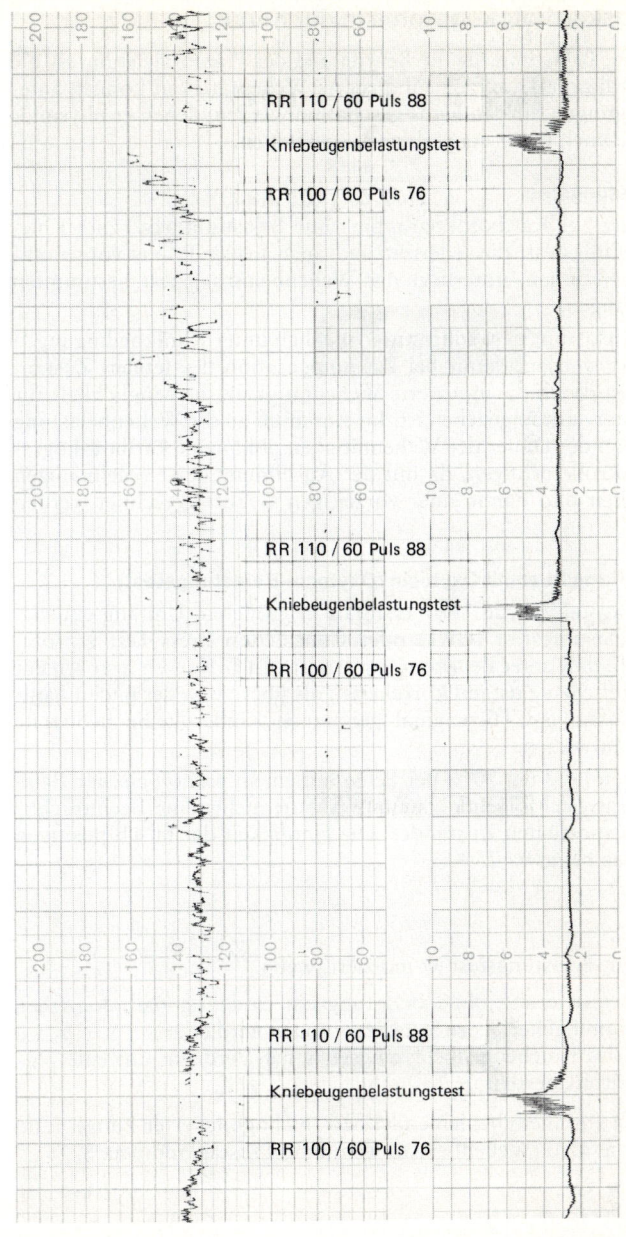

RR 110 / 60 Puls 88

Kniebeugenbelastungstest

RR 100 / 60 Puls 76

RR 110 / 60 Puls 88

Kniebeugenbelastungstest

RR 100 / 60 Puls 76

RR 110 / 60 Puls 88

Kniebeugenbelastungstest

RR 100 / 60 Puls 76

Abb. **84** Dieselbe Patientin wie in Abb. 82 nach Behandlung mit Dihydroergotamin. Beurteilung: normaler Kniebeugenbelastungstest!

Belastungskardiotokographie in der Klinik

Die adäquate Belastung für die Beurteilung der Plazentaleistung ist die Uteruskontraktion. Durch eine induzierte Wehentätigkeit können antenatal Bedingungen für den Fetus geschaffen werden, denen er physiologischerweise auch unter der Geburt ausgesetzt ist.

Wehenbelastungstest

Im Gegensatz zur Kardiotokographie ohne Belastung bzw. zum Kniebeugenbelastungstest, die jederzeit und auch in der Praxis vorgenommen werden können, unterliegt der Wehenbelastungstest bestimmten Einschränkungen.

Der Wehenbelastungstest sollte ausschließlich unter Klinikbedingungen durchgeführt werden, damit bei Dekompensation des fetalen Zustandes, ausgelöst durch die induzierte Wehentätigkeit, die Möglichkeit zur schnellen Intervention gegeben ist. Im Anschluß an die Wehenbelastung sollte eine von der Dauer der Wehentätigkeit abhängige kardiotokographische Kontrolle erfolgen, da mit der Ausbildung einer regelmäßigen Wehentätigkeit und damit einer vorzeitigen Geburt gerechnet werden muß.

Wehenbelastungstest mit Oxytocin (Oxytocin-Belastungstest)

Von HAMMACHER wurde 1967 erstmals in größerem Umfang ein sog. Oxytocin-Belastungstest (OBT) oder Contraction-stress-Test erprobt. Es zeigte sich, daß unter Belastung registrierte CTG-Kurven insofern gut mit dem kindlichen Zustand korrelieren, als über 90 % der nach unauffälligem Belastungs-CTG vaginal geborenen Kinder keine neonatale Depression aufwiesen.

Andererseits tolerierten 70 % der Feten mit einem pathologischen Belastungstest eine nachfolgende vaginale Geburt nicht ohne Beeinträchtigung des postpartualen Zustandes. Die Häufigkeit der falsch positiven Ergebnisse lag bei etwa 25 %.

Indikation

Der Oxytocin-Belastungstest ist indiziert, wenn

– bei der Registrierung ohne Belastung ein eindeutig pathologischer Befund (Hammacher-Score S. 146 f) erhoben wird oder
– aufgrund des Kniebeugenbelastungstests der Verdacht auf eine plazentare Störung besteht (S. 130).

Er eignet sich vor allem bei fehlender bzw. nicht gesicherter Lungenreife vor der Woche 37/0 (Wehenbelastungstest mit Prostaglandinen; S. 138).

Kontraindikation

Überflüssig und sogar gefährlich ist der Oxytocin-Belastungstest, wenn bereits ohne Oxytocingabe CTG-Veränderungen auf eine Beeinträchtigung des Fetus hinweisen. Eine zusätzliche Steigerung der Kontraktionskraft kann u. U. schnell zur Dekompensation führen. In diesem Zusammenhang ist es vor allem wichtig, Oxytocinüberstimulierungen zu vermeiden.

Da die externe Wehenschreibung wenig Auskunft über die Kontraktionsamplitude sowie einen Basaltonusanstieg gibt, kann die Entscheidung, ob ein diagnostizierter pathologischer Befund durch eine eingeschränkte Reservekapazität der Plazenta oder durch eine uterine Überstimulierung bedingt ist, schwierig sein. Bei derart fraglichem Ausfall muß die Oxytocinstimulierung evtl. unter tokolytischer Medikation unterbrochen werden. Der Test ist nach Sistieren der Wehentätigkeit zu wiederholen.

Als weitere Kontraindikationen für einen OBT gelten:

— *drohende Frühgeburt,*
— *Placenta praevia,*
— *Querlage.*

Praktische Durchführung

Die Durchführung des OBT ist einfach und ohne größeren Aufwand möglich

— Zunächst wird über 15 min ein unbelastetes CTG aufgezeichnet.

Dieses Basis-Kardiotokogramm läßt am wehenlosen Uterus schon eine wichtige Aussage zu. Treten nämlich eingeschränkt undulatorische oder silente FHF-Muster auf, so muß durch einen Weckreiz ein Schlafzustand des Kindes ausgeschlossen werden.

— Die Registrierung sollte zur Vermeidung eines Vena-cava-Syndroms in Seitenlage erfolgen.
— Nach 15 min unbelasteter Registrierung wird in abgestufter, ansteigender Dosierung über eine Infusionspumpe Oxytocin infundiert.

Die Infusionslösung besteht aus 5 E Oxytocin auf 500 ml physiologischer Kochsalzlösung oder Lävuloselösung. Beginnend mit 1 Tropfen/min = 0,5 mE/min wird die Dosis alle 10 min um 0,5 mE/min gesteigert, bis regelmäßige Kontraktionen auftreten. Die maximale Infusionsgeschwindigkeit liegt bei 10 mE/min.

— Nach 30 min CTG-Registrierung unter regelmäßigen Kontraktionen kann die Oxytocinapplikation beendet werden.
— Die Kontrolle der fetalen Herztöne wird bis zum völligen Sistieren der Wehen, mindestens aber 30 min fortgesetzt.
— Die Patientin sollte anschließend noch eine halbe Std. Ruhe einhalten.

Weheninduktion durch Brustmassage bzw. Stimulation einer Brustwarze

Schon lange ist bekannt, daß Stillen im Wochenbett über eine Oxytocinausschüttung zu einer guten Rückbildung des Uterus führt. Auch in der Schwangerschaft läßt sich durch Massage der Brust eine Oxytocinausschüttung erreichen (DRUZIN u. Mitarb. 1983).

Diese physiologischen Zusammenhänge erklären, warum auch eine Stimulation der Brust zur Weheninduktion verwendet werden kann. Vor allem amerikanische Gynäkologen haben gezeigt, daß eine Brustmassage zu gleich guten Ergebnissen führen kann wie eine Oxytocininfusion (CAPELESS u. MANN 1983). Allerdings liegt die Erfolgsquote, d.h. daß drei Kontraktionen von mindestens 40 sec Dauer in 10 min auftreten, nach Brustmassage nur bei ca. 50% (SILVERMAN u. Mitarb. 1982). Sowohl durch die von der Frau selbst durchgeführte Massage der ganzen Brust als auch durch eine Stimulation der Brustwarze lassen sich Wehen induzieren. Die Zeit bis zum Auftreten von Wehen beträgt allerdings durchschnittlich 50 min (CAPELESS u. MANN 1983).

Da es auch bei dieser Art der Wehenbelastung zur Dekompensation kommen kann, sollte dieser Test nur unter Klinikbedingungen erfolgen (Abb. **85**).

Wehenbelastungstest mit Prostaglandin-Gel

In Terminnähe, wenn Zeichen einer erhöhten intrauterinen Gefährdung vorliegen und deshalb eine vorzeitige Schwangerschaftsbeendigung in

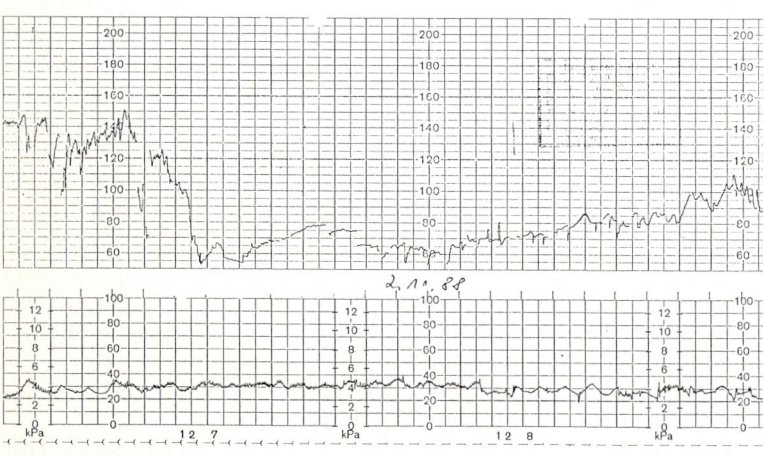

Abb. **85** Auftreten einer unbemerkt langanhaltenden Bradykardie nach 10minütiger Brustmassage.

Betracht kommt, führen wir einen anderen Wehenbelastungstest durch (GOESCHEN u. SALING 1982, GOESCHEN 1983). Zu diesem Zeitpunkt muß eine Substanz als besonders geeignet angesehen werden. Die einerseits zur Beurteilung der plazentaren Reservekapazität leichte Wehen erzeugt und andererseits gleichzeitig die Zervixreifung stimuliert.

Niedrig dosiertes, intrazervikal appliziertes PGE_2 in einem hochviskösen Medium erfüllt diese Bedingungen, so daß seine Verwendung bei lebensfähigem Kind mit Zeichen einer beginnenden Gefährdung Vorteile gegenüber dem Oxytocin mit sich bringt. Nach PGE_2-Gel-Gabe in einer Dosierung von 0,4 mg treten bei nahezu allen Patientinnen innerhalb der nächsten 10 min Uteruskontraktionen auf (Abb. **86**), die bei etwa 85% als unkoordinierte Wehen mit vorwiegend geringer Drucksteigerung und einer Frequenz von 5−10 pro 10 min imponieren. Bei etwa 15% treten regelmäßige Wehen auf (GOESCHEN u. SALING 1982). Durch die lokale Prostaglandingabe kommt es nämlich zu einem Anstieg der mütterlichen Oxytocinspiegel in einen Bereich, der physiologischerweise auch bei spontanen Geburtsvorgängen angetroffen wird (GOESCHEN 1982).

Indikation

Der Wehenbelastungstest mit PGE_2-Gel sollte nur beim reifen Kind, also ab der Woche 37/0 bzw. bei sicher nachgewiesener Lungenreife angewendet werden, da es infolge Zervixreifung zur Geburt kommen kann. Gerade dieser Effekt ist beim reifen Kind aber aus folgenden Gründen erwünscht:

Ein *pathologischer Ausfall des Wehenbelastungstests* spricht für eine mögliche Gefährdung des Kindes, also für eine Hypoxie. Da sich aber bei einem pathologischen Wehenbelastungstest nur in knapp 10% eine Azidose findet (GOESCHEN u. SALING 1984), darf die Sectioindikation nicht allein aufgrund des CTG gestellt werden.

Die Abgrenzung der tatsächlich gefährdeten von den nicht gefährdeten Kindern gelingt nur durch eine Fetalblutuntersuchung. Um diese durchführen zu können, muß die Zervix mindestens fingerdurchgängig sein. Durch die PGE_2-Gel-Gabe wird eine entsprechende Zervixreifung aber oft schon im Verlauf des Wehenbelastungstests erzielt, so daß bei Auftreten von variablen bzw. späten Dezelerationen eine Fetalblutanalyse sofort möglich ist. Beim pathologischen Oxytocin-Belastungstest wird die fehlende Zervixdilatation oft keine FBA zulassen, so daß hier in einem hohen Prozentsatz unnötige Schnittentbindungen durchgeführt werden müßten, um 10% der tatsächlich gefährdeten Kinder retten zu können.

Mit Hilfe des Prostaglandin-Belastungstests lassen sich also unnötige Schnittentbindungen vermeiden, da bei pathologischem Ausfall und

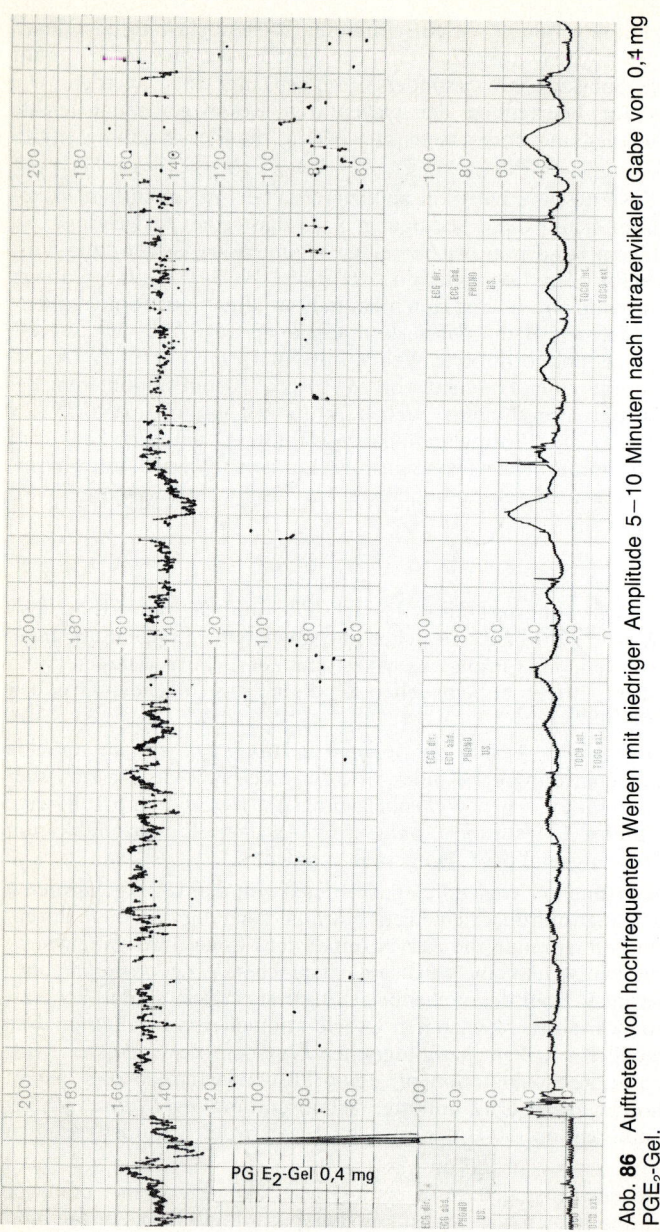

PG E₂-Gel 0,4 mg

Abb. **86** Auftreten von hochfrequenten Wehen mit niedriger Amplitude 5–10 Minuten nach intrazervikaler Gabe von 0,4 mg PGE₂-Gel.

normalen pH-Werten ein vaginaler Entbindungsversuch in über 80 % gelingt (GOESCHEN u. SALING 1984).

Treten *beim Wehenbelastungstest keine variablen oder späten Dezelerationen auf,* so wird dennoch zumeist das pathologische CTG-Muster, das zum Wehenbelastungstest Anlaß gab, weiter fortbestehen. Um nicht eine Verschlechterung des kindlichen Zustandes zu übersehen, sind häufige CTG-Kontrollen und eventuell ein erneuter Wehenbelastungstest erforderlich.

Keinesfalls sollte solange gewartet werden, bis eine tatsächliche Gefährdung des Kindes, also eine Azidose vorliegt. Auch bei normalem Ausfall des Wehenbelastungstests bedeutet eine Zervixreifung mit der Möglichkeit, die Geburt bei Verschlechterung des CTG-Befundes einleiten zu können, eine wichtige therapeutische Maßnahme.

Konsequenzen bei Wehenbelastungstests

Das Belastungs-CTG kann in Analogie zum unbelasteten nach dem Hammacher-Score (S. 146 ff) ausgewertet werden, wobei normale von suspekten, präpathologischen und pathologischen Zuständen zu unterscheiden sind.

Generell können die Ergebnisse bei einem Oxytocin-Belastungstest in *vier Gruppen* eingeteilt werden:

Normal: Im Kardiotokogramm zeigt sich ein undulatorischer Oszillationstyp mit sporadischen Akzelerationen bei Kindsbewegungen. Die Basalfrequenz liegt zwischen 120 und 160 spm.

Pathologisch (Abb. **87, 88**): bei mehreren bzw. der überwiegenden Zahl der Wehen treten eindeutige Spätdezelerationen oder variable Dezelerationen mit prognostisch ungünstigen Zusatzkriterien (S. 82) auf. Der Oszillationstyp ist eingeschränkt oder silent, die Zahl der Nulldurchgänge liegt unter 2/min. Akzelerationen im Zusammenhang mit Kindsbewegungen fehlen.

Verdächtig: Die Grundfrequenz liegt über 160 spm bzw. unter 120 spm. Spätdezelerationen sind nur vereinzelt zu beobachten und verschwinden bei weiteren Wehen wieder. Außerdem gehören die variablen Dezelerationen ohne Zusatzkriterien als Ausdruck einer Nabelschnurkompression in diese Gruppe (S. 81). Der Oszillationstyp kann normal, eingeschränkt undulatorisch oder saltatorisch sein. Akzelerationen bei Kindsbewegungen können fehlen.

Nicht beurteilbar: Überstimulierung mit einer Wehenfrequenz von 5 und mehr Wehen innerhalb von 10 min und/oder einer Wehendauer von über 90 sec erschwert die Beurteilung und macht, falls nicht andere Parameter zu früheren Kontrollen zwingen, eine Wiederholung nach 12–24 Std. notwendig. Treten bei der Überstimulierung keine Spätdezelerationen auf, so ist der Test als normal anzusehen. Auch technische

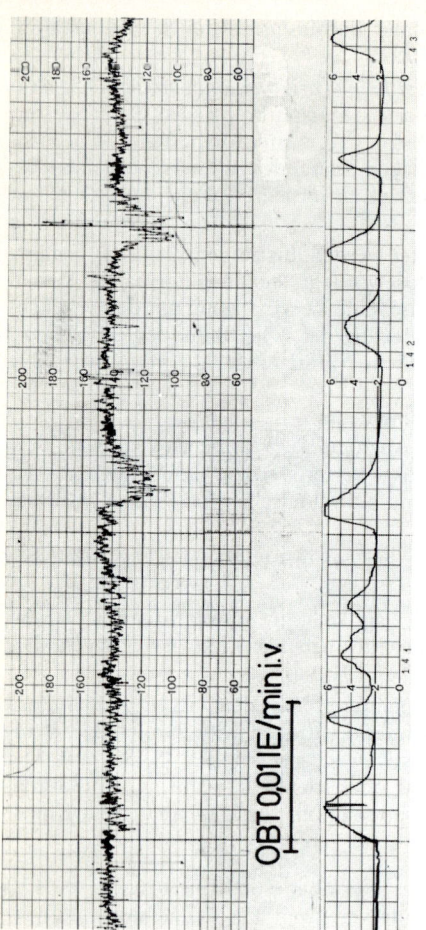

Abb. **87**   Originalbeispiel eines pathologischen Oxytocin-Belastungstestes. 36jährige Erstpara mit EPH-Gestose, 14 Tage vor dem errechneten Termin.

Mängel können die Interpretierbarkeit einer CTG-Kurve unmöglich machen.

Variable oder späte Dezerationen im Zusammenhang mit spontanen oder induzierten Wehen sind also in jedem Fall als Hinweis auf eine aktuelle fetale Versorgungsstörung zu werten und bedürfen je nach

Tabelle **8**   Konsequenzen aus dem Wehen-Belastungstest

Ergebnis	Konsequenz
a) normal	Kniebeugenbelastungstest einmal pro Tag 3 Tage lang, dann nach o.g. Intervallen (S. 106)
b) suspekt, nicht beurteilbar	Kontrolle des Wehenbelastungstests (WBT) nach 12–24 Std.
	normal: wie a) pathologisch: wie c)
c) verdächtig, präpathologisch, pathologisch	Punktion von Fruchtwasser und Versuch einer Fetalblutanalyse*
	bei Azidose: Sectio
	bei normalem pH nach der Woche 37/0: vaginaler Entbindungsversuch (Bishop-Score $<8 \rightarrow$ vorher Zervixpriming lokal mit PGE_2)
	bei normalem pH vor der Woche 37/0 und L/S-Ratio <2: Lungenreifung mit Kortikoiden
	bei normalem pH, L/S-Werten >2 bzw. nach Lungenreifung und weiter pathologischem CTG: vaginaler Entbindungsversuch (Bishop-Score <8 s.o.)

* Gelingt die FBA nicht, so ist abhängig von der Überlebenschance bzw. der Ausprägung der CTG-Veränderungen zu entscheiden, ob weiter zugewartet oder eine Sectio durchgeführt werden sollte.

Form, Häufigkeit und Ausmaß (s. Zusatzkriterien S. 82) einer weiteren diagnostischen Abklärung. Nur in seltenen, sehr dringlichen Fällen ist sofort eine Schnittentbindung indiziert. Oft genügt es, die Tendenz der Herzfrequenzmuster weiter zu verfolgen. Nicht selten kommt es unter einer leichten Wehentätigkeit zur Normalisierung des CTG. Bei Verschlechterung des Befundes sollte vor einer Entscheidung zur Sectio zunächst eine Fetalblutanalyse durchgeführt werden. Auf diese Weise lassen sich zumeist zwei Vorteile erzielen:

1. Nur in ca. 10 % findet sich eine Azititätssteigerung beim Fetus (GOESCHEN u. SALING 1984), so daß eine Schnittentbindung indiziert ist. In den anderen Fällen kann man, falls erforderlich, eine medikamentöse Induktion der Lungenreife beginnen, die durch den artifeziellen Blasensprung noch gefördert wird.
2. Man hat bei diesem Vorgehen die Möglichkeit, durch lokale Prostaglandingabe die Chance für eine vaginale Geburt beträchtlich zu verbessern.

Die Gefahr einer aszendierenden Infektion nach Blasensprengung läßt sich für die vorgesehene kurze Zeit von wenigen Tagen durch eine lokale PVP-Jod-Gabe (SALING 1978) stark reduziert.

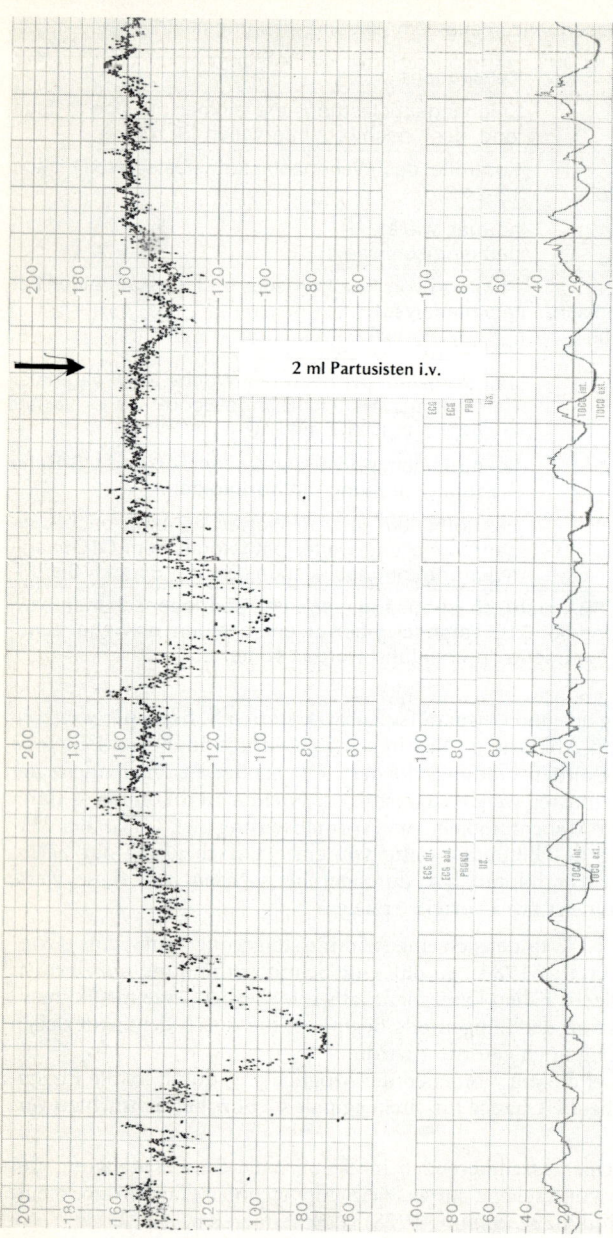

2 ml Partusisten i.v.

Abb. **88**   Pathologischer Wehenbelastungstest nach intrazervikaler Gabe von 0,4 mg PGE₂-Gel.

Vor jedem Entschluß zur Sectio sollten unbedingt ultrasonographisch schwere Mißbildungen des Kindes ausgeschlossen sein.

Bei normalem Wehenbelastungstest ist zunächst täglich, dann wieder in den oben angegebenen Intervallen (S. 106) ein CTG abzuleiten (Tab. **8**).

CTG-Scores

In den letzten Jahren sind eine Reihe von Scores, Indizes bzw. Schemen ausgearbeitet worden, mit deren Hilfe die Beurteilung von Kardiotoko-grammen erleichtert und für die statistische, wissenschaftliche Auswertung systematisiert werden soll. Diese Scores sind insofern ähnlich aufgebaut, als sie den verschiedenen normalen und suspekten Merkmalen Punkte zuordnen, die zu einem Gesamtergebnis addiert werden. Ab einer bestimmten Punktezahl ist mit einer fetalen Gefährdung zu rechnen.

Die Benutzung eines derartigen Scores ist aus zweierlei Gründen vorteilhaft:

1. verpflichtet seine Anwendung den Untersucher, eine CTG-Kurve systematisch zu analysieren und zu beurteilen,
2. besteht mit der Quantifizierung vom CTG die Möglichkeit, das Ergebnis mit anderen numerischen Werten (pH usw.) zu korrelieren.

Für die Praxis haben sich vor allem die folgenden drei CTG-Scores als hilfreich erwiesen:

— Beurteilungsschema nach *Kubli,*
— *Hammacher*-Score,
— *Fischer*-Score.

Während das *Kubli-Schema und der Fischer-Score für die Bewertung der antenatalen Kardiotokographie* angegeben sind, kann der *Hammacher-Score ante- und intranatal* Verwendung finden.

Semiquantitatives Beurteilungsschema nach Kubli

Kubli (1971) hat folgende CTG-Parameter zur Bewertung eines antenatalen CTG herangezogen:

— *späte Dezelerationen,*
— *Bandbreite.*

Das semiquantitative Beurteilungsschema mißt den Grad der fetalen Beeinträchtigung an dem Vorkommen dieser Merkmale in einem bestimmten Zeitraum:

antepartual	Parameter	Häufigkeit		
		≧ 25%	≦ 50%	≧ 75%
mit Wehen	Spätdezeleration	+	++	+++
	Bandbreite <5 spm	+	++	+++
	Bandbreite <10 spm	−	+	+
ohne Wehen	Bandbreite <5 spm	+	+++	++++
	Bandbreite <10 spm	−	+	++

Abb. **89** Semiquantitatives Beurteilungsschema pathologischer Herzfrequenzveränderungen im antenatalen Phonokardiogramm (nach *Kubli*). Beurteilt werden im wehenlosen CTG die Bandbreite, bei spontanen oder induzierten Wehen zusätzlich das Vorkommen von Spätdezelerationen, bezogen auf die prozentuale Häufigkeit während einer Registrierdauer von 30 min.

Je nachdem, ob eines der beiden Kriterien während einer Registrierdauer von 30 min über eine Zeit von 7,5 min, 15 min oder 22,5 min pathologisch ist, nimmt die Zahl der Kreuze und damit das Ausmaß der fetalen Gefährdung zu (Abb. **89**).

Ohne Wehen reicht die Skala von *0−5 Kreuzen,* bei Vorliegen von spontanen oder durch einen Wehen-Belastungstest induzierten *Wehen von 0−6 Kreuzen.*

Hammacher-Score

HAMMACHER u. Mitarb. haben 1974 einen CTG-Score angegeben, der bis auf das Merkmal Akzeleration alle anderen kurz-, mittel- und langfristigen FHF-Alterationen zusammenfaßt (Abb. **90 a, 90 b**). Dieser Score erlaubt eine zuverlässige Beurteilung sowohl des antenatalen als auch des intranatalen Zustandes des Fetus. Bewertet werden in einem 30-min-CTG die drei Komponenten:

− *Baseline,*
− *Floatingline,*
− *Fluktuation.*

Die **Baseline (BL)** erfaßt, unabhängig von vorübergehenden Akzelerationen und Dezelerationen, bradykarde bzw. tachykarde Frequenzveränderungen.

Der **Floatingline (FL)** werden die unterschiedlichen Dezelerationen (Dip 0, Dip I, Dip II, variable Dezelerationen und prolongierte Dezeleration) zugeordnet.

Die **Fluktuation oder Oszillation (OT = Oszillationstyp)** geht als dritter und wichtigster Parameter in den Score ein, wobei die vier

Score zur Auswertung von 30 CTG-Minuten

Punkte	Baseline = BL	Floatingline = FL	Fluktuation = Oszill. Typ = OT
6	61 > 90% BL kongruent mit FL bei 100% Oa (kein Atropin etc.)	63 und/oder 100% FL kongruent mit 100% Oa - IIIa	67
5	51 < 80 > 10'	53 100% Dip II	57 > 90% Oa - IIIa (Weckversuch neg.)
4	41 < 80 > 3'	43 ≥ 2 schw. var. Dez.	47 > 60% Oa - IIIa
3	31 >180 >30'	35 ≥5 variable Dez. 34 1 schw. var. Dez. 33 Dip II (?)	38 OT nicht auswertbar 37 >30% Oa - IIIa
2	22 >180 >10' 21 <100 >10'	25 ≥ 5 Dip O 24 ≥ 5 Dip I 23 ≥ 2 var. Dez.	28 > 50% IIIb - IIIc 27 > 90% Ob - Oc
1	12 >160 >10' 11 <120 >10'	16 ≥ 3 Dip O 15 ≥ 3 Dip I 14 1 var. Dez. 13 Vena cava Syndr.	17 <50% IIb
0	01 120 - 160	04 ≤ 2 Dip O 03 ≤ 2 Dip I	07 > 50% IIb

(★=Identifikationszahl für jedes Merkmal)

CTG - Score :	normal	suspekt	präpathologisch	pathologisch
	0	3	5	8
	1	4	6	9
	2		7	10
				11
				≥12

Abb. **90a**   Hammacher-Score. Score, der die Merkmale Baseline, Floatingline und Fluktuation berücksichtigt zur Auswertung von 30 CTG-Minuten.

Oszillationstypen (silent, eingeengt undulatorisch, undulatorisch und saltatorisch) mit drei Variationen der Oszillationsfrequenz (≤ 2/min, $> 2 - < 6$/min, ≥ 6/min) kombiniert werden (Abb. **90b**).

Für die drei Hauptkomponenten können jeweils $0-6$ Punkte vergeben werden, so daß eine Gesamtsumme von $0-18$ resultiert.

Praktische Anwendung

Baseline-Kriterien

Die linke Zahl in dem Schema bezieht sich immer auf das Frequenzniveau der Baseline.

Die rechte Zahl gibt die Zeitdauer in min an, in der die Baseline das angegebene Frequenzniveau über- oder unterschreitet.

Im einzelnen müssen für die Vergabe der Baselinepunkte folgende Kriterien erfüllt sein:

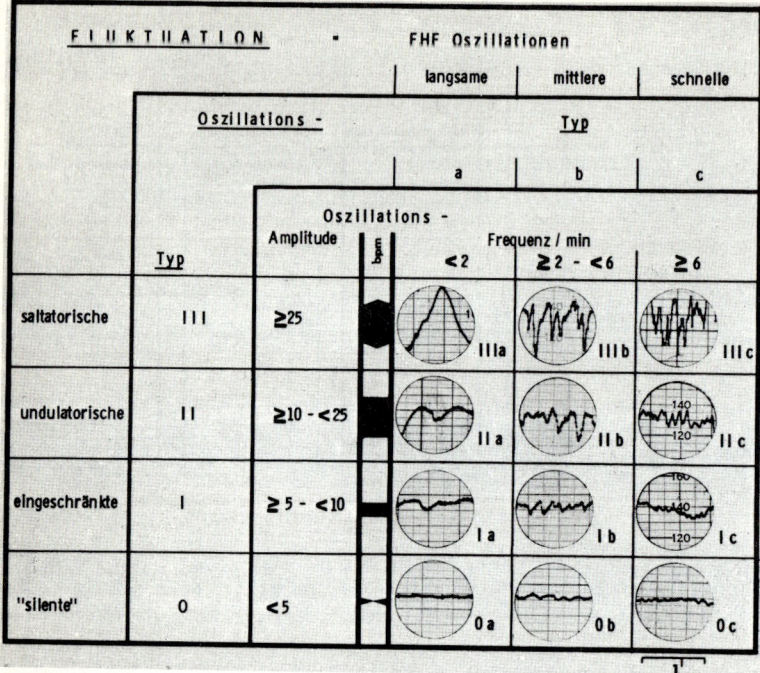

Abb. **90 b**   Kriterien zur Vergabe der Punkte für die Fluktuation (nach *Hammacher*).

Für *0 Punkte* verläuft die BL während der zu bewertenden 30 min im Frequenzbereich zwischen 120 und 160 spm.

Für *1 Punkt* muß die BL länger als 10 min unter 120 oder über 160 spm zusammenhängend verlaufen.

Für *2 Punkte* muß die BL länger als 10 min unter 100 oder über 180 spm zusammenhängend verlaufen.

Für *3 Punkte* muß die BL 30 min zusammenhängend über 180 spm verlaufen.

Für *4 Punkte* muß die BL länger als 3 min unter 80 spm verlaufen.

Diese 4 Punkte werden auch vergeben, wenn Dezelerationen länger als 3 min andauern, also in eine Bradykardie übergehen.

Für *5 Punkte* muß die BL länger als 10 min unter 80 spm verlaufen.

Für *6 Punkte* muß die BL während 30 min kongruent mit der Floatingline verlaufen, wobei die Fluktuation zu 100 % dem Oszillationstyp 0a, also praktisch einem Strich entspricht.

Floatinglinekriterien

1. Dip 0

0 Punkte werden vergeben, wenn in einem 30-min-CTG bis zu 2 Dip 0 auftreten.

Mit *1 Punkt* werden 3 oder 4 Dip 0,

mit *2 Punkten* gleich oder mehr als 5 Dip 0 bewertet. Das gehäufte Auftreten von Dip 0 kennzeichnet das Vorliegen einer Nabelschnurproblematik, aus der sich eine Nabelschnurkomplikation ergeben kann. Auf die Möglichkeit, den Verlauf der Nabelschnur ultrasonographisch zu verfolgen, und die sich daraus ergebenden Konsequenzen wurde bereits hingewiesen (S. 85).

2. Dip I

Der Dip I entspricht in seiner Bewertung dem Dip 0, d.h.:

0 Punkte werden bis zu 2 Dip I,

1 Punkt für 3 oder 4 Dip I und

2 Punkte für 5 und mehr Dip I vergeben.

3. Variable Dezelerationen

Variable Dezelerationen zeigen in jedem Falle eine höhere Belastung des fetalen Kreislaufes an als der Dip 0 oder der Dip I.

1 Punkt wird daher schon bei Auftreten einer variablen Dezeleration während 30 min vergeben.

2 Punkte werden für 2, 3 oder 4 variable Dezelerationen,

3 Punkte für 5 und mehr in Anrechnung gestellt.

Von der variablen Dezeleration muß die **schwere variable Dezeleration** unterschieden werden. Sie zeichnet sich dadurch aus, daß die Floating-line länger als 1 min unter die Baseline wegtaucht und dabei das Frequenzniveau von 70 spm unterschreitet (S. 81).

3 Punkte gibt es für eine schwere variable Dezeleration,

4 Punkte für 2 und mehr.

Taucht die Floatingline nach Überschreiten der Zeit für das obere Wehendrittel noch einmal weg, so sollte diese Dezeleration in ihrem Schweregrad als Dip II oder Dip II(?) (Hammacher) *beurteilt werden* (s.u.)

4. Prolongierte Dezeleration

1 Punkt wird vergeben für das einmalige Auftreten einer prolongierten Dezeleration. Da prolongierte Dezelerationen nahezu immer ätiologisch abzuklären und kausal zu behandeln sind, entspricht ein zweimaliges Vorkommen einem Kunstfehler und sollte nicht beobachtet werden.

5. Dip II

Als letztes Floatinglinekriterium bleibt der Dip II zu besprechen. Dip II sind die prognostisch ungünstigsten Dezelerationen, die immer eine hohe fetale Gefährdung anzeigen. Sie kommen häufig in Kombination mit variablen Dezelerationen vor.

Wenn die Floatingline nach Überschreiten der Zeit für das obere Wehendrittel noch einmal abfällt, sollte diese Dezeleration im Score als

− Dip II oder Dip II(?) (s. o.)

bewertet werden.

Dabei sind *3 Punkte* zu vergeben, wenn Dip II oder Dip II(?) nur vereinzelt beobachtet werden.

5 Punkte gibt es, wenn Dip II oder Dip II(?) bei jeder Wehe = 100% auftreten.

6 Punkte, also die höchste Punktezahl, werden vergeben, wenn die Floatingline, unabhängig von zusätzlich vorhandenen Dezelerationen, kongruent mit der Baseline wird, also einem Strich gleicht. Sind neben der fehlenden Fluktuation z.B. 100% Dip II vorhanden, so ist auf die Bewertung dieses Merkmals mit 5 Punkten zu verzichten, da beim Auftreten von 2 oder mehr CTG-Parametern innerhalb einer der drei Hauptkomponenten BL, FL oder OT immer nur das prognostisch ungünstigste, für den Fetus belastendere Merkmal mit der höheren Punktezahl zur Anrechnung kommt.

Fluktuationskriterien

Als dritte und wichtigste Komponente des Hammacher-Scores geht die Fluktuation in das Schema ein. Dabei werden die *4 Oszillationstypen*

− silent,
− eingeengt undulatorisch,
− undulatorisch,
− saltatorisch

3 Variationsformen der Oszillationsfrequenz

− ≤2/min
− >2−<6/min
− ≥6/min

zugeordnet, so daß sich 12 Kombinationen ergeben (Abb. **90 b**).

0 Punkte werden für einen undulatorischen Typ mit 3−5 Oszillationen/min vergeben, wenn dieses Merkmal über 50% ausmacht, und

1 Punkt, wenn es 50% und weniger nachweisbar ist.

Mit *2 Punkten* werden

− eine saltatorische Bandbreite mit 3 und mehr Perioden/min über 50% sowie

− eine silente FHF mit 3 und mehr Perioden/min über 90 %
bewertet.

3 Punkte erhält

− eine Oszillationsfrequenz unter oder gleich 2/min über 30 % unab-
händig vom Oszillationstyp oder
− eine infolge technischer Mängel nicht auswertbare Fluktuation.

Allein aufgrund dieser 3 Punkte wird der Score „suspekt", so daß die
Registrierung zu wiederholen ist.

4 Punkte werden nach negativem Weckversuch einer Oszillationsfrequenz unter oder gleich 2/min, unabhängig vom Oszillationstyp, über
60 % zugeteilt und

5 Punkte, wenn dieses Muster 90 % ausmacht.

6 Punkte sind zu vergeben, wenn als Ausdruck höchster intrauteriner
Not in einem 30-min-CTG keine Fluktuation nachweisbar ist, d. h. eine
silente Amplitude mit einer Oszillationsfrequenz unter oder gleich 2/
min besteht.

Bewertung

Für die Hauptkomponenten Baseline, Floatingline und Fluktuation werden jeweils 0−6 Punkte vergeben, so daß eine Gesamtpunktezahl von
0−18 resultiert.

− als **normal** gilt ein CTG bei 0−2 Punkten,
− als **suspekt** bei 3−4 Punkten,
− als **präpathologisch** bei 5−7 Punkten.
− Ab 8 Punkten muß das CTG als **pathologisch** angesehen werden.

Bei der Bewertung der FHF-Veränderungen nach dem Hammacher-
Score ist zu berücksichtigen, daß innerhalb der drei Score-Komponen-
ten BL, FL und OT zwei oder mehr der angegebenen Möglichkeiten
gleichzeitig zutreffen können. Es dürfen dann aber nur die den Fetus
belastenderen Merkmale mit der höheren Punktezahl zur Anrechnung
kommen.

Konsequenz

Die Konsequenzen, die sich aus der Auswertung eines antenatalen Kardiotokogramms nach dem Hammacher-Score ergeben können, sind in
den Tab. **7** und **8** (S. 129 u. 143) zusammengefaßt.

Fischer-Score

Fischer u. Mitarb. haben 1976 ein in seiner Handhabung einfaches
Beurteilungsschema für das antepartuale CTG empfohlen (Abb. **91**).
Berücksichtigt sind als gleichwertige Merkmale:

		0	1	2	Σ
basale FHF	Niveau (spm)	< 100 > 180	100-120 160-180	120-160	
	Bandbreite (spm)	< 5	5-10 > 30	10-30	
	Nulldurchgänge (n/min)	< 2	2-6	> 6	
FHF Alterationen	Akzelerationen	keine	periodische	sporadische	
	Dezelerationen	späte, variable mit prognostisch ungünstigen Zusatzkriterien	variable	keine, sporadisch auftretende Dip 0	
Zustandsindex					

Registrierdauer: 30 min
Berücksichtigung des jeweils ungünstigsten Musters
zusätzliches Zeitkriterium für basale FHF: 10 min Mindestdauer

Abb. **91**   Fischer-Score. Schema zur Beurteilung des fetalen Zustandes (nach *Fischer* u. Mitarb.). In Anlehnung an das Schema von *Apgar* werden 5 Kriterien mit Punkten von 0–2 belegt. Bei einer Registrierdauer von 30 min gilt für die 3 Merkmale der basalen Herzfrequenz ein zusätzliches Zeitkriterium.

– *das Niveau der basalen FHF = Basalfrequenz,*
– *die Bandbreite,*
– *die Zahl der Nulldurchgänge,*
– *Akzelerationen,*
– *Dezelerationen* evtl. im Zusammenhang mit prognostisch ungünstigen Zusatzkriterien (S. 82).

Bewertung

Der Fischer-Score lehnt sich aus didaktischen Gründen bewußt an den Apgar-Score an, indem er 5 Kriterien mit 0–2 Punkten versieht, so daß der Index zwischen 0 und 10 Punkten schwanken kann.

Abweichend vom Prinzip des Apgar-Index ist in diesem Schema ein *Zeitfaktor* für die Beurteilung der kurz- und langfristigen FHF-Veränderungen enthalten. Sind während einer Registrierdauer von 30 min prognostisch suspekte Alterationen des Basalfrequenzniveaus, der Bandbreite oder der Zahl der Nulldurchgänge länger als 10 min vorhanden, so bestimmt das in diesem Zeitraum registrierte CTG-Muster die zu vergebende Punktezahl.

– Eine *Punktezahl von 8–10* ist Ausdruck des physiologischen fetalen Zustandes.

- *5–7 Punkte* lassen das Wohlergehen des Kindes prognostisch fraglich erscheinen.
- *4 Punkte und weniger* sprechen für eine bedrohliche Beeinträchtigung des Fetus.

Verschiedene Untersucher (JORDAN u. HOHEISEL 1977, TRIMBOS u. KEIRSE 1978 u. a.) haben die Treffsicherheit des Fischer-Scores in bezug auf seine prognostische Aussage unter Beweis gestellt. Dieser Score wird heute wegen seiner einfachen Handhabung vielerorts zur Beurteilung des antenatalen fetalen Zustandes in der klinischen Routine angewandt.

Zusammenfassende Betrachtung der antenatalen Kardiotokographie

Bei dem Versuch, die Fülle der genannten Beurteilungskriterien eines antenatal registrierten Kardiotokogramms zusammenzufassen, bietet sich in Anlehnung an HEINRICH u. Mitarb. (1975) eine Einteilung in

- *Normalbefunde,*
- *Warnsymptome,*
- *pathologische Symptome*

an. Die daraus resultierenden Konsequenzen sind in der Tab. **9** dargestellt.

Tabelle **9** Klinische Anwendung der antenatalen Kardiotokographie.

Einteilung der CTG-Befunde	Konsequenz
Normalbefunde	Kontrolluntersuchungen im o. g. Abstand (S. 106)
Warnsymptome	Wehenbelastungstest (für das weitere Vorgehen s. Tab. **8**, S. 143)
Ausnahmen:	
Rhythmusstörungen	fetales EKG, Ultraschall-B-Bild (S. 113 f)
prolongierte Dezelerationen	Beseitigung der Ursache
Verdacht auf Nabelschnur-umschlingung	Hon-Test + Ultraschall-B-Bild (S. 155)
Pathologische Symptome	möglichst FBA (Beurteilung s. Tab. **8**, S. 143)

Normalbefunde

Normalbefunde kommen nach HEINRICH u. Mitarb. (1975) und TRIMBOS u. KEIRSE (1978) in 80–90 % vor.

Im einzelnen ist ein normales antenatales CTG durch die folgenden Befunde charakterisiert:

- Basalfrequenz zwischen 120 und 160 spm,
- Oszillationsamplitude evtl. nach Weckreiz undulatorisch
- oder saltatorisch bis 35 % des Beobachtungszeitraumes,
- Oszillationsfrequenz 3–5/min,
- Akzelerationen in Verbindung mit Kindsbewegungen,
- Non-Streß-Test reaktiv,
- Kniebeugenbelastungstest negativ,
- Oxytocin-Belastungstest normal,
- Kubli-Score kein Kreuz,
- Hammacher-Score 0–2 Punkte,
- Fischer-Score 8–10 Punkte.

Warnsymptome

Die Frequenz der Warnsymptome im antenatalen Zeitraum liegt bei 8–13 %. Hier zu nennen sind:

- Tachykardie >160 spm bzw. Bradykardie <120 spm als einziges Symptom,
- Oszillationsamplitude saltatorisch >35 % oder eingeengt undulatorisch bis 50 % oder silent bis 25 %,
- Oszillationsfrequenz ≥6/min,
- periodische Akzelerationen,
- frühe Dezelerationen,
- Herzrhythmusstörungen,
- keine Akzelerationen bei Kindsbewegungen,
- Non-Streß-Test nicht reaktiv,
- Kniebeugenbelastungstest suspekt bzw. pathologisch,
- Oxytocin-Belastungstest suspekt,
- Kubli-Score 1–3 Kreuze,
- Hammacher-Score 3–5 Punkte,
- Fischer-Score 5–7 Punkte.

Als **Sonderform** in dieser Gruppe sind CTG-Veränderungen bei *umbilikoplazentaren Zirkulationsstörungen* zu nennen. Ursächlich muß an

- eine Nabelschnurkomplikation,
- ein Vena-cava-Syndrom oder
- pathologische Uteruskontraktionen

gedacht werden.

Folgende CTG-Merkmale sprechen für eine *passagere Nabelschnurkomplikation:*

- Dip 0,
- leichte variable Dezeleration,
- saltatorische FHF.

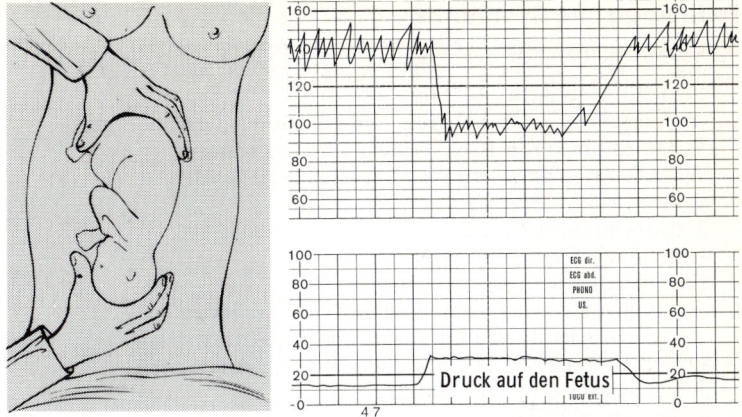

Abb. **92**   Handgriff nach *Hon* zur Diagnose potentieller Nabelschnurkomplikationen. Durch die mütterlichen Bauchdecken hindurch wird in wechselnder Stärke und verschiedenen Richtungen ein Druck auf den Fetus ausgeübt. Bei entsprechender Lage der Nabelschnur wird künstlich eine Kompression hervorgerufen, die sich typischerweise als FHF-Abfall manifestiert.

Die häufigste Ursache für eine Nabelschnurkompression stellt die Umschlingung dar, die bei etwa 20 % aller Geburten beobachtet wird, aber nur in ca. 5–10 % zu CTG-Veränderungen führt.

Hon hat 1959 einen Handgriff beschrieben, der im Rahmen der antenatalen Kardiotokographie eine Nabelschnurumschlingung aufzudecken hilft (Abb. **92**). Dabei wird durch die mütterlichen Bauchdecken hindurch in wechselnder Stärke und verschiedenen Richtungen ein Druck auf den Fetus ausgeübt. Bei entsprechender Lage der Nabelschnur läßt sich durch die Intensivierung der mechanischen Beziehungen zwischen Mutter und Kind künstlich eine Kompression der Nabelschnur hervorrufen. In der Regel ergibt sich aus diesem Befund jedoch keine therapeutische Konsequenz. Auf die Möglichkeit, den Verlauf der Nabelschnur ultrasonographisch zu verfolgen, und die sich daraus ergebenden Konsequenzen wurde bereits hingewiesen (S. 128).

Das kardiotokographische Korrelat eines *Vena-cava-Syndroms* bzw. *pathologischer Uteruskontraktionen* stellt die

– prolongierte Dezeleration

dar.

Pathologische Symptome

Pathologische Befunde treten bei der antenatalen Kardiotokographie in einer Frequenz von 2–7 % in folgender Form auf:

— Kombination von Tachykardie und Einengung der Bandbreite,
— Hypoxiebradykardie bzw. terminale Bradykardie,
— Oszillationstyp eingeengt undulatorisch >50 % oder
— silent >25 %,
— Oszillationsfrequenz ≤2/min,
— Verrundung der Umkehrpunkte,
— späte Dezelerationen,
— mittelschwere bzw. schwere variable Dezelerationen,
— variable Dezelerationen mit ungünstigen Zusatzkriterien,
— Wehenbelastungstest präpathologisch bzw. pathologisch,
— Hammacher-Score 6–18 Punkte,
— Fischer-Score 0–4 Punkte.

Vorschlag zur rationellen CTG-Überwachung im antepartualen Zeitraum
Am einfachsten lassen sich die fetalen Herzaktionen durch Verwendung von Ultraschall-Breitstrahl-Transducern aufzeichnen. Obwohl Artefakte in Form von Pseudofluktuationen (S. 152) gehäuft vorkommen und daher mit Recht vor dieser Registriermethode gewarnt wird, ist dieses Verfahren weit verbreitet. Beim Ultraschallverfahren ist vor allem die Oszillation von Störeinflüssen betroffen. Insofern galt es eine Art der CTG-Auswertung zu finden, die bei gleicher prognostischer Sicherheit auf die Beurteilung dieses Kriteriums verzichtet. Nach 5jähriger Anwendung und einer jährlichen Geburtenzahl von knapp 3000 kann folgendes Vorgehen als Alternative angeboten werden (Abb. **93**):

1. Überwachungsschritt: Achten auf Kindsbewegungsreaktionen!

Treten während einer Registrierzeit von 10 min 2 oder mehr Akzelerationen von mindestens 10 spm im Zusammenhang mit Kindsbewegungen auf, so darf dieser Befund bei Fehlen von Dezelerationen und einer pathologischen Basalfrequenz als normal gelten. Die CTG-Untersuchung ist damit beendet und wird in den oben angegebenen Abständen (s. Indikationsliste S. 106) wiederholt.

Bei weniger als zwei Akzelerationen wird nach einem Weckreiz weitere 10 min die FHF aufgezeichnet. Zwei und mehr nachfolgende Akzelerationen von mindestens 10 spm im Zusammenhang mit Kindsbewegungen sprechen ebenfalls für normale intrauterine Bedingungen. Die CTG-Untersuchung darf dann abgebrochen werden (Kontrollzeitpunkte wie oben). Sind nach einem Weckreiz keine Kindsbewegungsreaktionen nachweisbar, sollte als

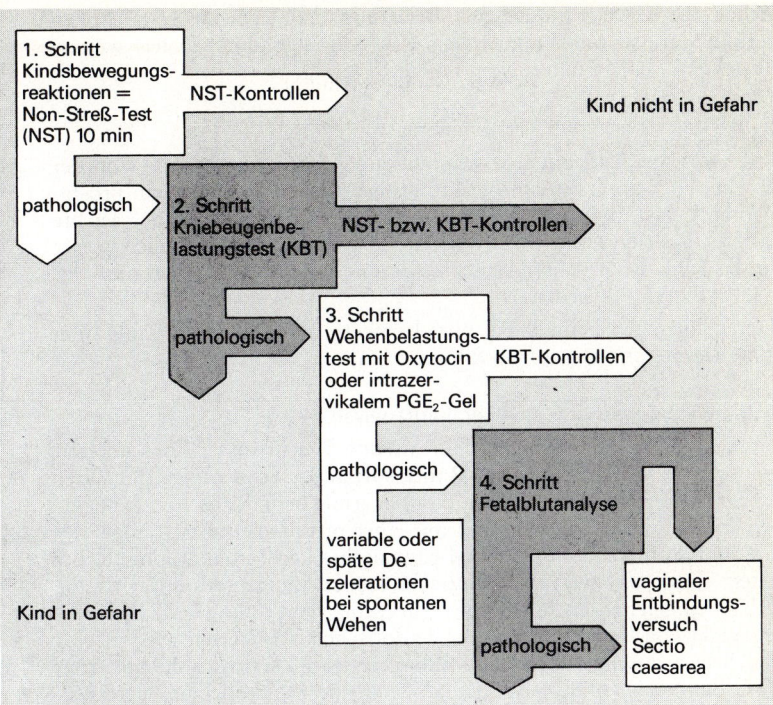

Abb. **93**   Rationelle CTG-Überwachung.

2. Überwachungsschritt ein Kniebeugenbelastungstest

angeschlossen werden. Finden sich keine Dezelerationen bei drei Belastungen, so lautet die Beurteilung: prognostisch günstig, und die CTG-
Untersuchung endet an dieser Stelle (Kontrollzeitpunkte wie oben).

Sind hingegen nach jeder oder nach zwei von drei Belastungen Dezelerationen zu erkennen, so wird der KBT nach kurzer Zeit wiederholt und
Blutdruck sowie Pulsfrequenz der Mutter vor und nach Belastung
gemessen. Liegt eine orthostatische Fehlregulation vor (S. 132), erfolgt
eine KBT-Kontrolle nach Einnahme von täglich 2mal 2,5 mg Dihydroergotamin am nächsten und übernächsten Tag. Bei nunmehr unauffälligem CTG wird die Patientin in den üblichen Abständen weiter überwacht.

Normalisiert sich das CTG innerhalb einer Woche nicht oder kann
primär eine orthostatische Dysregulation ausgeschlossen werden, ist
folgendermaßen zu verfahren:

Stellen die Dezelerationen bei Belastung den einzigen verdächtigen Befund dar, so wird täglich ein KBT durchgeführt. Treten weitere suspekte CTG-Veränderungen hinzu, so erfolgt als

3. Überwachungsschritt ein Wehenbelastungstest,

und zwar bei fehlender bzw. nicht gesicherter Lungenreife vor der Woche 37/0 ein Oxytocin-Belastungstest (S. 136), ab 37/0 ein Prostaglandin-Belastungstest (S. 138). Sind keine bzw. frühe oder leichte variable Dezelerationen nachweisbar, so überwachen wir täglich weiter mittels KBT. Bei erneuter Verschlechterung des CTG-Befundes muß der WBT wiederholt werden.

Treten hingegen beim WBT mittelschwere bis schwere variable oder späte Dezelerationen auf, so führen wir als

4. Überwachungsschritt eine Fetalblutanalyse

durch und punktieren in gleicher Sitzung Fruchtwasser vom unteren Eipol zur Bestimmung der L/S-Ratio, sofern das Schwangerschaftsalter <37/0 beträgt. Liegt keine Azidititätssteigerung beim Fetus vor, so beginnen wir bei einer L/S-Ratio <2 mit einer medikamentösen Lungenreifung und kontrollieren das Kind engmaschig kardiotokographisch. Bei reifen Kindern bzw. nach abgeschlossener Lungenreifung wird die Geburt eingeleitet, nachdem vorher eventuell ein Priming der Zervix mit Prostaglandin-Gel erfolgt ist. Bei azidotischen pH-Werten wird primär eine Sectio durchgeführt. Bei Mißlingen der FBA wird abhängig vom CTG-Befund ebenfalls primär eine Sectio indiziert oder bei Verbesserung des CTG-Musters ein Zervixpriming mit nachfolgender FBA veranlaßt.

Arbeitsaufwand und Ergebnisse

Bei dieser Zusammenstellung ist daran zu erinnern, daß CTG-Untersuchungen im allgemeinen selektiv, also nur bei Vorliegen einer Risikoschwangerschaft durchgeführt werden (S. 105). Die nachfolgenden Zahlen beziehen sich also nicht auf ein Normalkollektiv, sondern wurden in einem Risikokollektiv erhoben.

Mit dem *1. Überwachungsschritt* läßt sich eine fetale Gefahrensituation bei rund 88 % aller CTG-Untersuchungen ausschließen (Goeschen u. Saling 1984), wobei in ca. 65 % spontane Kindsbewegungsreaktionen auftreten, in ca. 23 % durch einen Weckreiz induzierte. Gegenüber einer herkömmlichen 30-min-Registrierung bedeutet dieses Vorgehen eine Zeitersparnis von knapp 60 %.

Der *2. Überwachungsschritt*, der KBT, ist also nur in ca. 12 % aller CTG-Überwachungen notwendig. In gut der Hälfte der Fälle, nämlich in 7 % fällt der KBT normal aus. Nur in etwa 5 % sind KBT-Kontrollen indiziert, die wiederum in der Hälfte der Fälle gegen eine momentane Gefährdung des Fetus sprechen.

Der 3. *Überwachungsschritt,* der WBT, macht bei dem geschilderten Vorgehen nur gut 2 % aller CTG-Untersuchungen aus. In ca. ⅕ der Fälle haben wir Oxytocin, in ⅘ hingegen Prostaglandin-Gel zur Wehen-induktion verwandt. 75 % der durchgeführten WBT sprachen gegen eine aktuelle fetale Gefahrensituation.

Der 4. *Überwachungsschritt,* die FBA, war also, bezogen auf alle CTG-Untersuchungen, nur in 0,6 %, und zwar bei 4 % der Risikoschwange-ren indiziert. Nur in knapp 10 % fand sich bei der FBA ein azidotischer pH-Wert, so daß eine primäre Sectio durchgeführt werden mußte. In 90 % lag trotz eines pathologischen WBT ein normaler pH-Wert vor, so daß eine vaginale Entbindung versucht und in ⅘ der Fälle auch erreicht wurde.

Daß der vorgeschlagene Weg der CTG-Überwachung sicher ist, läßt sich an den perinatalen Ergebnissen ablesen: Nur 1,7 % der so über-wachten Neugeborenen waren deprimiert, 7,2 % leicht bis mittelgradig azidotisch. Die ungereinigte perinatale Mortalität betrug 0,4 %, die gereinigte 0,2 %.

Fehlbeurteilungen

Bei der Beurteilung eines CTG muß man sich vor Augen halten, daß der Fet bereits intrauterin Verhaltensmuster aufweist, die mit denen nach der Geburt nahezu identisch sind. Bereits in der ersten Schwanger-schaftshälfte besitzt der Fet einen Schlaf-Wach-Rhythmus mit Ruhepau-sen bis zu 13 Minuten. Diese Ruhephasen nehmen mit dem Schwanger-schaftsalter zu und machen am Termin bis zu 40 Minuten aus.

NIJHUIS, VISSER und PRECHTL haben 4 verschiedene fetale Verhaltenszu-stände beschrieben, die sich auch im CTG erkennen lassen und Aus-druck der unterschiedlichen Vigilanzstadien sind (Abb. **94 a**):

1 F entspricht dem Ruheschlaf, aus dem das Kind nicht weckbar ist. Das CTG ist silent und kann leicht mit einem Hypoxie-Muster verwechselt werden. Bei der Ultraschall-Doppler-Untersuchung finden sich allerdings normale Flußverhältnisse. Außerdem nor-malisiert sich das CTG-Muster nach ca. 40 Minuten.

2 F wird als Aktiv- oder REM-Schlaf bezeichnet. Es finden sich regelmäßige Körper- und Augenbewegungen von bis zu 50 Minu-ten Dauer. Das CTG stellt einen Normalbefund dar.

3 F steht für „Ruhiges Wachsein" ohne Körperbewegungen. Das CTG ist normal.

Fetale Vigilanz-Stadien

Typ	Körperbewegungen	Dauer

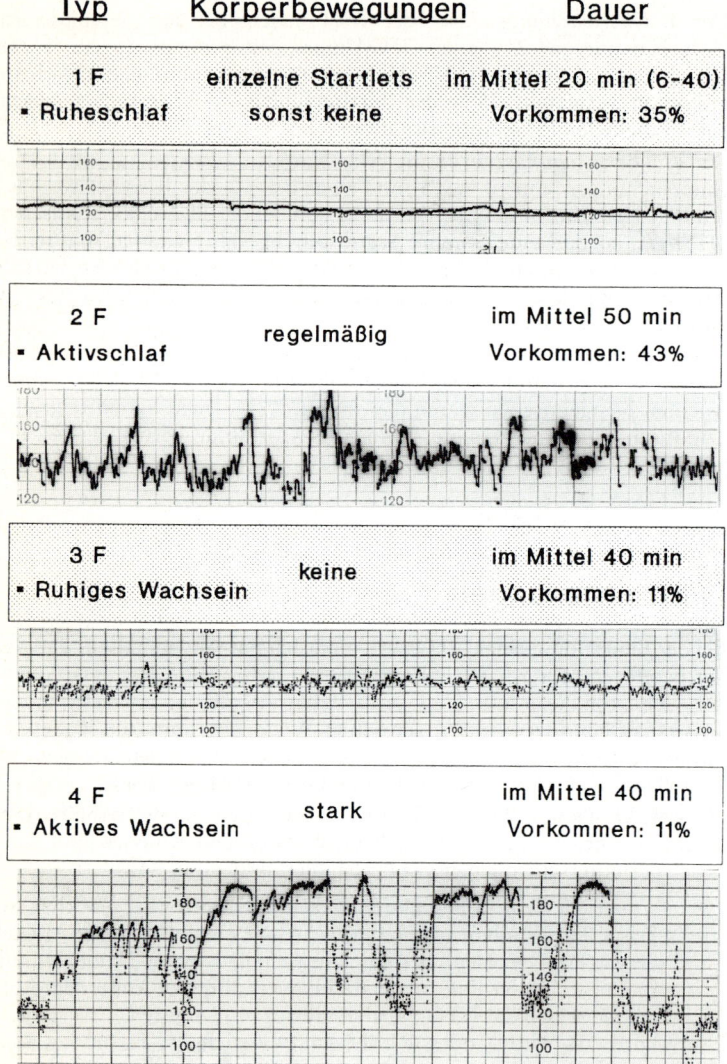

| **1 F**
• Ruheschlaf | einzelne Startlets
sonst keine | im Mittel 20 min (6-40)
Vorkommen: 35% |

| **2 F**
• Aktivschlaf | regelmäßig | im Mittel 50 min
Vorkommen: 43% |

| **3 F**
• Ruhiges Wachsein | keine | im Mittel 40 min
Vorkommen: 11% |

| **4 F**
• Aktives Wachsein | stark | im Mittel 40 min
Vorkommen: 11% |

Abb. **94 a**   Fetale Vigilanz-Stadien (nach *Nijhuis, Visser, Prechtl*).

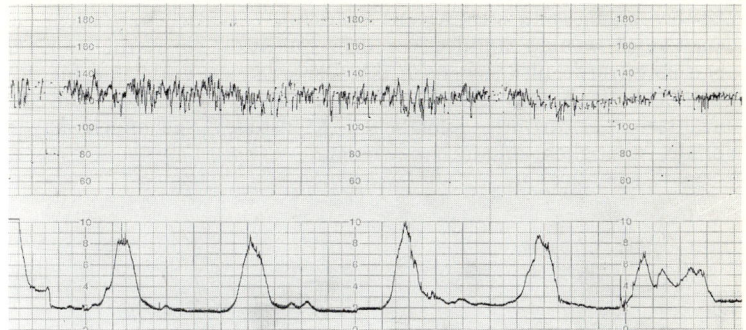

Abb. **94 b** Aufnahme-CTG einer 20jährigen I. Para nach normalem Schwangerschaftsverlauf in der Woche 40+2. Fruchtwasser klar, Bishop-Score 6 Punkte. Nach 5 Stunden Geburt eines 3880 g schweren, toten nicht mazerierten Kindes. Keine Erklärung für den Fruchttod bei der Autopsie.

4 F entspricht dem „Aktiven Wachsein" mit extremer Aktivität des Fetus = „Jogging fetus". Dieses Muster kann als Tachykardie mit Dezelerationen fehlgedeutet werden (Abb. **43**). Die häufigen Kindsbewegungen und die Normalisierung des CTG-Musters nach ca. 40 Minuten klären die Situation.

Weitere Fehlbeurteilungen des CTGs sind bei Saugbewegungen des Fetus möglich. Wie bei einer Anämie können sinusoidale Muster vom schnellen Typ beobachtet werden (Abb. **67**).

Ferner können bei der heute zumeist verwendeten Ultraschall-Autokorrelationstechnik gelegentlich statt der fetalen die mütterliche Herzfrequenz aufgezeichnet werden. Die Interpretation bereitet insbesondere dann Schwierigkeiten, wenn eine Tachykardie bei der Mutter vorliegt. Die Abgrenzung gelingt durch gleichzeitige Kontrolle des mütterlichen Pulses.

Diskrete Dezelerationen können vom weniger Erfahrenen übersehen werden. Da eine fetale Hypoxie aber nicht unbedingt mit ausgeprägten Dezelerationen einhergeht, müssen auch diese sog. „Girlanden" ernst genommen werden. Durch Drehen der CTG-Kurve um 90 Grad mit Blick in Längsrichtung auf den CTG-Streifen lassen sich diese CTG-Veränderungen leicht erkennen (Abb. **70**).

Weiterhin ist anzumerken, daß sich nicht alle fetalen Gefahrensituationen frühzeitig im diskontinuierlich abgeleiteten a.p.-CTG niederschlagen. Eine vorzeitige Plazentalösung und ein Stop der Nabelschnurdurchblutung bei einem echten Nabelschnurknoten können akut auftreten, ohne daß sie sich im vorher abgeleiteten CTG ankündigen.

Darüber hinaus sind intrauterine Todesfälle beschrieben worden, bei denen noch wenige Stunden vor dem Fruchttod ein normales CTG abgeleitet wurde und sich nach der Geburt keine Erklärung für das Absterben des Kindes fand (Abb. **94 b**). Daß es sich hierbei um eine intrauterine Form des „plötzlichen Kindstodes" gehandelt haben könnte, ist möglich, aber nicht bewiesen.

5. Intrapartuale Kardiotokographie

Indikation

Es lassen sich heute keine triftigen Gründe mehr dafür anführen, eine lückenlose Überwachung der FHF unter der Geburt abzulehnen. Sicherer als jede andere Überwachungsmethode läßt die Kardiotokographie fetale Depressionszustände bereits so frühzeitig erkennen, daß eine ernsthafte Gefährdung des Fetus weitestgehend vermieden werden kann.

Diese Möglichkeit war bei der früher geübten stethoskopischen Herztonüberwachung im weitaus geringeren Maße gegeben. Der Nachteil der stichprobenartigen Auskultation mit dem geburtshilflichen Stethoskop besteht vor allem darin, daß selbst bei einer Kontrollfrequenz mit fünfminütigen Abständen in der Eröffnungsperiode und nach jeder Wehe in der Austreibungsperiode nur 5 % der Geburtsdauer erfaßt werden. Zudem fehlt die Möglichkeit, qualitativ verschiedene Herzfrequenzmuster in zeitlicher Korrelation zur Wehentätigkeit zu erkennen.

Auch die früher verschiedentlich empfohlene indizierte Anwendung der intranatalen Kardiotokographie ist wegen der Unsicherheit der Indikationsstellung heute abzulehnen.

Es muß mit Rücksicht auf die Gesunderhaltung des Kindes vielmehr unser Ziel sein, jede Patientin unter der Geburt kontinuierlich kardiotokographisch zu überwachen. Dabei muß jedes intrapartuale Kardiotokogramm ständig beobachtet werden. Das CTG-Gerät ersetzt keinesfalls die Hebamme!

Intervall-Überwachung

Anstelle der kontinuierlichen CTG-Überwachung vom Geburtsbeginn bis zur Entbindung empfehlen verschiedene Geburtshelfer bei „voraussichtlich problemlosen Geburten" die Intervall-Überwachung. Dadurch kann sich die Kreißende zwischenzeitlich frei bewegen, ohne permanent mit der Technik konfrontiert zu sein. Dieses trägt, nach Meinung der Befürworter dieses Vorgehens, zu einer entspannteren, familienorientierten Atmosphäre in der Klinik bei. Immerhin wurden von den 1985 in der niedersächsischen Perinatalerhebung erfaßten rund 50 000 Geburten 17,1 % sub partu im Intervall überwacht.

Bei dem verständlichen Wunsch von Patientin, Arzt und Hebamme, die apparative Überwachung nicht ausufern zu lassen, muß man sich fragen, welche Vor- und Nachteile die Intervall-Überwachung mit sich bringt. Nach Untersuchungen von BEHRENS u. Mitarb. (1987) läßt sich diese Frage folgendermaßen beantworten:

– Selbst bei bisher unauffälligen Schwangeren finden sich unter der Geburt bereits bei 3 cm Muttermundsweite in 10% hypoxieverdächtige CTG-Muster. Bei Risikopatientinnen liegt diese Rate erwartungsgemäß mit 13% um 3% höher (Abb. **95**).
– Mit zunehmender Zervixdilatation steigt bei risikofreien und risikobelasteten Kreißenden die Frequenz an hypoxieverdächtigen CTG-Mustern fast linear auf 35% bzw. 49% bis zur Austreibungsperiode an.

Abhängig von der Dauer einer CTG-Pause bzw. der Dynamik der Zervixeröffnung wird also bei einer eventuellen Intervall-Überwachung eine nicht zu vernachlässigende Rate an hypoxieverdächtigen fetalen Situationen übersehen. Diese Aussage trifft zwar in weit stärkerem Maße zu für bestimmte Risikogruppen wie Patientinnen mit VBS, Frühgeburten bzw. untergewichtigen Kindern, ist aber ebenfalls bei den risikofreien Schwangeren von nicht zu vernachlässigender Bedeutung.

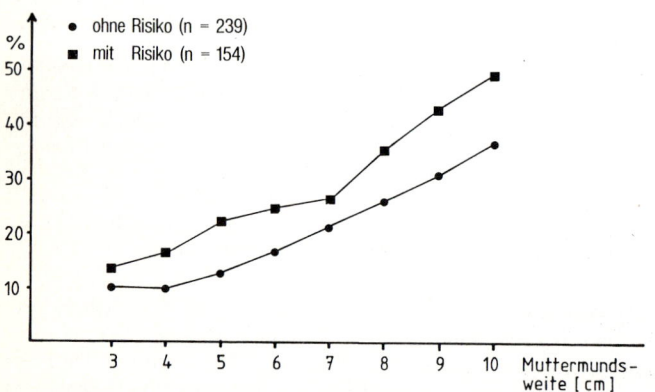

Abb. **95**   Hammacher Score ≥ 4 für risikofreie und Risikoentbindungen in Abhängigkeit von der Muttermundsweite.

Wie verhält es sich nun, wenn nur kurze CTG-Pausen von z. B. 30 min eingelegt werden?

In früheren Arbeiten haben wir untersucht, wie schnell und bei welchen CTG-Veränderungen fetale Azidosen gehäuft vorkommen (GOESCHEN u. Mitarb. 1984). Es zeigte sich, daß sich fetale Azidosen in 74 % innerhalb von 30 min entwickeln, ohne daß es zu drastischen CTG-Veränderungen kommen muß. Überwiegend bewegten sich die Hammacher-Score-Werte bis 30 min vor Azidosefeststellung im normalen oder suspekten Bereich und fielen dann um eine Score-Gruppe ab.

Weiterhin stellte sich heraus, daß es typische CTG-Muster vor einer Azidose nicht gibt. Wir sind seinerzeit zu dem Schluß gekommen, daß bei Verschlechterung des CTG-Musters um eine Hammacher-Score-Gruppe innerhalb von 10 min eine Fetalblutanalyse durchgeführt werden sollte (S. 226), um eine eventuell vorhandene fetale Azidose rechtzeitig erkennen zu können und damit das Kind nicht zu lange in dieser Gefahrensituation zu belassen.

Damit beinhaltet eine Intervall-Überwachung auch von diesem Aspekt her ein weit größeres Risiko für das Kind als eine Dauer-Überwachung. Insofern überrascht es nicht, daß bei der Intervall-Überwachung schlechtere perinatale Ergebnisse erzielt werden als bei der Dauer-Überwachung. Die Frühmorbidität der Neugeborenen lag in Kliniken mit 17,6 % Intervall-Überwachung doppelt so hoch wie an unserer mit 6,4 %, obwohl an unserer Klinik deutlich häufiger Risikokinder geboren wurden.

Fazit: Auf eine Dauer-Überwachung der fetalen Herzaktionen sub partu sollte nicht verzichtet werden, da sich „voraussichtlich problemlose Geburtsverläufe" prospektiv nicht abgrenzen lassen und mit Fortschreiten der Geburt auch bei risikofreien Kreißenden in zunehmendem Maße hypoxieverdächtige CTG-Muster vorkommen.

Die freie Beweglichkeit der Kreißenden läßt sich heute auch bei stehender Fruchtblase zumeist dadurch gewährleisten, daß Telemetriegeräte mit externer CTG-Aufzeichnung verwendet werden (S. 167).

Die Rückbesinnung auf überlieferte Methoden in der Geburtsmedizin darf keinen Rückschritt im Streben nach Sicherheit für die Mutter und das ungeborene Kind bedeuten. Vielmehr sollte ein sinnvoller Einsatz der technischen Möglichkeiten unser Handeln bestimmen.

Durchführung

Externe Registrierung

Ob der Wunsch nach optimaler Überwachung des Kindes Grund genug ist, eine Blasensprengung bei stehender Fruchtblase vor Erreichen der

Austreibungsperiode durchzuführen, ist bei den zur Verfügung stehenden modernen CTG-Geräten durchaus diskutabel.

Mit Hilfe der *Phonokardiographie* bzw. besser der *abdominalen Elektrokardiographie* gelingt es

während der frühen Eröffnungsperiode

in den meisten Fällen, qualitativ gut auswertbare CTG-Kurven extern abzuleiten.

Entsprechendes gilt für die Ultrasonokardiographie in Kombination mit der Autokorrelation (S. 55) bis zu einer Muttermundsweite von ca. 5–6 cm. Mit weiterem Voranschreiten der Geburt sind oft erhebliche Signalausfälle zu beobachten, so daß in diesen Fällen oft nicht auf die direkte Kardiographie verzichtet werden kann (RÜTTGERS u. AUER 1983).

Interne Registrierung

Blasensprengung

Im allgemeinen besteht bei den meisten Perinatologen heute die Tendenz, zugunsten der exakteren internen Überwachung des Kindes sub partu, das *geringe Risiko einer Fruchtblasensprengung* einzugehen. Zu bedenken ist dabei allerdings, daß bei einem fehlenden Abdichtungsring zwischen Zervix und dem vorangehenden Teil das Fruchtwasser unbehindert abfließen kann. Infolge des fehlenden Fruchtwasserpolsters ist eine zunehmende mechanische Behinderung der Nabelschnur- und Plazentazirkulation möglich.

Als Vorbedingung für eine Fruchtblasensprengung galten daher ursprünglich die beginnende Eröffnung des Muttermundes und der fest ins mütterliche Becken eingetretene Kopf. Nach Erfahrungen von KUBLI u. RÜTTGERS (1974), HEINRICH u. Mitarb. (1975), BAUMGARTEN (1976) u. a. stellen jedoch selbst die unreife Zervix, der nicht fest ins kleine Becken eingetretene Kopf oder eine Beckenendlage keine Kontraindikation für eine Blasensprengung dar, da die mit der direkten Überwachung verbundenen Vorteile überwiegen.

Heute sind viele Geburtshelfer der Meinung, daß die Fruchtblase erst ab einer Muttermundsweite von mindestens 4 cm gesprengt werden sollte. Das schließt allerdings nicht aus, daß eine Blasensprengung in bestimmten Situationen z.B. bei unruhigen Patientinnen oder der Notwendigkeit zur Fetalblutanalyse auch zu einem früheren Zeitpunkt indiziert sein kann.

In Verbindung mit der direkten FHF-Registrierung kann die *interne Tokographie* angewendet werden, die vor allem

— nach vorausgegangenen Uterusoperationen,
— bei Risikograviditäten und

– bei Prostaglandininfusionen

sicherere Überwachung erlaubt.

Blasensprung

Nach Blasensprung ist in der Regel der direkten Elektrokardiographie der Vorzug zu geben, die bei der im Verlauf der Geburt zunehmenden motorischen Unruhe der Patientin bessere CTG-Kurven liefert. Allerdings darf das mit der direkten CTG-Überwachung verbundene Risiko der aszendierenden Infektion nicht vernachlässigt werden (S. 32). RÜTTGERS (1975) hält in diesem Zusammenhang eine operative Geburtsbeendigung nach zehnstündiger intrauteriner Geburtsüberwachung für angezeigt. STAUDACH u. Mitarb. (1981) konnten demgegenüber keine Zunahme der Infektmorbidität durch eine invasive Überwachung feststellen. Insofern kann hier keine generelle Empfehlung gegeben werden, ob bzw. wann eine Geburt bei direkter Überwachung beendet werden sollte.

Telemetrie

Mit der Entwicklung eines Zweikanaltelemetriesystems (Fa. Hewlett Packard) besteht heute die Möglichkeit, Herzfrequenz und Wehen bei guter Aufzeichnungsqualität drahtlos zu übertragen. Die freie Beweglichkeit der Kreißenden bei einwandfreier kontinuierlicher Überwachung des Kindes übt einen günstigen Einfluß auf die Wehentätigkeit aus, so daß trotz geringerer Kontraktionsmittelgabe kürzere Geburtszeiten resultieren (MENDEZ-BAUER u. Mitarb. 1975).

Außerdem trägt die körperliche Bewegung und der dadurch gegebene Milieuwechsel zu einer entspannteren Atmosphäre unter der Geburt bei, so daß weiterhin weniger Analgetika und Anästhetika im Verlauf der Geburt erforderlich sind.

Zunächst gab es nur Telemetriegeräte, die eine interne Registrierung erforderten. Diese wiesen damit den Nachteil auf, daß sie an eine offene Fruchtblase gebunden waren. Heute stehen Geräte zur Verfügung, die auch bei externer Ableitung eine akzeptable drahtlose Aufzeichnungsqualität liefern.

Die externe Telemetrie kann beispielsweise auch dann mit gutem Erfolg eingesetzt werden, wenn eine Patientin zu Geburtsbeginn ein längeres Entspannungsbad nehmen möchte. Bisher mußte man in diesen Fällen auf eine CTG-Überwachung verzichten. MESROGLI u. Mitarb. (1987) haben gezeigt, daß sich auch unter Wasser das Kind sicher kardiotokographisch überwachen läßt, wenn der Ultraschalltransducer vorher in Kontaktgel und eine Plastikfolie eingeschweißt wird. Der Schallkopf wird dann in typischer Weise am Abdomen der Patientin befestigt und die so abgeleiteten Signale kabellos zum Empfängergerät übertragen. Das Empfängergerät, das ans Stromnetz angeschlossen ist, kann so in sicherer Entfernung stehen.

Registrierung vor operativer Entbindung

Grundsätzlich ist es zu empfehlen, die CTG-Registrierung vor jeder vaginalen und abdominalen operativen Entbindung fortzusetzen, und zwar vom Zeitpunkt der Indikationsstellung bis zur Entwicklung des Kindes. Zum einen erhält man hierdurch einen Eindruck über die Dringlichkeit des Vorgehens (PLUTA u. Mitarb. 1982). Zum anderen kann es aus forensischen Gründen im Nachhinein wichtig sein, einen zu irgendeinem Zeitpunkt der Schwangerschaft entstandenen Hirnschaden durch eine lückenlose Dokumentation in dieser Geburtsphase ausschließen zu können.

Klinische Bedeutung und Konsequenz

Bei physiologischen plazentaren Durchblutungs- und Versorgungsbedingungen garantiert die im intervillösen Blutvolumen enthaltene Sauerstoffmenge eine ausreichende fetale Oxygenierung. Eine durch präplazentare, plazentare oder postplazentare Störungen bedingte Einschränkung der Reservekapazität kann jedoch schon bei normalen Uteruskontraktionen eine Hypoxämie, Hyperkapnie und Hypoxie bewirken. Mit Hilfe der intrapartualen Kardiotokographie gelingt es nahezu immer, einen Eindruck über die plazentare Reservekapazität zu gewinnen und Hinweise auf eine ungenügende O_2-Versorgung des Fetus aus bestimmten CTG-Mustern abzuleiten. Damit ist dem Geburtshelfer die Möglichkeit gegeben, rechtzeitig eine weitergehende Diagnostik, z.B. in Form der Fetalblutanalyse, einzuleiten und eine Gefahr für das Kind abzuwenden.

Normokardie

Im Normalfall liegt die basale fetale Herzfrequenz sub partu zwischen 120 und 160 spm.

Tachykardie

Ursache

Prognostisch günstig

Eine durch

− *thermischen, optischen, akustischen oder taktilen Reiz*

hervorgerufene intranatale Tachykardie wird sich nach Fortfall des Stimulus schnell normalisieren.

Ein Anstieg der Basalfrequenz aufgrund einer

— *pharmakologischen Beeinflussung der Mutter* (Tokolytika, Atropin, Perphyllon usw.)

hält hingegen oft über Stunden an.

Prognostisch unklar

Ein unter der Geburt langsam zunehmender Anstieg der Grundfrequenz ist weiterhin des öfteren durch

— *Fieber der Mutter bei beginnendem oder bereits bestehendem Amnioninfektionssyndrom*

bedingt (Abb. **96**). Insbesondere nach einem Blasensprung längere Zeit vor der Geburt entwickelt sich deshalb häufig eine intrapartuale Tachykardie.

Extreme Tachykardie, also Frequenzen über 200 spm, lassen in erster Linie an

— *heterotope Reizbildung bzw. Extrasystolie*

denken, insbesondere, wenn dieser Befund bereits vor Geburtsbeginn vorgelegen hat.

Prognostisch ungünstig

Außerdem kann eine im Verlauf der Geburt entstehende Tachykardie Ausdruck einer

— *passageren fetalen Hypoxämie*

sein. Die Herzfrequenzbeschleunigung beweist in diesen Fällen eine noch vorhandene Kompensationsfähigkeit des fetalen Herz-Kreislauf-Systems (S. 12). Durch Steigerung der Herzfrequenz versucht der Fetus, den passageren O_2-Mangel zu kompensieren und seinen Säure-Basen-Haushalt zu normalisieren. Der Erfolg dieser Maßnahme kann an der Rückkehr der Frequenz in den Normbereich erkannt werden. Eine anhaltende bzw. zunehmende Tachykardie hingegen deutet auf ein Fortbestehen der Hypoxämie hin. Zeitabhängig werden andere Zeichen des O_2-Mangels im CTG auftreten (Abb. **97**).

Klinische Bedeutung und Konsequenz

Die Tachykardie nimmt bei der CTG-Beurteilung sub partu eine Sonderstellung ein. Im Gegensatz zu anderen verdächtigen CTG-Veränderungen finden sich nämlich nach längerem Fortbestehen einer Tachykardie nahezu viermal häufiger intrakranielle Blutungen beim Neugebo-

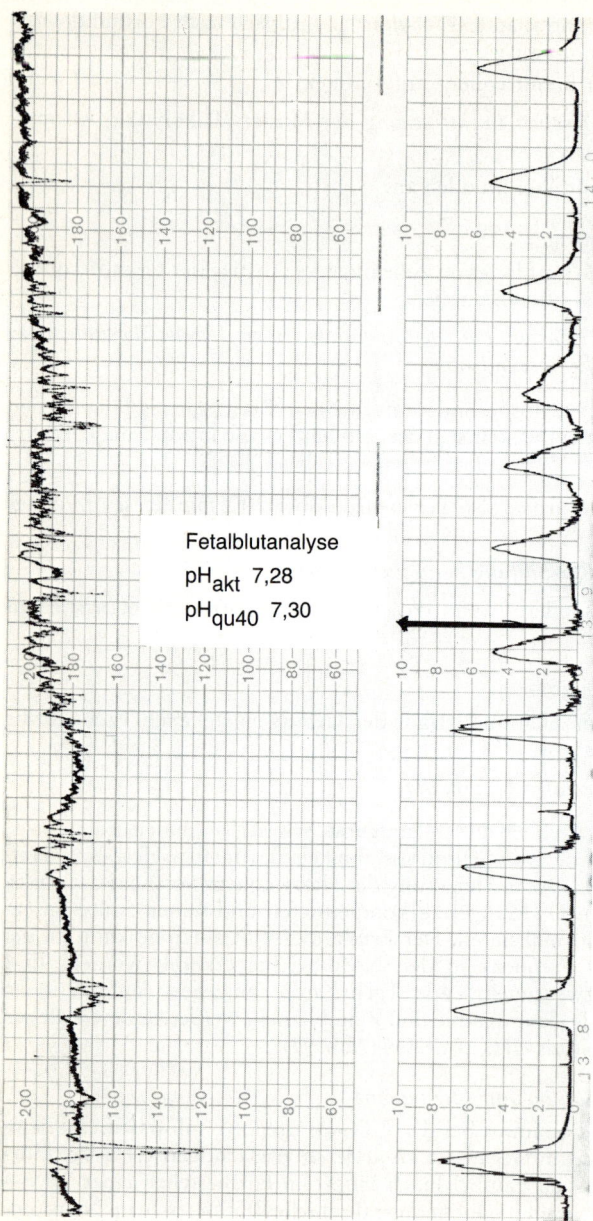

Fetalblutanalyse
pH_{akt} 7,28
pH_{qu40} 7,30

Abb. 96 Schwere intrapartuale Tachykardie mit zunehmender Tendenz und variablen Dezelerationen. Fieber der Mutter: 39,1 °C. Nach 2 Std. Tachykardie Sectio wegen zunehmender Tachykardie und Geburtsstillstand. Kind p.p. lebensfrisch, nach 4 min sekundär deprimiert. Nach Intubation Verlegung in die Kinderklinik wegen Verdacht auf Amnioninfektionssyndrom. Rückverlegung nach 7tägiger Behandlung.

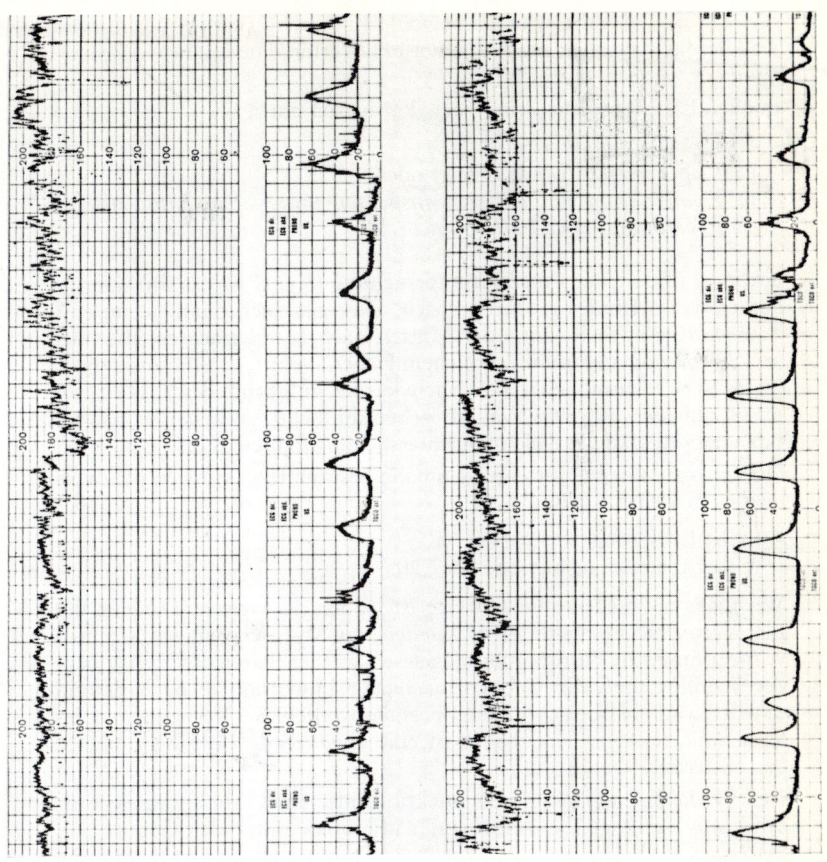

Abb. **97** Schwere Tachykardie bei überwiegend undulatorischem Oszillationstyp. Auftreten von Dip. II. Zunächst normale pH-Werte. Bei Fetalblutanalyse-Kontrolle nach 1 Std. 30 min pH_{akt}: 6,99. Schnellsectio, Kind 2630 g, 51 cm. pH_{akt}: 7,01, pH_{qu40}: 7,03, klinisch deprimiert. Entlassung nach 3 Wochen ohne Zeichen einer Schädigung.

renen, auch wenn völlig normale Säure-Basen-Verhältnisse vorlagen (BRAND u. SALING 1984). Schon lange ist bekannt, daß bei diesen Kindern folgende weitere Komplikationen gehäuft vorkommen: Hypoglykämie, gesteigerte sekundäre Depressionsrate und erhöhte Verlegungsfrequenz. Bereits erwähnt wurde, daß eine hochgradige Tachykardie ferner zur Dekompensation des Herzens führen kann (S. 115).

Insofern sollte bei einer Tachykardie sub partu immer kritisch abgewogen werden, ob eine schnelle vaginale Entbindung zu erwarten steht. Anderenfalls ist auch bei normalen pH-Werten eine operative Beendigung der Geburt gerechtfertigt.

In allen Fällen, in denen eine Tachykardie sub partu

— *längere Zeit andauert,*
— *eine zunehmende Tendenz zeigt* oder
— *in Kombination mit anderen suspekten mittel- bzw. kurzfristigen FHF-Veränderungen vorkommt,*

muß mit Hilfe einer **Fetalblutuntersuchung** (S. 217 ff) das intrauterine Befinden des Kindes geklärt werden. Dies gilt auch dann, wenn eine Tachykardie nach Reizung der Mutter, nach Medikamentengabe oder im Zusammenhang mit mütterlichem Fieber auftritt, da eine zusätzliche hypoxische Komponente der Tachykardie aufgrund des CTG nicht auszuschließen ist. Das weitere geburtshilfliche Vorgehen wird sich nach dem Ausfall der Mikroblutuntersuchung richten (S. 217 f).

Die kritische Grenze für einen einmalig bestimmten aktuellen pH-Wert liegt nach SALING (1966)

— in der Eröffnungsperiode bei 7,25,
— in der Austreibungsperiode bei 7,20.

Wichtiger als niedrige Einzelwerte ist jedoch die weitere Tendenz der pH-Werte, die mit Hilfe einer zweiten, im Abstand weniger Minuten vorgenommenen Bestimmung abgelesen werden kann. Bei zunehmender Azidität muß die Geburt aus fetaler Indikation je nach Befund operativ vaginal oder abdominal beendet werden. Bei Verbesserung des fetalen Säure-Basen-Haushaltes ist eine abwartende Haltung zunächst gerechtfertigt.

Der Verdacht einer maternen Infektion oder eines Amnioninfektionssyndroms verlangt die Gabe von Antibiotika unter der Geburt. Bei extremen Tachykardien bzw. Tachyarrhythmien sub partu läßt sich die FHF zumeist nicht kardiotokographisch aufzeichnen. Da die Logik der CTG-Geräte überfordert ist, findet sich in diesen Fällen oft nur „Schneegestöber" (Abb. **98**) oder eine halbierte Frequenz ohne Oszillationen (Abb. **99**). Ein über eine Skalpelektrode sub partu direkt abgeleitetes fetales EKG läßt zumeist die Art der Frequenzanomalie erkennen (Abb. **98, 99**). Die Einbeziehung des direkten fetalen Elektrokardiogramms in die Gesamtzustandsdiagnostik stellt damit eine echte Bereicherung der intranatalen, diagnostischen Möglichkeiten dar.

Liegen keine Dekompensationszeichen des fetalen Herzens vor (S. 115), so kann durchaus eine vaginale Entbindung versucht werden. Da sich diese Kinder aber kardiotokographisch nicht überwachen lassen, ist heute folgendes Vorgehen möglich: Über eine an den vorangehenden Teil des Kindes geklebte Spezialelektrode lassen sich kontinuierlich

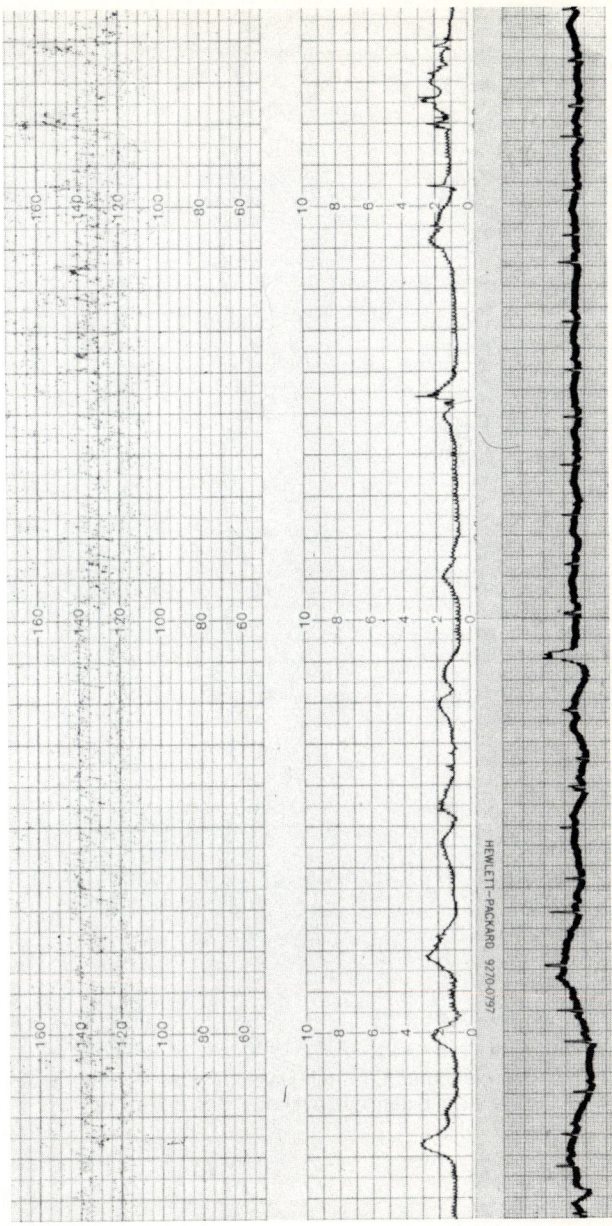

Abb. 98   Nicht auswertbares CTG. Im fetalen EKG finden sich unterschiedliche R-R-Abstände mit Extrasystolen bei einem AV-Block 2. Grades. In der 40. Schwangerschaftswoche wurde ein gesundes Kind geboren.

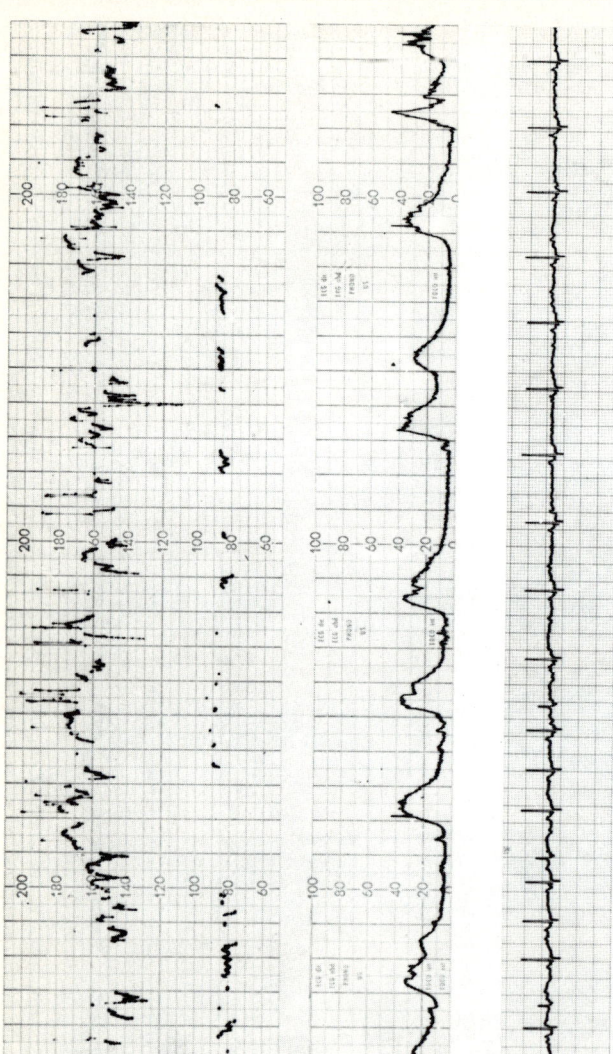

Abb. **99**   Nicht auswertbares CTG mit Halbierung der FHF bei ventrikulärer Extrasystolie, teilweise im Bigeminusrhythmus. Gesundes Kind.

transkutan die Blutgase CO_2 und O_2 messen. Vor allem das trägere CO_2 gibt eine verläßliche Aussage über den Säure-Basen-Haushalt des Kindes (SCHMIDT u. Mitarb. 1982). Zunächst wird bei Beginn der CO_2-Messung der pH-Wert mittels FBA kontrolliert und in Relation zum CO_2-Wert gesetzt. Bleibt der CO_2-Wert auf dem gleichen Niveau, so ändert sich auch der pH-Wert nicht. Bei Anstieg des CO_2-Wertes muß hingegen der pH-Wert kontrolliert werden (Abb. **100**), um nicht eine Aziditätssteigerung zu übersehen.

Post partum sollten alle Kinder, bei denen sub partu eine langanhaltende Tachykardie bestanden hat, pädiatrisch überwacht werden.

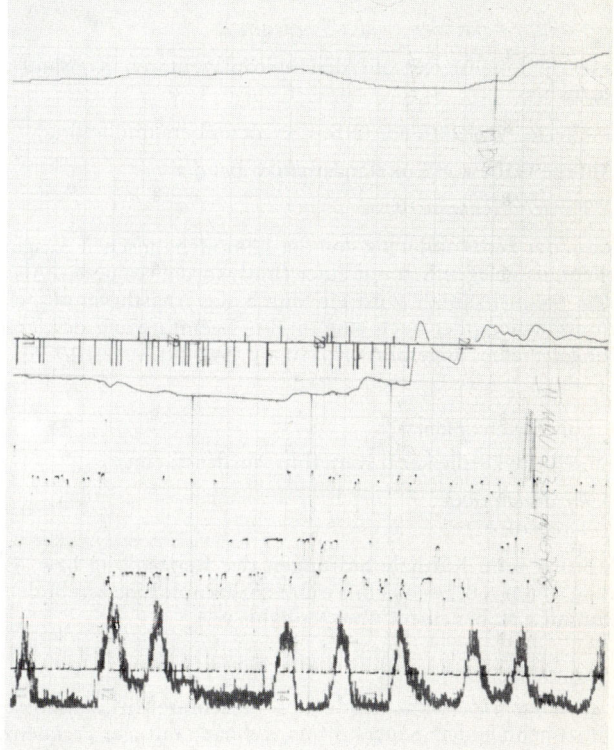

Abb. **100**   Subpartuale Überwachung eines Fetus mit hochgradiger Tachykardie (um 240 spm) mittels transkutaner pCO_2-Messung (pCO_{2tc})). Bei CO_2-Anstieg erfolgt eine Kontrolle der pH-Werte. Von oben nach unten: pCO_{2tc}, Heizleistung, nichtauswertbare FHF, Wehen.

Bradykardie

Ursache

Prognostisch günstig

Bleibt eine bereits in der Schwangerschaft vorhandene Bradykardie sub partu ohne zusätzliche pathologische CTG-Muster bestehen, so handelt es sich in der Regel um

– *eine essentielle Bradykardie* (S. 116) (Abb. **101**).

Tritt eine Bradykardie erstmals unter der Geburt auf, so kann sie die Folge einer passageren hämodynamischen Beeinträchtigung des mütterlichen Kreislaufes sein. Diese Zirkulationsstörung kommt vor in generalisierter Form als

– *Kollaps beim Vena-cava-Syndrom*

oder in lokalisierter auf den uteroplazentaren Kreislauf beschränkte Form als

– *Uterushyperaktivität* (z. B. Oxytocinüberstimulierung).

Auf die Gabe von Lokalanästhetika bei der

– *Parazervikalanästhesie*

kann der Fetus abhängig von der hämodynamischen Ausgangssituation ebenfalls gelegentlich mit einer Bradykardie reagieren. Als Ursache für den Frequenzabfall wird ein durch die Anästhesie ausgelöster Basaltonusanstieg oder auch eine direkte Beeinflussung des fetalen Herzleitungssystemes angeführt (RÜTHER u. STOCKHAUSEN 1975).

Prognostisch unklar

Eine Bradykardie kann weiterhin Ausdruck einer

– *kardialen* oder
– *zerebralen*

Störung sein. Kardiale Störungen der Reizbildung bzw. Erregungsleitung treten z. B. bei einem Vitium cordis auf. Eine zerebrale Bradykardie kommt z. B. bei einem Anenzephalus vor.

Prognostisch ungünstig

Eine längere Zeit anhaltende uteroplazentare Zirkulationsstörung führt mit zunehmendem Sauerstoffmangel nach initialer Frequenzbeschleunigung (S. 12) zum Frequenzabfall. Abhängig von der Gesamtdauer des O_2-Mangels wird eine Dezeleration oder bei persitierendem O_2-Abfall eine Bradykardie resultieren. Diese

– *Hypoxiebradykardie*

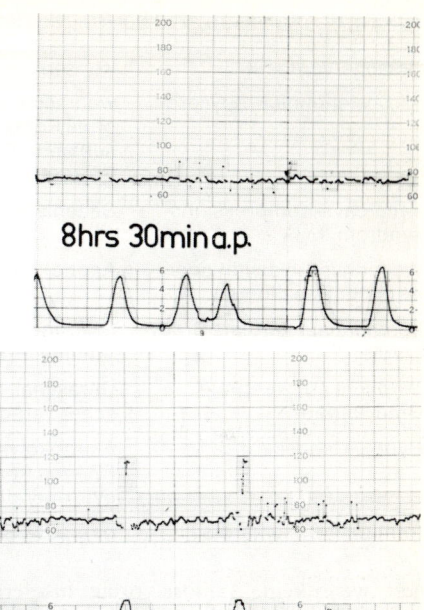

Abb. 101 Essentielle schwere Bradykardie. Oszillationstyp: silent. Normale Blutgaswerte sub partu. Spontangeburt eines unauffälligen, lebensfrischen Kindes pH_{akt}: 7,28, pH_{qu40}: 7,25 in der Nabelarterie.

kann daher in der überwiegenden Zahl aus dem vorherigen Frequenzverhalten diagnostiziert werden. Eine Kombination einer Hypoxiebradykardie mit einem silenten FHF-Verlauf kennzeichnet eine für das Kind besonders bedrohliche Situation.

In der Austreibungsperiode wird diese Bradykardieform auch als

— *terminale Bradykardie* (KLÖCK u. LAMBERTI 1975)

bezeichnet. Im Zusammenhang mit einer Preßwehe kommt es dabei zum rapiden O_2-Abfall und zur Bradykardie (Abb. **102**). Als zusätzliche hypoxische Zeichen sind häufig vorhanden:

— Oszillationsverlust,
— Verrundung der Umkehrpunkte,
— Nichterreichen der ursprünglichen Basalfrequenz in der Wehenpause.

Klinische Bedeutung und Konsequenz (Tab. **10**)

Nach Untersuchungen von BRAND u. SALING (1984) ist die Frequenz intrakranieller Blutungen bzw. neurologischer Auffälligkeiten nach subpartualen Bradykardien gegenüber einem Normalkollektiv nicht gestei-

Tabelle **10**   Konsequenzen bei Bradykardie

Ursache/Verdacht	Konsequenz
vorbestehende Bradykardie	wahrscheinlich „essentielle Bradykardie" ohne Konsequenz sub partu FBA: bei normalem Befund gute Prognose
Vena-cava-Kompressions-syndrom	Seitenlagerung, evtl. Volumensubstitution
Wehenhyperaktivität oder erhöhter Basaltonus	Akuttokolyse (S. 28)
Verdacht auf kardiale Brady-kardie	EKG und Ultraschall zum Ausschluß eines Vitiums: Prognose dann gut
Verdacht auf zerebrale Bradykardie	Ultraschall zum Ausschluß hirnorgani-scher Veränderungen
Hypoxiebradykardie	Akuttokolyse FBA mit Kontrolle in kurzem Abstand evtl. operative Entbindung
terminale Bradykardie	operative Entbindung ohne FBA

gert, wenn keine Azidose vorlag. Insofern sollte eine Entscheidung zur operativen Geburtsbeendigung nicht allein aufgrund einer solchen CTG-Veränderung getroffen werden. Auch in diesen Fällen kann man daher nicht auf die FBA verzichten, um nicht gehäuft unnötige Operationen durchzuführen. Da andererseits bekannt ist, daß sich bei einer Bradykardie <100 spm rasch eine Azidose ausbilden kann, muß in diesen Fällen eine FBA schnell erfolgen.

Passagere hämodynamische Zirkulationsstörung

Die weitaus häufigste Form der intrapartualen Bradykardie ist durch eine passagere uteroplazentare Zirkulationsstörung bedingt. Nach Beseitigung der auslösenden Ursache erfolgt in der Regel eine rasche Normalisierung der fetalen Herzfrequenz. Die Therapie des Vena-cava-Syndroms besteht in der sofortigen Seitenlagerung der Mutter. Eine Uterushyperaktivität oder ein Basaltonusanstieg nach einer Parazervikalanästhesie läßt sich mit einer Akuttokolyse (S. 88) beheben.

Essentielle Bradykardie

Besteht eine antenatale Bradykardie intranatal fort, so sollte nach einer Blasensprengung der Säure-Basen-Haushalt des Kindes mit Hilfe einer Fetalblutuntersuchung (S. 217 ff) überprüft werden. Normale pH-Werte erhärten die Diagnose essentielle Bradykardie.

Fehlen im weiteren Verlauf hypoxieverdächtige CTG-Symptome, so darf mit einem unauffälligen postpartualen Zustand des Kindes gerech-

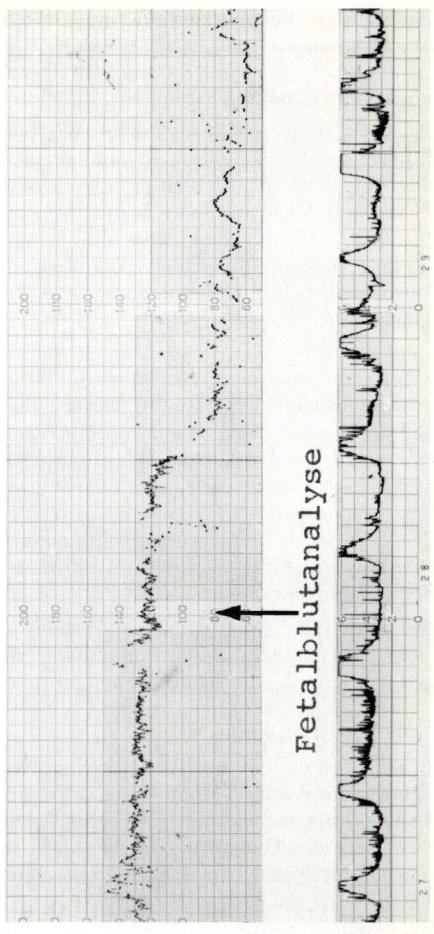

Abb. **102**   Terminale Bradykardie. Frequenz vor der Bradykardie um 125 spm, silenter Oszillationstyp. Fetalblutanalyse 20 min vor Geburt: pH_{akt}: 7,30, pH_{qu40}: 7,32, nach der operativen Entbindung durch eine Vakuumextraktion: pH_{akt}: 7,12, pH_{qu40}: 7,22.

net werden. Bei unklaren Befunden ist die Fetalblutuntersuchung zu wiederholen.

Kardiale Bradykardie

Bei einer schweren Bradykardie zwischen 50 und 70 spm ist in erster Linie an einen AV-Block zu denken, der sowohl mit tachykarden als auch bradykarden Zyklen einhergehen kann. Bei kongenitalem Herzblock sind sogar minimale Frequenzen von 20 spm beobachtet worden (SHENKER 1979). Zum Ausschluß einer solchen kardialen Bradykardieursache kann ein fetales EKG abgeleitet werden, das wie auch eine Ultraschall-B-Bild-Untersuchung die Art der Herzrhythmusstörung aufklären hilft.

Liegt kein Herzvitium vor, so ist die Prognose der Kinder günstig. Eine kontinuierliche Überwachung dieser Fälle sub partu ist daher selbstverständlich, obwohl selbst aus zusätzlichen suspekten CTG-Zeichen keine eindeutige Indikation zur Schnittentbindung abgeleitet werden kann. Heute lassen sich diese Kinder allerdings sicher mit Hilfe der transkutanen Messung des CO_2-Gehaltes am vorangehenden Teil überwachen (S. 228). Jedes Neugeborene sollte einer baldigen pädiatrischen Untersuchung zugeführt werden, um kardiale Erkrankungen erkennen und behandeln zu können.

Bei pränataler Diagnose eines Herzvitiums sollte, abhängig von der Überlebenschance, in Zusammenhang mit einem Expertenteam erwogen werden, ob eine Sectio bei evtl. abfallenden pH-Werten indiziert ist.

Zerebrale Bradykardie

Auch wenn es sich um Raritäten handelt, so sollte eine Bradykardie in Kombination mit fehlender Oszillation und meist normalen pH-Werten an eine Hirnmißbildung, z.B. einen Anenzephalus, denken lassen. Die Sicherung der Diagnose gelingt, sofern sie nicht bereits früher gestellt wurde, durch eine Ultraschalluntersuchung.

Hypoxiebradykardie

Die Hypoxiebradykardie der Eröffnungsperiode stellt in der heutigen Geburtshilfe ein seltenes Ereignis dar. In der Regel wird schon vorher aufgrund verschiedener suspekter CTG-Veränderungen eine Therapie eingeleitet, die zunächst beim Absinken der pH-Werte in der Tokolyse unter Kontrolle des Säure-Basen-Haushaltes, bei Verschlechterung des Zustandes in der operativen Entbindung besteht.

Ist es dennoch zum Auftreten einer Hypoxiebradykardie gekommen, so sollte sofort eine Akuttokolyse begonnen werden (S. 28, 230 f). Gleichzeitig sind im Abstand von einer halben Minute zwei Blutgasanalysen dem Kinde zu entnehmen. Bei raschem Abfall der pH-Werte ist die sofortige Schnittentbindung indiziert. Beim Anstieg der pH-Werte über 7,20 kann unter weiteren pH-Kontrollen abgewartet werden (S. 230 f).

Kann die Entbindung nur durch die Sectio erfolgen, so stellt sich dem Geburtshelfer die Frage, ob nicht eine bereits vorliegende irreversible Schädigung des Kindes den Eingriff verbietet. Mit Hilfe der Fetalblutuntersuchung sollte vor der Operation der pH-Wert bestimmt werden. Die Grenze des aktuellen pH-Wertes, bei dem noch ein lebensfähiges Kind zu erwarten ist, liegt nach BRETSCHER u. SALING (1969) etwa bei 6,9. Abhängig von der Dauer der Azidose kann es in Einzelfällen aber durchaus sinnvoll sein, auch bei noch niedrigeren pH-Werten sich zur Sectio zu entschließen. A. STAUDACH hat mir dankenswerterweise zur Demonstration einen Fall überlassen, bei dem es infolge einer Bradykardie zum Abfall der pH-Werte auf 6,87 kam. Obwohl die schwere Azidose unter Tokolyse fast 2 Std. anhielt, wurde ein gesundes Kind geboren (Abb. **103 a—d**).

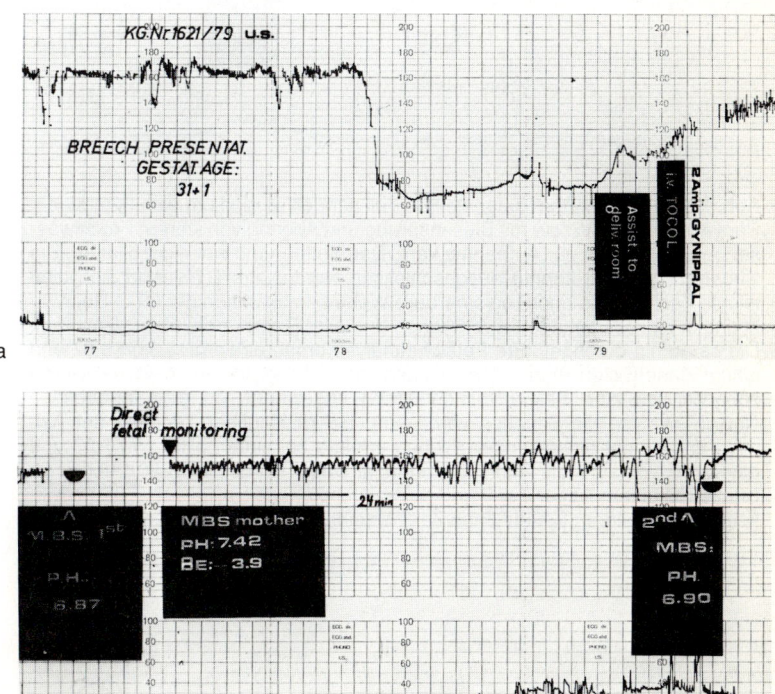

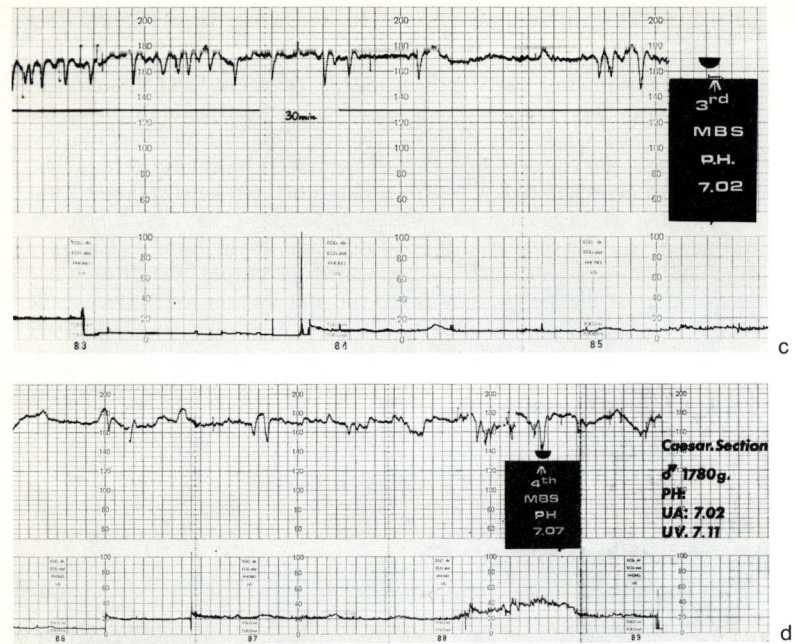

Abb. **103a—d**   Bei dem dargestellten Fall handelt es sich um eine 32jährige I. Para in der 32. SSW, die mit Blasensprung und Abgang von klarem Fruchtwasser bei Beckenlage zur Aufnahme kam. Der Muttermund war 4 cm dilatiert. Ein Nabelschnurvorfall konnte ausgeschlossen werden. Im CTG fand sich eine leichte Tachykardie ohne registrierbare Wehen. Im Rahmen der CTG-Überwachung in Linksseitenlage traten Wehen und eine Bradykardie über 16 min auf. Die daraufhin durchgeführte Fetalblutanalyse ergab einen pH_{akt} von 6,87 und einen Base-Exzeß von −23. Wegen der hochgradigen Azidose wurde zunächst auf eine Sektio verzichtet und abgewartet, ob eine intravenöse Notfall-Tokolyse die Situation verbessert. Bei rückläufiger Tendenz der Azidose und erneut einsetzenden Wehen erfolgte bei einem pH_{akt} von 7,07 und einem BE von −16 die Schnittentbindung. Dabei wurde ein 1780 g schwerer Knabe mit einem Apgar 3-6-9 und einem Nabelarterien-pH_{akt} von 7,02 entwickelt, der im weiteren Verlauf ohne Zeichen einer Schädigung heranwuchs.

Terminale Bradykardie

Die terminale Bradykardie in der Preßperiode stellt immer eine Indikation zur schnellen Geburtsbeendigung dar, da bei Fortbestehen der Bradykardie über mehrere Minuten mit der Geburt eines deprimierten Kindes zu rechnen ist (Abb. **102**).

Akzelerationen

Sporadische Akzelerationen

Ursache

Sporadische Akzelerationen kommen sub partu vor allem im Zusammenhang mit einer direkten Berührung des Fetus vor (Abb. **104**). So führen z. B.

- eine vaginale oder rektale Untersuchung,
- eine Blasensprengung,
- das Anlegen einer Skalpelektrode oder
- eine Fetalblutuntersuchung

unter physiologischen Bedingungen zu Kindsbewegungen und damit zur Herzfrequenzbeschleunigung. Seltener lösen intrapartuale (z. B. akustische oder thermische) Reize Akzelerationen aus.

Klinische Bedeutung und Konsequenz

Sporadische Akzelerationen sind in jedem Falle als prognostisch günstig zu bewerten. Fehlen hingegen Akzelerationen nach einem entsprechenden Weckreiz, so spricht das für eine mangelhafte Anpassungsfähigkeit des fetalen Herz-Kreislauf-Systems und muß als Warnsymptom gelten.

Periodische Akzeleration

Ursache

Periodische Akzelerationen sind entweder Ausdruck

- einer wehensynchronen, uteroplazentaren Minderdurchblutung oder
- einer Nabelschnurkompression, bei der lediglich die V. umbilicalis betroffen ist.

Im ersten Fall kommt es über eine fetale Hypoxämie zu einer Herzfrequenzbeschleunigung mit *allmählichem Frequenzanstieg* und -abfall. Eine durch Uteruskontraktionen bedingte Nabelschnurkompression führt hingegen zu periodischen Akzelerationen mit *steiler Frequenzänderung*, die mit weiterem Geburtsfortschritt oft in Dezelerationen übergehen oder mit ihnen vergesellschaftet sind (Abb. **105**).

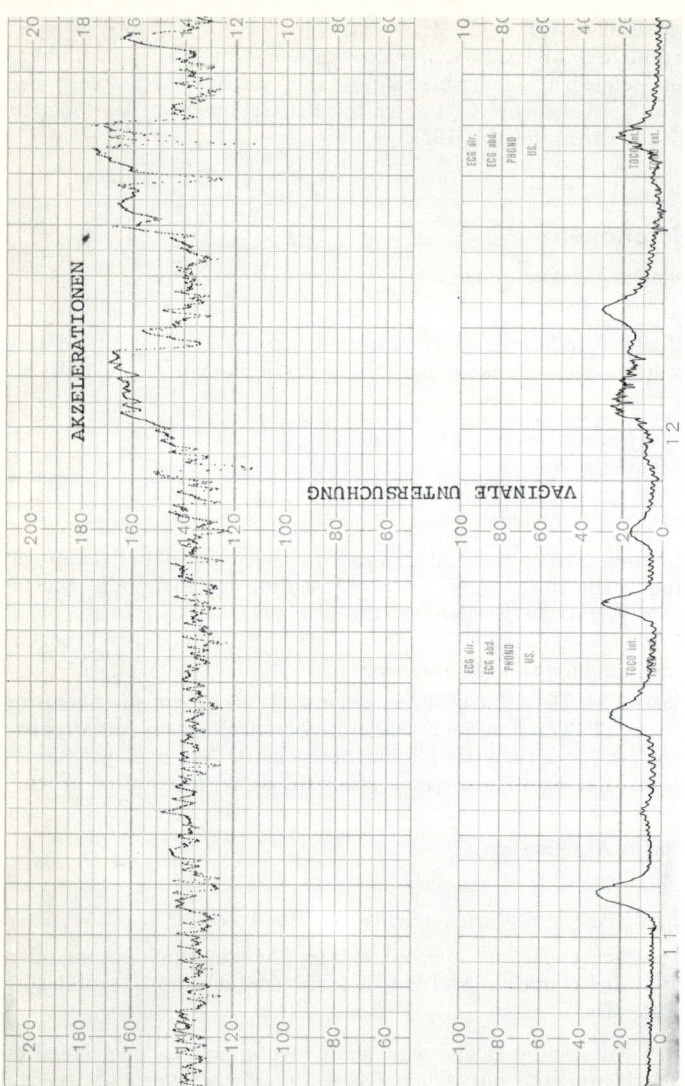

Abb. **104**   Akzelerationen nach vaginaler Untersuchung.

Abb. **105** Periodische Akzelerationen. Im Verlauf der Geburt treten die Akzelerationen in Kombination mit variablen Dezelerationen auf. Spontangeburt eines lebensfrischen Kindes mit einer Nabelschnurumschlingung. pH_{akt}: 7,33, pH_{qu40}: 7,30 in der Nabelarterie.

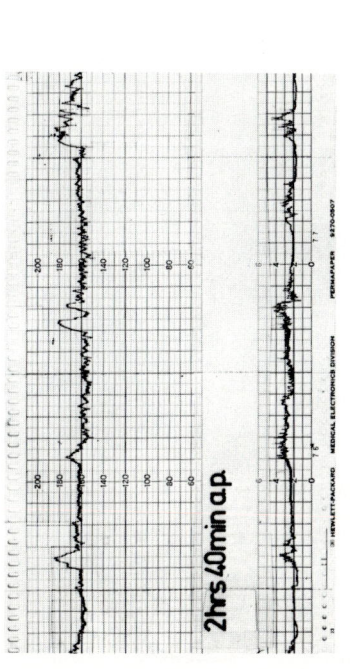

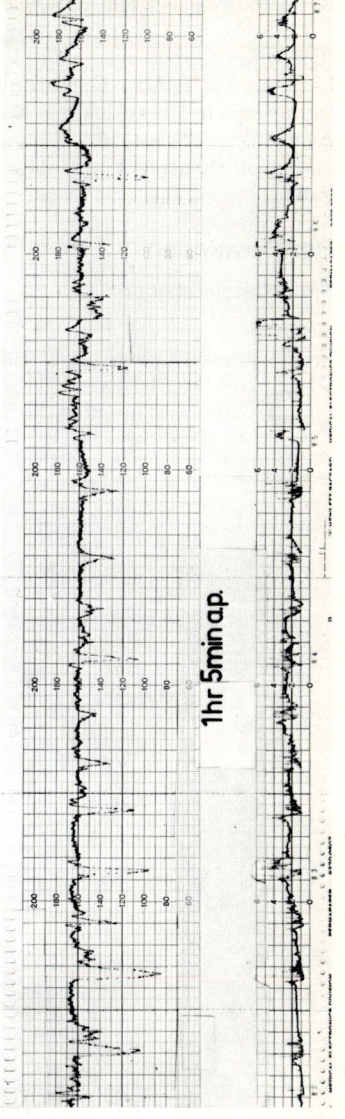

Klinische Bedeutung und Konsequenz
Periodische Akzelerationen sind in ihrer Bedeutung in den Bereich des fließenden Überganges von der physiologischen Kompensation zur beginnenden fetalen Gefährdung einzuordnen. Treten während der intrauterinen Überwachung bei normalem CTG-Befund periodische Akzelerationen auf, so ist eine Spontangeburt anzustreben, da mit einem unbeeinträchtigten Zustand des Neonaten gerechnet werden kann.

Dezelerationen

Frühe Dezelerationen

Ursache
Frühe Dezelerationen (Abb. **106**) sind Folge einer geburtsmechanisch ausgelösten kurzfristigen Ischämie des fetalen Gehirns, die zu einer Funktionsbeeinträchtigung des Sympathikus mit Überwiegen des Vago-

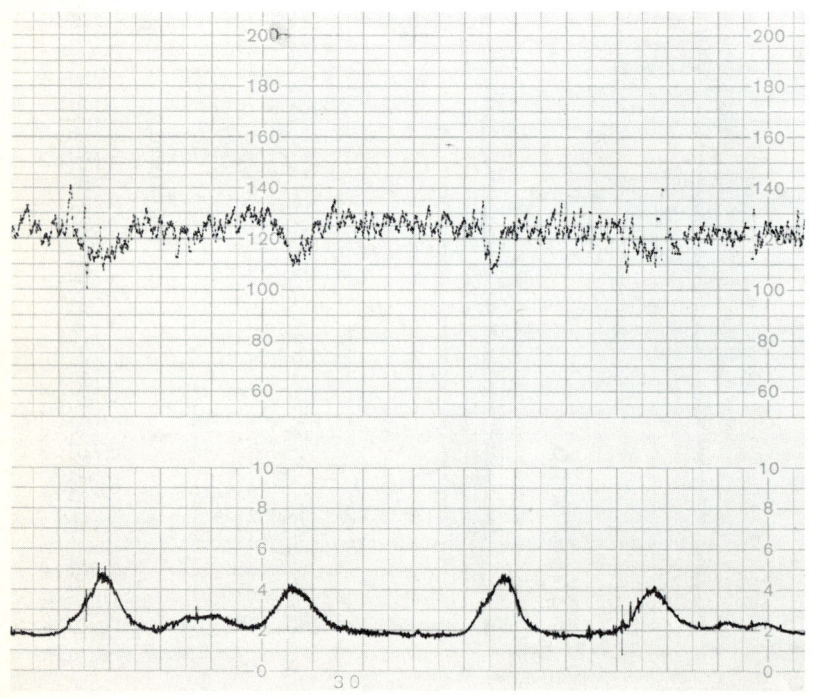

Abb. **106**   Frühe Dezelerationen.

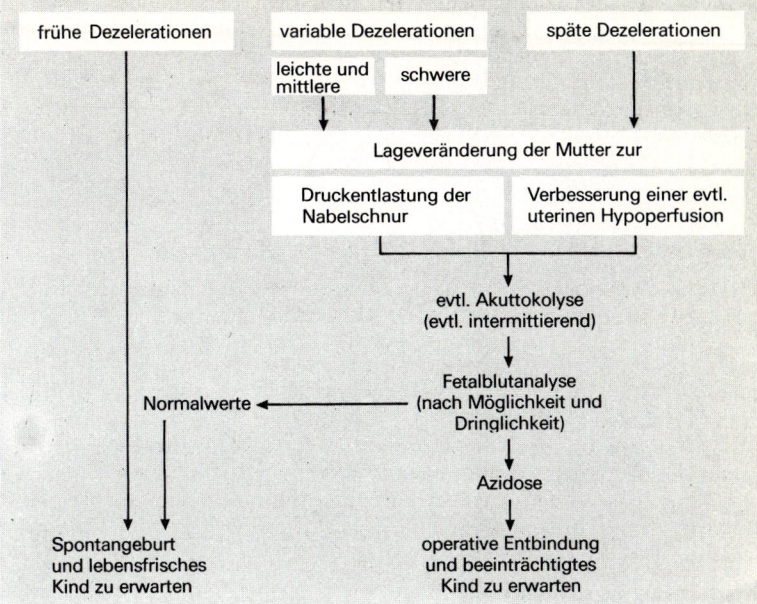

Abb. **107**   Zu erwartende Folgen von Dezelerationen und therapeutischen Konsequenzen.

tonus führt. Die Häufigkeit ihres Vorkommens wird zwischen 2% (HEINRICH u. Mitarb. 1975) und 12% (KUBLI u. Mitarb. 1969) angegeben, wobei nach Fruchtblasensprengung eine Zunahme der Frequenz beobachtet wurde (SCHWARCZ 1973, BAUMGARTEN 1976).

Klinische Bedeutung und Konsequenz (Abb. **107**)
Passager auftretende frühe Dezelerationen gelten als *Warnsymptome,* die bei sonst normalem CTG-Muster zunächst keiner weiteren Abklärung bedürfen. Jedoch ist daran zu denken, daß das frühe Dezelerationsmuster Ausdruck einer *überhöhten Wehenmittelgabe* sein kann, die insbesondere bei fehlendem Tiefertreten und starker Konfiguration des Kopfes einen zu intensiven Kompressionseffekt zur Folge hat.

Bei Persistenz früher Dezelerationen länger als 30 min sollte zur Minderung der Kontraktionskraft eine Tokolyse durchgeführt werden. SEIDENSCHNUR u. Mitarb. (1972) empfehlen, in der Austreibungsperiode den Durchtritt des Kopfes bei der Geburt mit einer kompressionsarmen Parallelzange zu erleichtern.

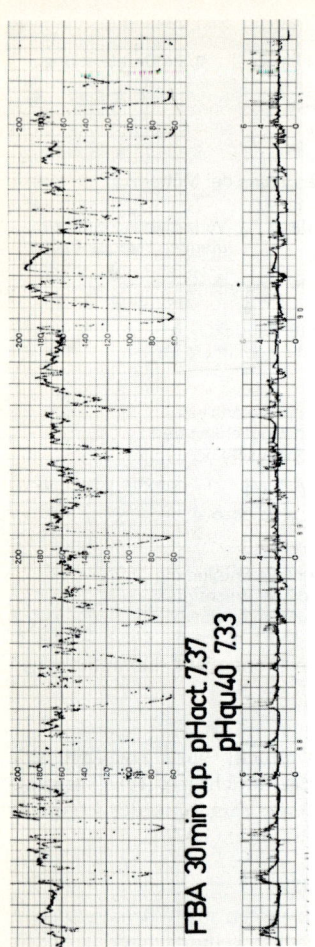

Abb. 108 Variable Dezelerationen. Fetalblutanalyse 30 min ante partum unauffällig. Spontangeburt, pH-Werte in der Nabelarterie: pH_{akt}: 7,21, pH_{qu40}: 7,23.

Variable Dezelerationen

Ursache

Ätiologisch sind variable Dezelerationen (Abb. **108**) durch eine umbilikoplazentare Zirkulationsstörung bedingt, gleichgültig, ob die Behinderung zentral, also im Bereich des Kapillargebietes, oder peripher, also im Verlauf der Nabelschnur, liegt. Als häufigste Ursachen für eine passagere Unterbrechung im extrakorporalen Kreislauf finden sich:

— eine Nabelschnurumschlingung,
— ein Nabelschnurknoten,
— eine kurze Nabelschnur,
— eine lange Nabelschnur,
— ein Nabelschnurhämatom,
— eine Nabelschnurthrombose.

Klinische Bedeutung

Variable Dezelerationen stellen das am häufigsten beobachtete Dezelerationsmuster sub partu dar mit zunehmender Frequenz bis zur Austreibungsperiode. Sie sind etwa bei jeder zweiten Entbindung zu registrieren. Nach Kubli u. Mitarb. (1969), die die variablen Dezelerationen nach Amplitude des Frequenzabfalles und Dauer der Dezeleration in leicht, mittelschwer und schwer eingeteilt haben (S. 81), gehen

— *leichte variable Dezelerationen in der Regel mit einem normalen pH-Wert einher,*
— *mittelschwere und schwere aber mit einem statistisch signifikanten pH-Abfall* (Abb. **109**).

Das Ausmaß der Veränderungen im Säure-Basen-Haushalt wird vor allem durch die uterine Aktivität modifiziert. Eine Basaltonuserhöhung ist dabei im Vergleich zur gesteigerten Wehentätigkeit für das Kind prognostisch ungünstiger.

Demgegenüber können bei genügend langem Wehenintervall (>3 min) und normalem Basaltonus selbst bei schweren variablen Dezelerationen normale Blutgaswerte vorliegen.

Eine besondere prognostische Bedeutung kommt der Dezelerationsfrequenz und dem Auftreten ungünstiger Zusatzkriterien (S. 82) zu. Ein Dezelerations-Kontraktions-Quotient (S. 79) von 1 im Zusammenhang mit einer abnehmenden Oszillation und prognostisch ungünstigen Zusatzkriterien kennzeichnet eine für das Kind gefährliche Situation, in der sich in der Regel schnell eine Azidose ausbildet (Rüttgers 1973).

Konsequenz

Ein allgemein gültiges Rezept, nach dem in jedem Einzelfall immer die gleiche klinische Entscheidung zu treffen wäre, kann es für variable

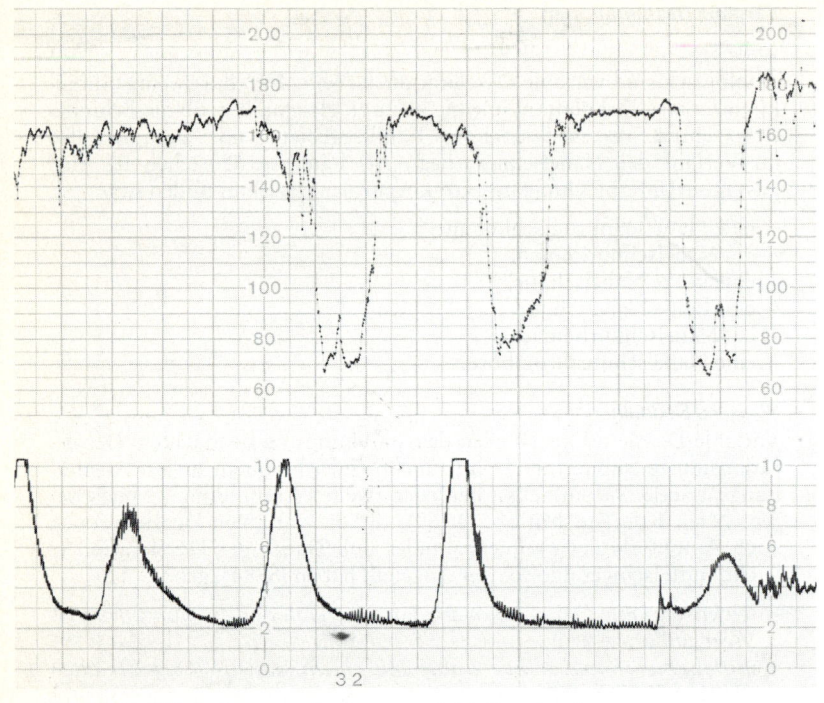

Abb. **109**   Mittelschwere und schwere variable Dezelerationen.

Dezelerationen ebensowenig wie für andere CTG-Veränderungen geben. Dennoch kann als Richtlinie das folgende Vorgehen bei Auftreten von variablen Dezelerationen gelten:

Eröffnungsperiode

Zunächst kann therapeutisch ein *Lagewechsel* der Mutter versucht werden, der in den meisten Fällen zur Normalisierung der Nabelschnurdurchblutung führt. Es gibt dabei keine speziell empfehlenswerte mütterliche Lage, da die Umlagerung der Mutter nicht mehr als einen Versuch darstellt, die mechanischen Beziehungen zwischen Mutter und Kind so zu verändern, daß die Nabelschnur nicht länger komprimiert wird. Praktisch sollte sich bei Auftreten von variablen Dezelerationen eine auf dem Rücken liegende Gebärende auf die Seite drehen. Bei mangelndem Erfolg kann eine entgegengesetzte Seitenlagerung oder als ultima ratio eine Kopftieflagerung von der Kreißenden eingenommen werden.

Treten trotz des Lagewechsels weiterhin mit nahezu jeder Wehe variable Dezelerationen auf, so sollte der Versuch unternommen werden, die Wehenpausen durch eine *intravenöse Tokolyse* zu verlängern. Ein Wehenintervall über 3 min rechtfertigt indessen eine abwartende Haltung.

Nehmen trotz Tokolyse die variablen Herzfrequenzalterationen in ihrer Intensität oder die Wehen in ihrer Frequenz zu, so muß das Ergebnis einer *Fetalblutuntersuchung* (S. 217 ff) über die weiteren geburtshilflichen Maßnahmen entscheiden.

Austreibungsperiode

In der Austreibungsperiode sollte die Geburt bei mittelschweren oder schweren variablen Dezelerationen vaginal operativ beendet werden, wenn der vorangehende Teil extraktionsgerecht auf Beckenboden steht. Jedoch bieten auch zu diesem Zeitpunkt die intravenöse Tokolyse, der Lagewechsel der Mutter und die Fetalblutanalyse noch die Möglichkeit, in einem gewissen Prozentsatz eine Spontangeburt zu erreichen (GOESCHEN u. Mitarb. 1984).

Befindet sich der vorangehende Teil über Beckenboden, so sollte in jedem Falle eine Fetalblutanalyse erfolgen, da eine vaginale Operation aus Beckenmitte bzw. vom Beckeneingang dreifach häufiger zu intrakraniellen Blutungen führt als eine Spontangeburt bzw. ein Eingriff vom Beckenboden (BRAND u. SALING 1984). Außerdem findet sich nur in 15 % ein pH-Wert <7,25 (GOESCHEN u. Mitarb. 1984). Nur bei erniedrigten pH-Werten ist aber eine Operation aus kindlicher Indikation auch wirklich angezeigt.

In allen anderen Fällen kann evtl. unter Tokolyse oder Lagewechsel der Mutter ein Tiefertreten des Kopfes bzw. sogar eine Spontangeburt abgewartet werden.

Späte Dezelerationen

Ursache

Späte Dezelerationen kommen sub partu in einer Häufigkeit zwischen 4 % und 7 % vor. Sie sind mit großer Wahrscheinlichkeit *der uteroplazentaren Insuffizienz* zuzuordnen.

Der häufigste Grund für die wehensynchrone Einschränkung der plazentaren Austauschbedingungen ist

— *eine Plazentainsuffizienz.*

Jedoch kann eine Störung der fetalen O_2-Versorgung auch bei funktionstüchtiger Plazenta auftreten, und zwar durch

— *uterine Hyperaktivität,*

– *vorzeitige Lösung der Plazenta,*
– *fetale Blutung.*

Der verminderte Atemgasaustausch infolge einer uteroplazentaren Insuffizienz führt zeitabhängig zur fetalen Hypoxie.

Klinische Bedeutung

Es ist heute unbestritten, daß Spätdezelerationen meist in Verbindung mit anderen CTG-Veränderungen eine hypoxische Gefährdung des Fetus anzeigen können (Abb. **110**).

Nach Kubli (1971) liegen nach Auftreten von Spätdezelerationen die fetalen pH-Werte in rund 70 % unter 7,25, wobei ein enger Zusammenhang zwischen pH-Wert und Schweregrad der Dezeleration besteht (S. 79).

Auf die lineare Zunahme der Azidität in Abhängigkeit von der Anzahl der späten Dezelerationen haben Klöck u. Mitarb. (1971) hingewiesen. Sie errechneten für die einzelnen späten Dezelerationen einen durchschnittlichen pH-Abfall von 0,014 pH-Einheiten sowie eine Zunahme des Basendefizits von 0,8 mmol/l.

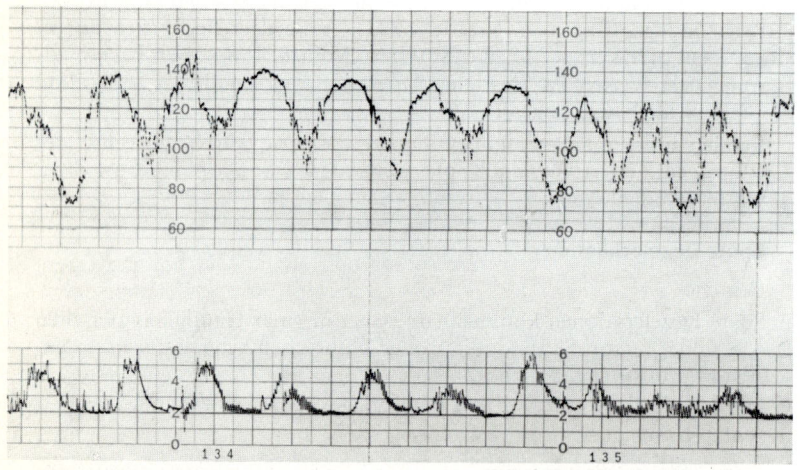

Abb. **110** Schwere späte Dezelerationen (Dezelerationsamplitude über 45 spm) in der Eröffnungsperiode bei 34jähriger Erstpara mit EPH-Syndrom. Abfall der pH-Werte unter Tokolyse in den präazidotischen Bereich. Schnittentbindung. Kind deprimiert. Apgar-Wert: 4/7/10. pH_{akt}: 7,15, pH_{qu40}: 7,12 in der Nabelarterie.

Konsequenz

Es stellt sich die Frage, wie lange bei Vorliegen eines späten Dezelerationsmusters abgewartet werden darf und wann die Geburt zu beenden ist. Eine allgemein gültige Antwort kann es nicht geben.

Wir sind der Meinung, daß in jedem Falle vor einer operativen Entscheidung eine FBA erfolgen sollte, da keinesfalls immer bei späten Dezelerationen abfallende pH-Werte vorliegen (Abb. **111**).

FISCHER (1976) empfiehlt demgegenüber das folgende Vorgehen:

Eröffnungsperiode

Gehen in der Eröffnungsperiode bei normaler Wehentätigkeit bis zu 5 % der Uteruskontraktionen mit späten Dezelerationen einher und wird die Gesamtzahl von 20 Spätdezelerationen nicht überschritten, so ist mit der Geburt eines lebensfrischen Kindes zu rechnen.

Bei einer Dezelerationshäufigkeit von mehr als 30 % sollte die Geburt nach 15–20 Wehen beendet werden, da bei längerem Abwarten mit einer Sauerstoffmangelversorgung und niedrigen pH-Werten zu rechnen ist.

Bei repetitiven, mit jeder Wehe auftretenden Spätdezelerationen muß die Entscheidung zur Operation innerhalb weniger Minuten getroffen werden.

Liegt die Dezelerationsfrequenz im Bereich zwischen 5 % und 30 %, so sollte eine Fetalblutuntersuchung durchgeführt werden, die das weitere Vorgehen bestimmt.

Austreibungsperiode

In der Austreibungsperiode ist bei späten Dezelerationen entsprechend zu verfahren wie bei variablen (s. o.).

Konservative Maßnahmen

Bei Grenzwerten des Säure-Basen-Haushaltes (S. 228 f) und zur Überbrückung der Zeitspanne bis zur operativen Entbindung kann durch konservative Maßnahmen eine Verbesserung der fetalen O_2-Versorgung versucht werden.

Unbestritten ist der günstige Einfluß des maternen *Lagewechsels* auf die fetale Situation. Allein durch Einnahme der linken Seitenlage lassen sich häufig die maternofetalen Austauschverhältnisse fördern.

Auch *Sauerstoffatmung* an die Mutter soll eine positive Wirkung auf die fetale O_2-Versorgung ausüben.

Diese Behandlungsform ist jedoch nicht unwidersprochen, da verschiedene Untersucher nach länger als 15 min anhaltender Sauerstoffgabe eine Reduktion des maternofetalen Blutstromes in der Plazenta und

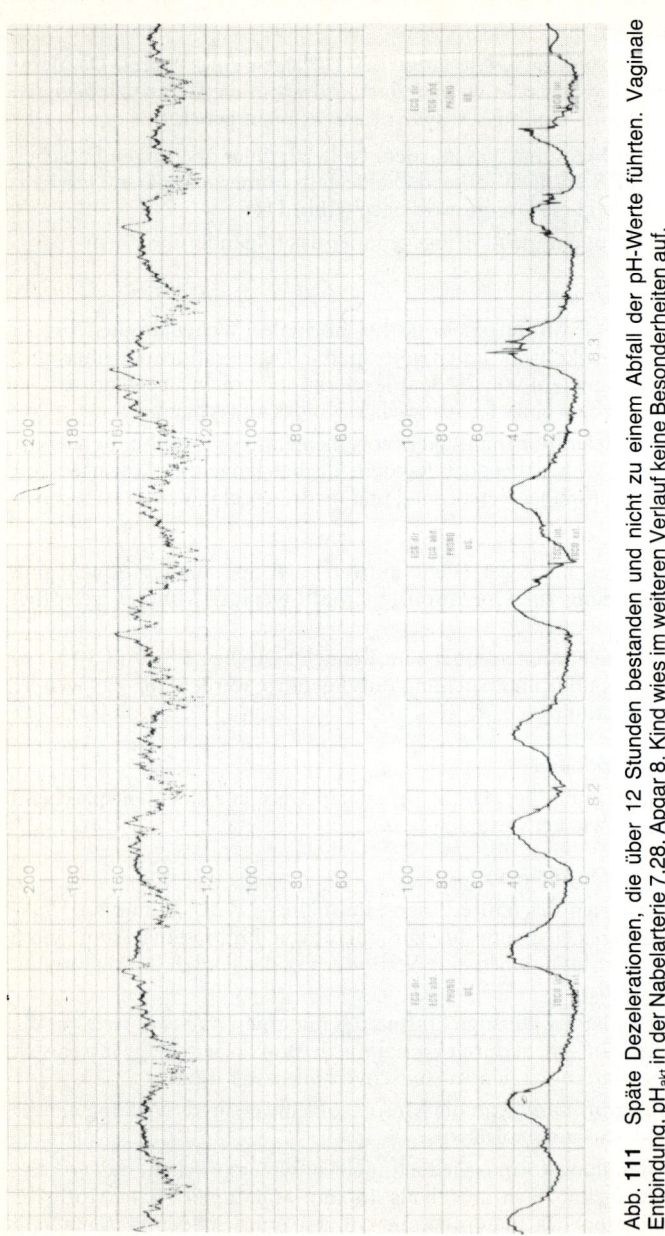

Abb. **111** Späte Dezelerationen, die über 12 Stunden bestanden und nicht zu einem Abfall der pH-Werte führten. Vaginale Entbindung, pH_{akt} in der Nabelarterie 7,28, Apgar 8. Kind wies im weiteren Verlauf keine Besonderheiten auf.

damit der fetalen pH-Werte sowie einen Anstieg der Kohlensäuredrücke beobachteten (SALING 1963 u. a.).

Eine *kontrollierte mütterliche Sauerstoffatmung* scheint daher nur kurzfristig *bis zu 15 min* empfehlenswert zu sein, wenn es darum geht, die Zeitspanne zwischen Auftreten fetaler Gefahrenzeichen und einer weiteren diagnostischen Abklärung bzw. einer operativen Geburtsbeendigung zu überbrücken. Eine über längere Zeit anhaltende Verbesserung der fetalen Sauerstoffversorgung ist mit dieser Therapie also nicht zu erwirken.

Die Mitteilungen über die erzielten Resultate nach Gabe eines *Betasympathomimetikums* intravenös sind mehrheitlich günstig (SALING u. DUDENHAUSEN 1973). Es fehlt aber nicht an Berichten, bei denen sich die kindlichen Verhältnisse besonders bei stark azidotischen Kindern verschlechterten (RENAUD u. Mitarb. 1973). Sehr wahrscheinlich verursachen dabei die Betamimetika auch beim Kind eine Vasodilatation. Damit wird aber die notwendige Sauerstoffsparschaltung aufgehoben. Unter der als Sauerstoffsparschaltung bezeichneten kompensatorischen Anpassung versteht man eine verminderte Durchblutung und damit eine verminderte O_2-Zufuhr nicht unbedingt lebensnotwendiger Organe. Die dadurch eingesparte O_2-Menge steht den lebensnotwendigen Organen zur Verfügung. Durch die iatrogene Vasodilatation wird dieser Schutzreflex gestört. Es kommt zur Einschwemmung von Milchsäure aus den abgeschalteten Bezirken in den zentralen Kreislauf und damit zur Verschlechterung des fetalen Zustandes.

Es sind weitere pharmakologische Versuche unternommen worden, die eine Verbesserung der uteroplazentaren Durchblutung zum Ziel haben.

In Anbetracht der Tatsache, daß die Uterusgefäße in der Spätschwangerschaft normalerweise fast maximal dilatiert sind, kann die Wirkung von *dilatatorischen Medikamenten* (Theophyllin-Derivate, Complamin, Persantin usw.) nur gering sein. Daher sehen wir sub partu für diese Substanzen keinen Platz.

Auch die Versuche mit *Pufferinfusionen* an die Mutter, eine sich ausbildende fetale Azidose anzugehen, haben enttäuscht. Sinnvoll ist diese Maßnahme hingegen bei „maternogener Aziditätssteigerung" des Fetus (S. 219).

Daher bleibt *bei Persistenz später Dezelerationen* als einzige wirksame Therapie nur die Geburtsbeendigung, da nicht zu erwarten ist, daß bei gestörtem diaplazentarem Stoffaustausch infolge morphologischer Veränderungen der Plazenta, einer vorzeitigen Lösung oder einer fetalen Blutung eine der erwähnten Maßnahmen über längere Zeit erfolgreich sein kann. Unter Kontrolle der pH-Werte läßt sich allerdings oft noch eine Spontangeburt abwarten. Auch der Ausschluß einer fetalen Anämie kann intrauterin durch die FBA erfolgen. Dabei sollte die Zeitspanne zwischen Auftreten von späten Dezelerationen und eventuell abfallen-

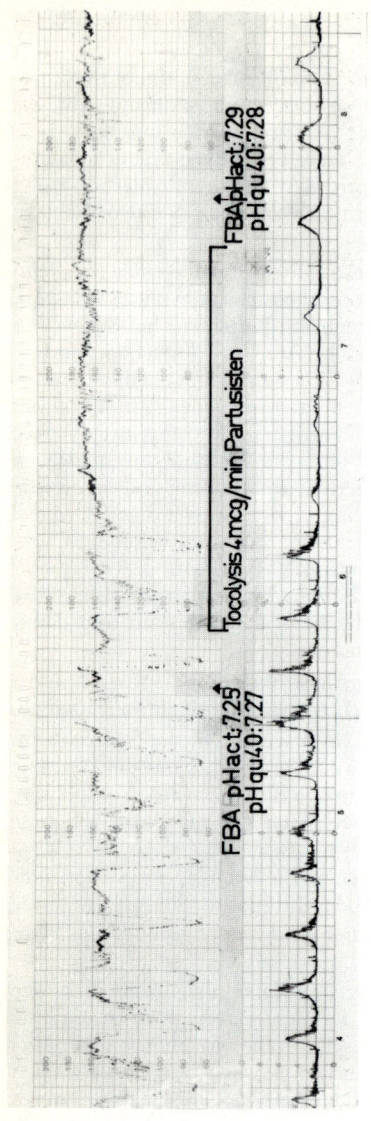

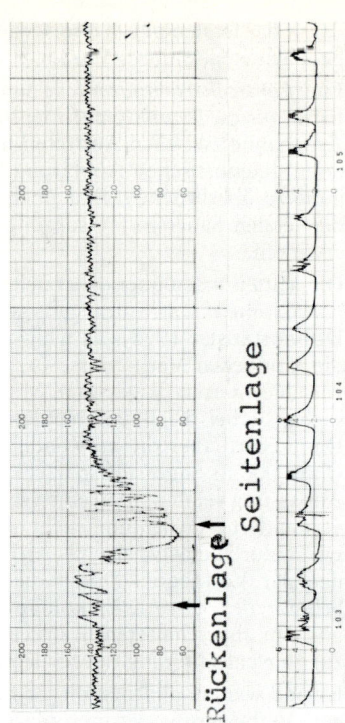

Abb. 112 Positiver Tokolyseeffekt nach
pH-Abfall infolge schwerer Spätdezelerationen. Die Vorbereitungszeit bis zur Schnittentbindung wird dadurch optimal genutzt.
Nach der Sectio pH_{akt}: 7,22, pH_{qu40}: 7,20,
lebensfrisches Kind mit Apgar-Wert: 8/9/10.

Abb. 113 Auftreten einer prolongierten
Dezeleration bei vaginaler Untersuchung
sub partu in Rückenlage.

den pH-Werten therapeutisch genutzt werden. Günstig wirken sich ein Lagewechsel, eine kurzfristige Sauerstoffatmung und bei uteriner Hyperaktivität eine Tokolyse aus (Abb. **112**). Auch die Periduralanästhesie vermag bei Hyper- bzw. Hypoventilation der Mutter infolge der Wehenschmerzen die Bedingungen zu verbessern.

Prolongierte Dezeleration

Prolongierte Dezelerationen (S. 85 ff) kommen sub partu vor im Zusammenhang mit

– materner Hypotonie (Vena-cava-Syndrom, nach Spinalanästhesien, zu starke Blutdrucksenkung beim EPH-Syndrom) (Abb. **113**),
– Dauerkontraktion (z. B. Oxytocinüberstimulierung),
– Parazervikalanästhesie.

Die Therapie besteht beim Vena-cava-Syndrom in der Seitenlagerung der Patientin (Abb. **113**), bei der Hypotonie infolge einer Spinalanästhesie in Volumensubstitution, bei zu starker iatrogener Blutdrucksenkung in Unterbrechung der antihypertensiven Behandlung. Der FHF-Abfall bei einer Dauerkontraktion wird sich in der Regel schnell nach Betamimetikagabe normalisieren. Auch die Frequenzalterationen nach Parazervikalanästhesie sind der intrauterinen Reanimation gut zugänglich (S. 28).

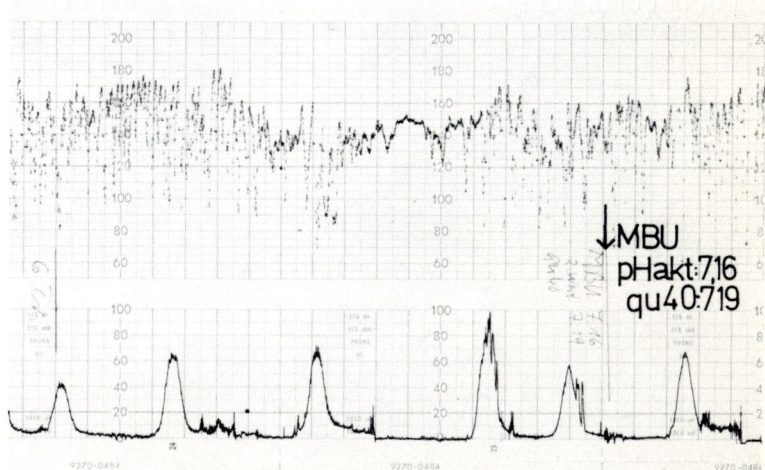

Abb. **114** Interferenztyp, der über 6 Stunden mit normalen pH-Werten einherging. In der Austreibungsperiode Vakuumextraktion wegen fetaler Azidose.

Oszillationsamplitude und -frequenz

Als Einzelmerkmal: Oszillationsamplitude und -frequenz haben als Einzelmerkmale im intrapartualen CTG nicht die Bedeutung erlangt, die ihnen bei der antenatalen Kardiotokographie zugemessen wird. Dies steht im Zusammenhang mit der häufig angewandten Gabe von Analgetika, Sedativa, Parasympathikolytika und Sympathomimetika, die zu einer Einengung der Bandbreite und zur Verminderung der Zahl der Nulldurchgänge führen können.

Dennoch müssen der überwiegend silente Oszillationstyp nach Ausschluß eines physiologischen Ruhezustandes des Kindes oder einer Pharmakongabe sowie der über längere Zeit anhaltende saltatorische Typ (Abb. **114**) als Warnsymptom gelten und zu einer Fetalblutuntersuchung Veranlassung geben.

Als Zusatzmerkmal: In Verbindung mit anderen suspekten CTG-Veränderungen hingegen kann die Einschränkung der Oszillation, also die Abnahme der Bandbreite und der Zahl der Nulldurchgänge, einen

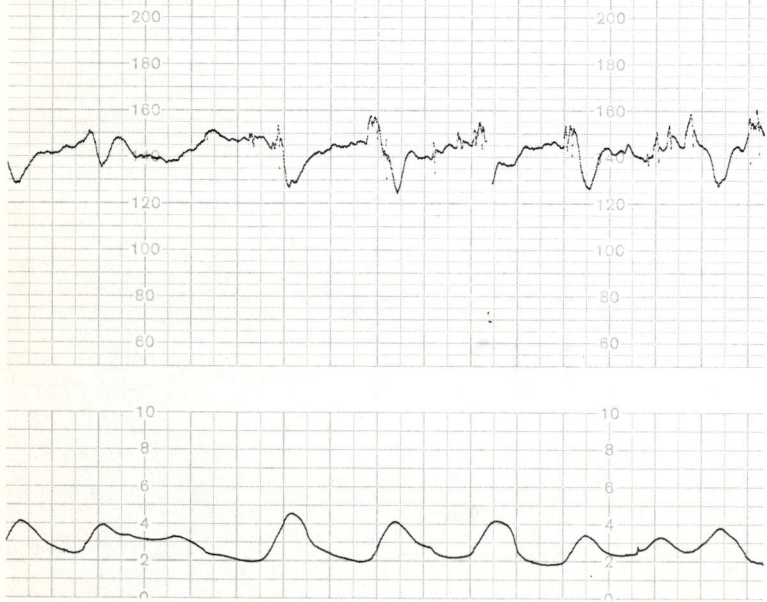

Abb. **115** Silentes CTG mit Verrundung der Umkehrpunkte bei einem Kind mit multiplen Mißbildungen.

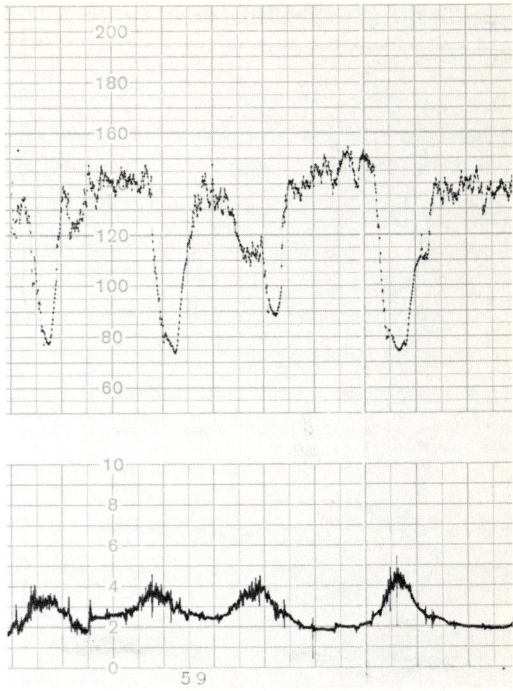

Abb. **116**   Oszillationsverlust im Dezelerationstief.

Hinweis auf eine Gefährdung des Fetus geben. Folgende Kombinationen gehen bei Persistenz mit einer **ungünstigen Prognose** einher:

– *Abnahme der Oszillation mit Verrundung der Umkehrpunkte,*
– *Abnahme der Oszillation und Tachykardie,*
– *Abnahme der Oszillation und Bradykardie,*
– *Oszillationsverlust im Dezelerationstief.*

Bei allen vier Kombinationsformen sollte eine Fetalblutuntersuchung durchgeführt werden, die über das weitere geburtshilfliche Vorgehen entscheidet (S. 217ff). Bei silentem CTG mit verrundeten Umkehrpunkten sollte weiterhin eine Mißbildung ausgeschlossen werden (Abb. **115**).

Nach BÜHRIG u. SCHMID (1975) steht insbesondere der Parameter Oszillationsverlust im Dezelerationstief (Abb. **116**) in enger Korrelation zur Häufigkeit fetaler Azidosen (pH unter 7,20), und zwar in folgender Weise:

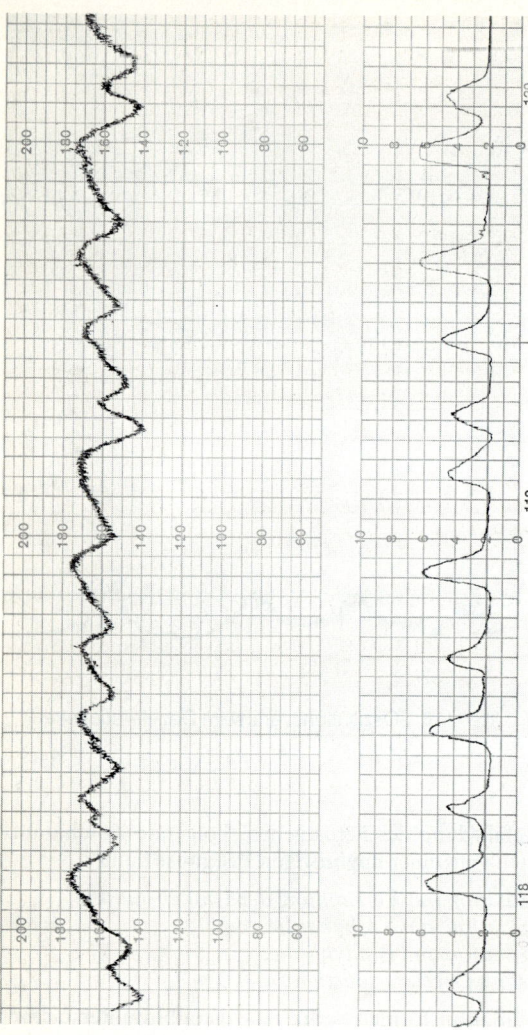

Abb. **117** Originalkardiotokogramm eines sterbenden Fetus mit sinusoidalen Verrundungen (Schwangerschaftsabbruch in der 20. Woche).

- bei *normaler Oszillation im Dezelerationstief* sind etwa 7% fetale Azidosen zu erwarten,
- bei *1−5maligem Oszillationsverlust* 23,5% Azidosen,
- bei *6−10maligem Oszillationsverlust* 75% Azidosen.

Bleibt der Oszillationsverlust auch nach der Dezeleration bestehen, so erinnert das Kurvenbild an eine Sinusschwingung und wird *„sinusoide Herzfrequenz"* genannt (Abb. **117**).

Ein sinusoidales Muster mit langsamer Frequenz (S. 99) geht oft mit einer drastischen Verschlechterung des intrauterinen fetalen Zustandes einher und wird vor einem intrauterinen Fruchttod beobachtet. Auch bei sofortigem operativem Handeln kann häufig nur ein schwer deprimiertes Kind entwickelt werden. Ein Sinusmuster mit zwei oder mehr Schwingungen pro Minute läßt primär an eine fetale Anämie denken (S. 99). In diesen Fällen sollte die fetale Hämoglobinkonzentration unverzüglich mittels FBA überprüft werden.

Zusammenfassende Betrachtung der intranatalen Kardiotokographie

Die kontinuierliche intranatale kardiotokographische Überwachung bietet die Voraussetzung für eine prospektive Geburtsleitung. Die Entscheidungen über den Zeitpunkt zusätzlich notwendiger Blutgasanalysen, geburtsbeendigender Maßnahmen oder erforderlicher konservativer Therapieformen (Tokolyse, Lagewechsel, O_2-Gabe) ergeben sich aus den aktuellen CTG-Befunden (Tab. **11**). Die Häufigkeit und die Bedeutung der verschiedenen genannten Beurteilungskriterien eines intranatal registrierten Kardiotokogramms lassen sich folgendermaßen zusammenfassen:

Normalbefunde

Normalbefunde kommen sub partu in etwa 40% vor. Zusatzuntersuchungen bzw. therapeutisches Handeln erübrigen sich. Im einzelnen ist ein normales intranatales CTG durch die folgenden Befunde charakterisiert:

- Basalfrequenz zwischen 120 und 160 spm,
- Oszillationsamplitude undulatorisch. Eine Einschränkung der Bandbreite nach Pharmakongabe wird ebenfalls den Normalbefunden zugeordnet,
- Oszillationsfrequenz 3−5/min,
- sporadische Akzelerationen,
- Spikes.

Tabelle **11** Intranatale CTG-Befunde und ihre Konsequenzen.

CTG-Befunde	Konsequenz
a) Normalbefunde	keine
b) Warnsymptome	FBA
Ausnahmen: Dip I:	zunächst keine; nach 30 min Persistenz: Tokolyse; zur Geburtserleichterung: Parallelzange
Arrhythmie:	fetales EKG, Ultraschall-B-Bild
prolongierte Dezeleration:	Seitenlage, evtl. Tokolyse
Tachykardie:	länger anhaltend (3–4 Std.) ohne entsprechenden Geburtsfortschritt: operative Entbindung auch bei normalem pH
c) pathologische Symptome	baldige Geburtsbeendigung, vorher FBA zum Erkennen der Dringlichkeit. Initial Seitenlage, O_2-Gabe, evtl. Tokolyse
Ausnahme: Tachykardie:	wie oben

Warnsymptome

Die Frequenz der Warnsymptome im intranatalen Zeitraum liegt bei ca. 55 %. Hier sind folgende Befunde zu nennen (Tab. **12**):

Tabelle **12** Warnsymptome im subpartualen CTG und Konsequenzen

CTG-Befunde	Konsequenz
Tachykardie oder Bradykardie als einziges Symptom Oszillationsamplitude silent oder saltatorisch	FBA (bei länger anhaltender Tachykardie ohne Geburtsfortschritt: operative Entbindung auch bei normalem pH)
frühe Dezelerationen	– zunächst keine – nach 30 min Persistenz Tokolyse zur Reduktion der Wehenkraft – Geburtserleichterung mit einer kompressionsarmen Parallelzange
Arrhythmie	fetales EKG, Ultraschall-B-Bild

Eine **Sonderform** in dieser Gruppe stellen die *akuten Zirkulationsstö-rungen* dar, die von den 55 % etwa 45 % ausmachen und mit folgenden CTG-Veränderungen einhergehen (Tab. **13**):

Tabelle **13**   CTG-Veränderungen sub partu, die für eine Zirkulationsstö-rung sprechen

CTG-Befunde		Konsequenz
variable Dezelerationen leicht oder mittelschwer Wehenintervall >3 min		keine
Quotient Dezeleration/ Kontraktion	<1	
schwer oder mittelschwer mit Zusatzkriterien Wehenintervall <3 min		FBA
Quotient Dezeleration/ Kontraktion	=1	
prolongierte Dezeleration		Seitenlage, evtl. Tokolyse

Pathologische Befunde

Der Anteil an pathologischen Befunden sub partu liegt bei etwa 5 %. Hier sind folgende Befunde zu nennen (Tab. **14**):

Tabelle **14**   Pathologische CTG-Befunde sub partu

CTG-Befunde	Konsequenz
– Kombination von Tachykardie oder Bradykardie und fehlen-der Oszillation – späte Dezelerationen – Verrundung der Umkehrpunkte – schwere variable Dezelerationen plus Zusatzkriterien – Oszillationsverlust im Dezelerationstief – Hypoxiebradykardie – sinusoider FHF-Verlauf	Baldige Entbindung notwendig! Eine FBA (S. 217 ff) vermag über die Dringlichkeit zu entscheiden. In der Phase der Vorbereitung Lage-wechsel, O_2-Gabe, Tokolyse
– terminale Bradykardie	sofortige Entbindung

Typische CTG-Muster in der Austreibungsperiode

Während der Austreibungsperiode, der Zeit von der vollständigen Muttermundseröffnung bis zur Geburt des Kindes, vor allem aber während der Preßperiode unterliegt der Fetus einer zunehmenden Belastung. Diese Phase der Geburt wird daher gesondert besprochen.

Ursache

Fetalblutuntersuchungen während normaler Eröffnungs- und Austreibungsperioden zeigen übereinstimmend, daß es im Verlauf der Eröffnungsperiode zu einem allmählichen, unbedeutenden Abfall des pO_2- und des pH-Wertes bei gleichzeitigem Anstieg des pCO_2 kommt, während in der Austreibungsperiode die Änderungsgeschwindigkeit dieser Parameter stark zunimmt (SALING 1964, KLÖCK u. LAMBERTI 1975). Analog werden abnorme Herzfrequenzen in der Austreibungsperiode häufiger beobachtet als in der Eröffnungsperiode.

Die Ursachen dieser FHF-Veränderungen sind in der Verminderung der uterinen und umbilikalen Durchblutung sowie der damit verbundenen ungünstigen Sauerstoffversorgung des Fetus vornehmlich während der Preßperiode zu suchen.

Einteilung der CTG-Muster

Vorschläge zur Einteilung typischer CTG-Muster in der Austreibungs- bzw. Preßperiode wurden von mehreren perinatologischen Arbeitsgruppen gemacht (HOLZMANN u. Mitarb. 1974, MELCHIOR 1974, KÜNZEL 1974, VROMANN 1975, FISCHER 1976 und SCHLOTTER u. Mitarb. 1979). Nach den Untersuchungen dieser Autoren lassen sich sechs in ihrer Dignität unterschiedlich zu bewertende Herzfrequenzbilder unterscheiden:

1. In etwa 5–10% aller Geburten finden sich unauffällige FHF-Verläufe.
2. In etwa 45–50% kommen Normokardien mit Dezelerationen meist variabler Art zum Teil in Kombination mit initialer Akzeleration und kompensatorischer Tachykardie vor.
3. In etwa 20–30% wird bei normokarder Basalfrequenz und Dezelerationen ein Übergang in eine terminale Bradykardie beobachtet.
4. Tachykardien mit Dezelerationen oder
5. mit Übergang in eine terminale Bradykardie treten in etwa 5% der Fälle auf.
6. Bradykardien in Verbindung mit Dezelerationen kommen in 10–15% vor.

Klinische Bedeutung und Konsequenz

Die Bedeutung der genannten Herzfrequenzmuster in der Austreibungsperiode läßt sich in Hinsicht auf ihre Korrelation zu biochemischen und klinischen Parametern nicht endgültig beurteilen. Da die typischen CTG-Muster der Austreibungsperiode meist erst während der letzten 6–7 Preßwehen vor Beendigung der Geburt auftreten, führen sie in der Regel selten zu fetalen Azidosen.

Grundsätzlich hat sich für die CTG-Muster 1, 2, 4 und 6 folgendes ergeben:

Zwischen der Dauer der Austreibungsperiode und dem Abfall des pH-Wertes besteht eine lineare Beziehung. Daher bestimmt die Dauer der Austreibungsperiode, besonders der Preßperiode, den postpartualen Zustand des Kindes. Als Richtzahl kann heute gelten, daß die Preßperiode

— bei der Erstpara 30 min,
— bei der Mehrpara 20 min

nicht überschreiten sollte. 3–4 Preßwehen pro 10 min garantieren Mutter und Kind die notwendigen Erholungsphasen (KLÖCK u. LAMBERTI 1975).

Eine besondere Bedeutung kommt den CTG-Mustern mit einer terminalen Bradykardie (Typ 3 und 5) zu (Abb. **118**). Sie zeigen eine hochgradige Gefährdung des Kindes an und machen eine operative Beendigung der Geburt erforderlich. Bei vakuum- oder zangengerecht stehendem Kopf ist die Indikation zum vaginaloperativen Vorgehen gegeben. Durch Applikation eines Betamimetikums kann die Zeit für die Vorbereitung des Eingriffes überbrückt werden.

Die Belastung des Kindes durch einen vaginal operativen Eingriff hängt vor allem vom Höhenstand des vorangehenden Teiles ab. KLINGMÜLLER-AHTING u. SALING (1984) haben gezeigt, daß eine Extraktion aus Beckenmitte etwa doppelt so schwer ist wie vom Beckenboden. Das erklärt, warum bei den Neugeborenen auch doppelt so häufig Komplikationen, wie z.B. intrakranielle Blutungen, auftreten (BRAND u. SALING 1984). Da sich andererseits aber nur in 15 % bei einem verdächtigen CTG in der Austreibungsperiode abfallende pH-Werte in den gefährlichen Bereich (<7,25) finden, sollte vor einer Entscheidung zur Operation geprüft werden, ob der Eingriff auch wirklich notwendig ist. Durch den Einsatz der FBA läßt sich in über der Hälfte der Fälle ein Tiefertreten des vorangehenden Teiles und damit eine Spontangeburt oder eine leichtere Extraktion erreichen (GOESCHEN u. Mitarb. 1984).

Der Beurteilung des Geburtshelfers sollte es überlassen bleiben, ob bei nachgewiesener Gefährdung eines Fetus, also einer Azidose, die vaginale Entbindung eine zu riskante geburtshilfliche Maßnahme darstellt

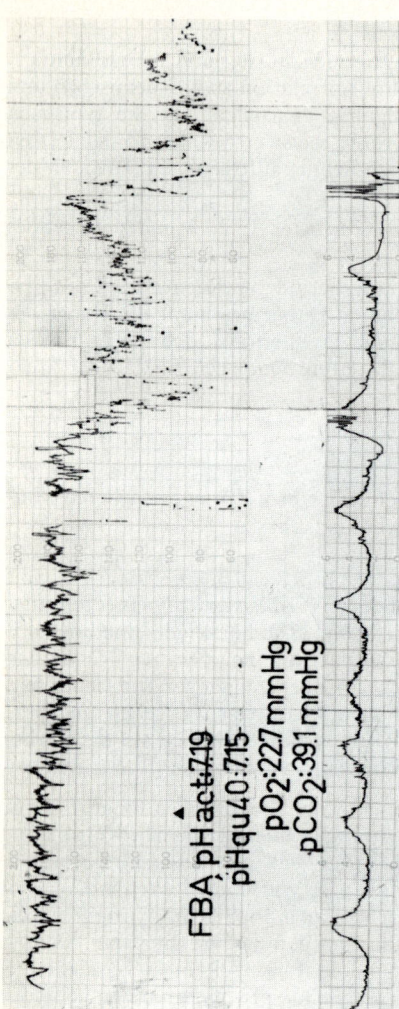

FBA, pH act. 7,19
pHqu40: 7,15
pO₂: 22,7 mmHg
pCO₂: 39,1 mmHg

Abb. **118**   Tachykardie mit Übergang in terminale Bradykardie. Geburtsbeendigung durch Vakuumextraktion. pH-Werte im Nabelschnurblut: pH_{akt}: 7,15, pH_{qu40}: 7,14.

oder ob die Schnittentbindung das bessere Vorgehen ist, um einem gesunden Kind den Schritt ins extrauterine Leben zu ermöglichen.

Kosten-Nutzen-Analyse

Die Kardiotokographie stellt derzeit die beste Selektionsmethode zum Erkennen und Überwachen aktueller Gefahren eines Fetus dar. Im Gegensatz zu anderen Überwachungsverfahren wie Sonographie, Hormondiagnostik und Amnioskopie vermag die Kardiotokographie eine Aussage über den aktuellen intrauterinen Zustand des Kindes zu geben. Bei normalem CTG kann man mit großer Sicherheit davon ausgehen, daß es dem ungeborenen Kind gut geht. Insofern ist die Kardiotokographie aus der heutigen Geburtsmedizin nicht mehr wegzudenken.

Die laufenden Kosten hängen wesentlich von Dauer und Häufigkeit der CTG-Untersuchungen und Zahl der Patientinnen ab und betragen nach BERG (pers. Mitteilung) etwa 6,20 DM pro Fall. Für die ambulante und subpartale Überwachung wird ein Gerät für 300 Patientinnen pro Jahr benötigt. Die Gerätepreise schwanken zwischen ca. DM 10000 und 30000 je nach Ausstattung.

Bei der externen Ableitung ist darauf zu achten, daß die Registrierung der FHF immer in Seitenlage bzw. halbsitzender Position durchgeführt wird, um ein Vena-cava-Syndrom zu vermeiden. Die Anwendung der Phono- und Elektrokardiographie ist absolut ungefährlich für Mutter und Kind. Diskutiert wurde im Zusammenhang mit Sicherheitsfragen, ob bei längerfristiger Ultraschallüberwachung mit niedrigen Intensitäten, wie sie bei der Ultrasonokardiographie notwendig werden kann, die Möglichkeit einer kumulativen Wirkung gegeben ist. Ein derartiger Effekt konnte aber bisher nicht nachgewiesen werden.

Bei interner Überwachung besteht eine geringe Infektionsgefahr für Mutter und Kind. Schwere Komplikationen beim Kind wie Skalpabszesse, Hämatome, Osteomyelitis und Austritt von Liquor cerebrospinalis nach Anlegen der Elektrode stellen Raritäten dar. Da die direkte Überwachung der FHF unter der Geburt in bezug auf die Kurvenqualität konkurrenzlos ist, besteht bei den meisten Perinatologen heute die Tendenz, zugunsten der exakteren internen Registrierung das geringe Komplikationsrisiko einzugehen.

Fetale Elektrokardiographie

In seltenen Fällen gelingt es ante- und intrapartual nicht, eine auswertbare CTG-Kurve zu registrieren. Bei der hier zugrunde liegenden Störung handelt es sich, wenn apparative Mängel ausgeschlossen sind, in

der Regel um Arrhythmien der FHF, bei der die Logik eines Kardiotokographen aufgrund der sehr wechselhaften R R Abstände überfordert
ist (Abb. 98 f). Ein über eine Skalpelektrode sub partu abgeleitetes
direktes fetales EKG läßt zumeist die Art der Frequenzanomalie erkennen. Die Einbeziehung des direkten fetalen Elektrokardiogramms in die
Gesamtzustandsdiagnostik stellt eine echte Bereicherung der intranatalen diagnostischen Möglichkeiten dar. Über Arrhythmien, besonders
Extrasystolen, liegt eine Reihe von Publikationen vor. Für die Praxis
läßt sich aus einem derartigen Befund ableiten, daß hinter Arrhythmien
sich zumeist kein morphologisches Substrat verbirgt. Die überwiegende
Zahl der Kinder entwickelt sich post partum unauffällig. Wesentlich
ernster sind Blockbilder im intranatalen Elektrokardiogramm zu werten, da sich hinter einem Schenkelblock oder einem AV-Block häufig ein
Herzfehler bzw. eine intrauterin abgelaufene Myokarditis verbirgt.

Mit der direkten fetalen Elektrokardiographie besteht damit die Möglichkeit, angeborene Herzfehler bzw. intrauterin abgelaufene Herzerkrankungen bereits vor der Geburt diagnostizieren zu können, um dann
zur Geburt des Kindes einen kardiologisch geschulten Pädiater hinzuzu-
ziehen. In Fällen mit infauster Prognose kann auf diese Weise eine unnötige Schnittentbindung vermieden werden.

Arrhythmien, die bereits im antepartualen Zeitraum auffallen, sollten
unbedingt ultrasonographisch abgeklärt werden. Zum einen lassen sich
dadurch kongenitale Herzvitien frühzeitig erkennen und prognostisch
einschätzen, zum anderen kann bei Dekompensationszeichen infolge
funktioneller Tachyarrhythmie eine pharmakologische Kardioversion
versucht werden.

Tabelle **15**   Fetale Arrhythmien und ihre prognostische Bedeutung (nach
Wernicke u. Mitarb.)
halbfett = prognostisch ungünstig

---

1. Störungen des Sinusknotens
   - Sinustachykardie und -bradykardie
   - Sinusarrhythmie
   - **Sinus-Vorhofblock**
2. Supraventrikuläre Arrhythmien
   - supraventrikuläre Extrasystolen
   - Ersatzrhythmen
   - **supraventrikuläre Tachykardie**
   - **Vorhofflattern und -flimmern**
3. Ventrikuläre Arrhythmien
   - ventrikuläre Extrasystolen
   - ventrikuläre Tachykardie
   - **Kammerflimmern**
4. **AV-Block Grad I–III**

Fetale Arrhythmien werden bei ca. 4% der Schwangeren beobachtet (WERNICKE u. Mitarb. 1984). In jedem Fall sollte nach kardiovaskulären Fehlbildungen gesucht werden. Beim AV-Block und bei Bradyarrhythmien finden sich in 40% Herzvitien, bei Extrasystolien und Tachyarrhythmien nur in ca. 10% (WLADIMIROFF 1984). In der Tab. **15** ist zusammengestellt, in welcher Form fetale Arrhythmien vorkommen und wie sie prognostisch einzuschätzen sind.

6. Kardiotokographie und Datenverarbeitung

In jüngster Zeit sind von der Industrie Computerprogramme für die CTG-Auswertung angeboten worden. Erste Erfahrungen liegen über die Systeme NATALI (Niess) und DAWES (Sonicaid) vor. KRAUSE und Mitarb. (1988) sowie DAWES und Mitarb. (1985) konnten zeigen, daß die rechnergestützte CTG-Beurteilung eine nahezu gleiche Sicherheit bietet wie die Bewertung eines CTG-Streifens durch einen erfahrenen Arzt.

Die Systeme bestehen aus einem herkömmlichen CTG-Gerät, das mit einem PC verbunden ist. Ein spezielles Software-Programm verarbeitet und interpretiert die Daten und zeigt an, ob das CTG als „normal" oder „pathologisch" einzustufen ist.

Bisher haben sich diese Systeme im europäischen Raum allerdings nicht verbreiten können. Der Grund dafür liegt meines Erachtens darin, daß die bisher angebotenen Programme die CTGs nach rechenanalytischen Verfahren und nicht nach den herkömmlichen Kriterien befunden. Ärzte und Hebammen sind aber daran gewöhnt, sich nach den Parametern Basalfrequenz, Bandbreite, Oszillationsfrequenz und Floatingline, also Akzelerationen und Dezelerationen zu richten. CTG-Auswertungen aufgrund von statistischen Verfahren sind nicht nachvollziehbar und werden daher mit großer Skepsis betrachtet.

Dennoch werden, meiner Meinung nach, in der Zukunft computergestützte CTG-Programme breiten Einsatz finden, weil sie

1. bei weniger Erfahrenen Fehlinterpretationen vermeiden helfen,
2. die Archivierung der CTG-Kurven durch Speicherung auf Disketten erleichtern,
3. mit anderen elektronisch registrierbaren Daten (US, Laserspektroskopie, usw. kombiniert und ausgewertet werden können.

Aufgrund der geringen Akzeptanz der bisher vorhandenen CTG-Software haben wir ein Programm geschrieben, das die CTGs nach den gewohnten Kriterien befundet. Es analysiert ein CTG-Muster nach herkömmlicher Art und gibt bei auffälligen CTG-Veränderungen Empfehlungen. Der Anwendungsbereich umfaßt sowohl den antepartualen als auch den subpartualen Zeitraum. Die Begründungen, warum ein

Computer auch bei der CTG-Registrierung hilfreiche Dienste leisten kann, sind nachfolgend dargestellt.

Warum eine computergestützte CTG-Auswertung?

Auffällige CTGs werden selbst von Experten unterschiedlich beurteilt. Bei Vorliegen von z.B. späten Dezelerationen finden sich in der Literatur Empfehlungen, die vom sofortigen Handeln bis zum großzügigen Zuwarten reichen. Beides kann falsch sein und der Situation nicht gerecht werden.

Die CTG-Befundung erfordert große Erfahrung. Fehlende Erfahrung hat vor allem bei jüngeren Mitarbeitern in den letzten Jahren oft zu einer Über- oder Untertherapie geführt (nicht notwendige Sectio – zu späte Sectio).

Eine Interpretationshilfe basierend auf dem Wissen von Experten bietet Vorteile. Arzt und Hebamme werden gezwungen, programmeigene Befunde und vorgeschlagene Empfehlungen zu überprüfen. Aus diesem Dialog ergibt sich die Möglichkeit, die eigenen CTG-Kenntnisse rasch zu vertiefen.

Der Lernprozeß ist anschaulich und praxisnah, d.h. an tatsächlich vorhandenen Problemfällen kann das Kreißsaalteam seinen Wissensstand und die abgeleiteten Konsequenzen überprüfen. Das ermüdende Durchblättern von Lehrbüchern mit Fallbeispielen tritt in den Hintergrund.

Ein CTG-Programm zwingt den Benutzer zum Überdenken seiner Entscheidung. Das erhöht die Sicherheit der CTG-Befundung und vermindert die Gefahr, daß pathologische Befunde übersehen werden.

Fazit:

Zwei Augen (ein elektronisches, das nicht ermüdet, und ein menschliches, das die geburtshilfliche Situation besser beurteilt) sehen mehr als eins.

Warum eine zentrale CTG-Überwachung?

Fetale Gefahrensituationen im Kreißsaal treten oft plötzlich und unerwartet auf. Bleibende, hypoxisch bedingte Hirnschäden beim Kind können aber nur dann vermieden werden, wenn ein Sauerstoffmangel frühzeitig erkannt und durch entsprechende Maßnahmen (z.B. Akuttokolyse, Entbindung) behoben wird.

Das Risiko für einen irreversiblen Hirnschaden ist zeitabhängig (BRANN 1986) und beträgt

bei 5minütiger Asphyxie   1%
nach 15 Minuten   10%
nach 20 Minuten bereits über   *50% (Abb. **119**).*

Die Zeitdauer vom Entschluß zur Sectio bis zur Entwicklung des Kindes (E-E-Zeit) beläuft sich an den meisten Kliniken auf 15−20 Minuten. Je später also eine Asphyxie beim Kind erkannt wird, desto höher ist − unter Einbeziehung der E-E-Zeit − die Wahrscheinlichkeit, daß die Hypoxietoleranz des Neugeborenen überschritten wird und ein bleibender Hirnschaden beim Kind resultiert.

Bei der personellen Besetzung der meisten geburtshilflichen Kliniken ist es oft nicht zu vermeiden, daß eine Kreißsaalpatientin (ambulant oder unter der Geburt) über einen bestimmten Zeitraum unbeaufsichtigt bleibt. Beginnt der fetale Sauerstoffmangel in der unbeaufsichtigten Phase und wird erst bei der nächsten Kontrolle durch Hebamme oder Arzt erkannt, so ist durch den Zeitverzug die Chance bereits erheblich gesunken, einen Hirnschaden zu verhindern.

Zahlreiche derartige Fälle werden derzeit straf- und zivilrechtlich verfolgt. Die Schadenssummen belaufen sich auf 2,5−3,5 Millionen DM pro geschädigtes Kind.

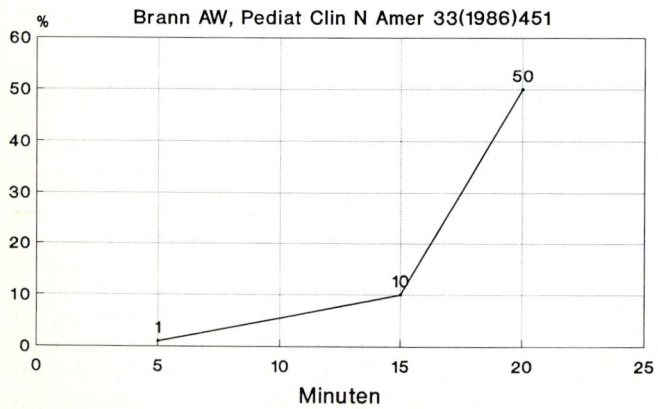

Abb. **119** Häufigkeit von Zerebralparesen in Abhängigkeit von der Dauer einer Hypoxie.

Ein Großteil dieser Schäden könnte durch eine zentrale CTG-Überwachung vermieden werden.

Obwohl die Kosten für eine zentrale CTG-Überwachung nur ein Zwanzigstel der Schadenssummen ausmachen, sind nur wenige Krankenhausträger bereit, hier zu investieren.

Diese Situation ist grotesk und für die ungeborenen Kinder und das Kreißsaalpersonal gleichermaßen gefährlich.

Fazit:

Kinder und deren Geburtshelfer haben keine Lobby, sie sollten aber dafür kämpfen!

Warum eine elektronische Archivierung?

Das Aufbewahren von immer mehr Patienten-Befunden stellt für die Krankenhäuser ein großes Problem dar. Die Kellerarchive sind zumeist restlos überfüllt. Ältere Krankengeschichten müssen dann extern ausgelagert werden. Ein schneller Zugriff ist nur an wenigen Krankenhäusern möglich. Dies beeinträchtigt in erheblichem Maße die klinische und wissenschaftliche Arbeit.

Die Krankenhausträger überlegen schon seit langem, wie dieses Problem zu lösen ist. Langfristig wird das nur durch ein *digitales Wegspeichern der Daten mit Computersystemen* gelingen. Dies ist heute z. B. schon in Banken und Sparkassen realisiert.

Rechnergestützte Krankenhaus-Informations- und -Archivierungs-Systeme sind teuer und werden daher in absehbarer Zeit nur wenigen Kliniken zur Verfügung stehen. In Einzelbereichen gibt es aber bereits Lösungen (z. B. bei Laborbefunden, EKGs, geburtshilflicher Dokumentation usw.). Die hier verwendete Software läßt sich bei Bedarf in größere Programm-Pakete integrieren. Dies trifft auch für die rechnergestützte CTG-Überwachung zu.

Unabhängig von diesen Zukunftsvisionen wird die Archivierung der CTGs durch das vorliegende Programm bereits heute erheblich vereinfacht.

Auf einer kleinen Compact Disk, die einer CD-Schallplatte von ca. 10 cm Durchmesser entspricht, lassen sich über 1000 ambulante oder Geburts-CTGs wegspeichern. Das Aufbewahren dieser CDs nimmt nur wenig Platz in Anspruch. Jedes CTG kann durch ein Suchprogramm schnell und beliebig oft herausgesucht und auf dem Bildschirm oder Papier ausgedruckt werden. Da die Daten fest in der CD eingebrannt sind, lassen sie sich im Nachhinein nicht mehr verändern. Dies ist aus forensischen Gründen wichtig. Ein Verlorengehen wichtiger CTGs und sich daraus ergebende juristische Schwierigkeiten sind ausgeschlossen.

Fazit:

Wenn sich die Papierflut weiter so ausbreitet wie bisher, wird Gott die nächste Sintflut nicht mit Wasser, sondern mit Papier veranstalten (C. N. Parkinson).

Warum Computer im Netz?

Einzelplatz-Lösungen sind sinnvoll, wenn Daten nur an einem Arbeitsplatz eingegeben und bearbeitet werden sollen. Sind mehrere Räume vorhanden (z. B. Kreißsäle, Arzt- und Hebammenzimmer, Sekretariat usw.), in denen Patientendaten anfallen, so ist es erheblich einfacher und zeitsparender, wenn mehrere Rechner (Mehrplatz-Lösungen) zur Verfügung stehen. Will man die an unterschiedlichen Arbeitsplätzen eingegebenen Daten von allen Rechnern abrufen, so müssen diese Rechner miteinander verbunden sein (im Netz arbeiten). Jeder Einzelrechner liefert dann im Netz die aktuelle Gesamtinformation.

In vernetzten Systemen können *mehrere Programme gleichzeitig* bedient werden. Z. B. können parallel CTG-Daten registriert und eine geburtshilfliche Dokumentation (GDS, Peridok usw.) vorgenommen werden. Um verschiedene im Kreißsaal vorhandene Software-Programme zu nutzen, ist also nur eine vernetzte Anlage notwendig.

Vernetzte Systeme stellen die Fortentwicklung der Einzelplatz-Lösungen dar. Bereits vorhandene Rechner können integriert und bei Bedarf weitere Rechner später zugeschaltet werden.

Fazit:

Eine vernetzte Anlage ist ausbaufähig, d. h. man kann klein anfangen und sich im Nachhinein vergrößern.

Wie sollte die zentrale CTG-Überwachung und -Befundung funktionieren?

In den dafür vorgesehenen Kreißsälen und Untersuchungsräumen steht je ein Computer, der mit einem CTG-Gerät verbunden ist. Vorhandene CTG-Geräte sollten verwendet werden können. Dieser Computer nimmt die Meßdaten auf und verarbeitet sie.

Alle Einzelrechner sind mit einem Zentralrechner verbunden, der z. B. im Hebammen- oder Arztzimmer steht (Abb. **120**). Bis zu 8 CTG-Registrierungen können auf diesem Monitor abgebildet werden. Bei Bedarf läßt sich hier jedes der 8 CTGs einzeln auswählen und groß darstellen. Ein Drucker gibt zusätzlich die wichtigsten CTG-Befunde

CTG-Analyse-Programm
Mehrplatz-Lösung

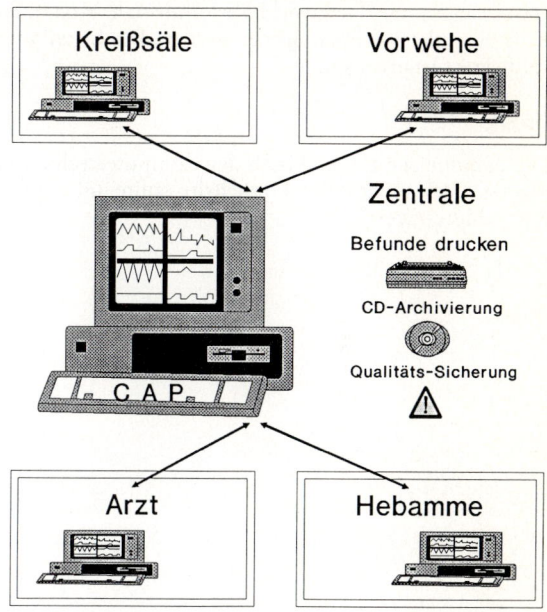

Abb. **120**   Zentrale CTG-Überwachung im Kreißsaal.

aus (Basalfrequenz, Oszillationsamplitude, Oszillationsfrequenz, Fischer-Score, Hammacher-Score usw.).

Auch auf jedem Einzelrechner-Bildschirm erscheinen die CTGs aus den verschiedenen Räumen. Zusätzlich wird die Konsequenz ausgegeben, die sich aus der CTG-Analyse des jeweiligen Arbeitsplatzes ergibt. Die *Speicherung* der CTG-Kurven erfolgt zunächst auf der Festplatte des Einzelrechners. Sie wird am Ende der Registrierung auf dem einen Massenspeicher (WORM) des Zentralrechners abgelegt.

Bei auffälligen CTG-Mustern sollte eine optische Warnung auf jedem Monitor erscheinen. Die sich daraus ergebende Empfehlung kann auf dem Drucker des Zentralrechners oder auf dem Monitor des entsprechenden Arbeitsplatzes nachgesehen werden.

Der Zentralrechner sollte aus einem AT 386 mit einer 200 MB-Festplatte und einer 600 bzw. 900 MB WORM, einem VGA-Farbmonitor und einem geräuscharmen Tintenstrahldrucker bestehen. An jedem

einzelnen Arbeitsplatz befindet sich ein AT 286 mit einer 80 MB-Festplatte und einem Monochrom Monitor. Die Rechner sind über ein
Software-Netz miteinander verbunden. Die Anlage ist so jederzeit
erweiterbar. Die Netzwerkkabel (normale Koaxialkabel) müssen vor
Aufstellen der Rechner verlegt werden. Die Installation und Einweisung
sollte vor Ort erfolgen.

Fazit:

Die dynamische Entwicklung der Computertechnik hat neue Maßstäbe
gesetzt. Der technische Fortschritt sollte unseren Patientinnen nicht
vorenthalten werden.

7. Kardiotokographie und Fetalblutanalyse

Neben der Kardiotokographie bietet die Analyse eines aus dem vorangehenden Teil des Kindes entnommenen Blutstropfens die Möglichkeit, hypoxische Gefahrenzustände frühzeitig zu erkennen. Im Unterschied zur Kardiotokographie wird diese als Fetalblutanalyse (FBA) oder Mikroblutuntersuchung (MBU) bekannte Überwachungsmethode nicht kontinuierlich, sondern stichprobenartig immer dann eingesetzt, wenn aufgrund suspekter FHF-Veränderungen der Verdacht auf eine fetale Gefährdung besteht. Vorbedingung für den Einsatz dieser Methode ist die offene Fruchtblase, so daß sich der Anwendungsbereich auf die Phase direkt vor bzw. unter der Geburt beschränkt.

Es ist das Verdienst SALINGS (1962), die Fetalblutanalyse in die Geburtshilfe eingeführt zu haben. Dabei orientiert sich die biochemische Diagnostik vorwiegend an den pH-Werten, die besser als die kurzfristigen Schwankungen unterlegenen Blutgase O_2 und CO_2 eine Hypoxiegefährdung des Kindes anzeigen.

Azidose

Einteilung der Azidität

Als **fetale Azidose** ist nach SALING definiert:
ein Abfall des pH-Wertes unter 7,20.
Im einzelnen läßt sich die Azidität folgendermaßen einteilen:

pH $\geq$	7,30	normal,
pH	7,29–7,25	reduziert,
pH	7,24–7,20	Präazidose,
pH	7,19–7,15	leichte Azidose,
pH	7,14–7,10	mittelgradige Azidose,
pH	7,09–7,05	fortgeschrittene Azidose,
pH $\leq$	7,04	schwere Azidose.

Formen der Azidose

Eine Azidose beim Fetus kann in drei Formen in Erscheinung treten, und zwar als

— *metabolische Azidose,*
— *respiratorische Azidose,*
— *maternogene Aziditätssteigerung.*

Metabolische Azidose

Entstehung

Unter normalen Bedingungen wird Glukose über Brenztraubensäure im Zitronensäurezyklus zu CO_2 und H_2O abgebaut und dadurch die für den Fetus notwendige Energie erzeugt. Der Abbau läßt sich in zwei Abschnitte gliedern:

— einen ersten, der ohne Verbrauch von Sauerstoff abläuft, bis zur Stufe der Brenztraubensäure geht und 2 Mol ATP pro Mol Glukose bereitstellt,
— einen zweiten, der in Anwesenheit von Sauerstoff einen vollständigen Abbau der Glukose in CO_2 und H_2O ermöglicht und 38 Mol ATP pro Mol Glukose liefert.

Bei einem *Sauerstoffmangel* erfolgt der Abbau der Glukose nur bis zur Stufe der Brenztraubensäure, die zu Milchsäure reduziert wird und in ihrer Konzentration ansteigt. Dieser anaerobe Glukoseabbau führt zur metabolischen Azidose, zur verminderten Energieproduktion und zur Erschöpfung der Kohlenhydratreserven.

Infolge der gleichzeitig gestörten CO_2-Abgabe ist in der Regel auch eine gewisse respiratorische Komponente beteiligt.

Klinische Bedeutung

Man muß heute davon ausgehen, daß der Hypoxie für die Entwicklung eines perinatalen Hirnschadens die größte Bedeutung beigemessen werden muß. Bei normalem Säure-Basen-Haushalt kommt es selbst nach langanhaltenden hypoxieverdächtigen CTG-Mustern weder zu einem Anstieg der perinatalen Frühmorbidität (GOESCHEN u. Mitarb. 1984a) noch Spätmorbidität (BRAND u. SALING 1984). Insofern ist es weder in der Eröffnungsperiode noch in der Austreibungsperiode gerechtfertigt, allein aufgrund von hypoxieverdächtigen CTG-Veränderungen die Indikation zur operativen Geburtsbeendigung zu stellen. Eine Ausnahme bildet nur die langanhaltende Tachykardie sub partu, da bei dieser CTG-Alteration auch ohne Vorliegen einer Azidose postpartal gehäuft ernste Komplikationen auftreten können (S. 172). In diesen Fällen muß je nach Geburtsdynamik entschieden werden, ob man zuwarten darf oder ob ein frühzeitiger Entschluß zur operativen Entbindung das schonendste Vorgehen für das Kind bedeutet.

Respiratorische Azidose

Die reine respiratorische Azidose weist auf eine kurzdauernde Störung des fetalen Gasaustausches hin, wie das z. B. für eine kurzdauernde Nabelschnurkompression typisch ist. Sie wird im klinischen Routinebetrieb nur selten erfaßt. Hält die Unterbrechung längere Zeit an, so erfolgt rasch der Übergang in die metabolische Azidose.

Maternogene Aziditätssteigerung

Entstehung

Neben diesen fetalen Entstehungsmechanismen einer Azidose kann es im Verlauf einer Geburt auch zum Übertritt saurer Stoffwechselmetaboliten aus dem arbeitenden Myometrium der Mutter in das fetale Blut kommen. Diese „Infusionsazidose" führt nach SALING (1971) in 20 % in der Eröffnungsperiode, in 25 % in der Austreibungsperiode und in 33 % zum Zeitpunkt der Geburt zur maternogenen Aziditätssteigerung beim Kind. Bezogen auf den für das weitere geburtshilfliche Handeln wichtigen pH-Bereich zwischen 7,29 und 7,10 liegt die Frequenz einer maternogenen Aziditätssteigerung sogar bei 45 % (GOESCHEN u. Mitarb. 1984 e).

Klinische Bedeutung

Eine maternogene Aziditätssteigerung scheint nicht die gleiche Gefährdung für das Kind darzustellen wie die durch Hypoxie im Fetus selbst entstandene Überlastung mit sauren Valenzen. Das Kind ist in einer derartigen Situation keinem Sauerstoffmangel ausgesetzt, sondern hat von der Mutter eine „Leihazidose" übernommen. Die Erhöhung saurer metabolischer Valenzen bedingt zwar eine Verminderung seiner Pufferkapazität, kann ihm aber als zusätzliche Energiequelle dienen. Als weiterer Vorteil wird der fetale Stoffwechsel durch die maternogene Aziditätssteigerung gering gehemmt, so daß der Gesamt-O_2-Verbrauch sinkt.

Differenzierungsmöglichkeit der Azidoseformen

Im klinischen Einsatz hat sich die Bestimmung

– des *aktuellen pH-Wertes* = pH_{akt} sowie
– des *äquilibrierten pH-Wertes* = $pH_{qu\,40}$

bewährt. Der $pH_{qu\,40}$-Wert, d. h. der pH-Wert nach Einstellung der Blutprobe auf einen normalen CO_2-Druck von 40 mm Hg (5,3 kPa), erlaubt die Differenzierung einer respiratorischen von einer metabolischen Azidose.

Bei einer respiratorischen Azidose normalisiert sich der pH-Wert nach dem Äquilibrieren, während er bei der metabolischen unverändert bleibt.

Falsch positive Ergebnisse, d. h., daß bei einem normaziden Kind azidotische pH-Werte gemessen werden, kommen vor, wenn das fetale Blut aus einer großen Geburtsgeschwulst entnommen wird. Nur in diesen Fällen läßt sich ein eigentlich unnötiger Eingriff nicht durch die Fetalblutanalyse verhindern (Abb. **121**). Falsch negative Befunde, d. h., daß ein tatsächlich azidotisches Kind übersehen wird, sind hingegen bei richtiger Eichung des pH-Meters ausgeschlossen.

Eine *maternogene Azidisitätssteigerung* des Fetus kann auf einfache Weise durch gleichzeitige Bestimmung der pH-Werte bei Mutter und Kind diagnostiziert werden.

Eine pH-Messung bei der Mutter sollte immer dann erfolgen, wenn die fetalen pH-Werte unter 7,30 reduziert sind.

Liegt die *Differenz der pH_{akt}-Werte zwischen Mutter und Kind* $\leq 0,15$ (ROOTH u. Mitarb. 1973) bzw. die *Differenz der $pH_{qu\,40}$-Werte* $\leq 0,05$ (SALING 1971), so handelt es sich in der Regel um eine maternogene Azidisitätssteigerung. Der Nachweis einer maternogenen Azidisitätssteigerung zwingt nicht in dem gleichen Umfang wie eine fetale Hypoxie zur

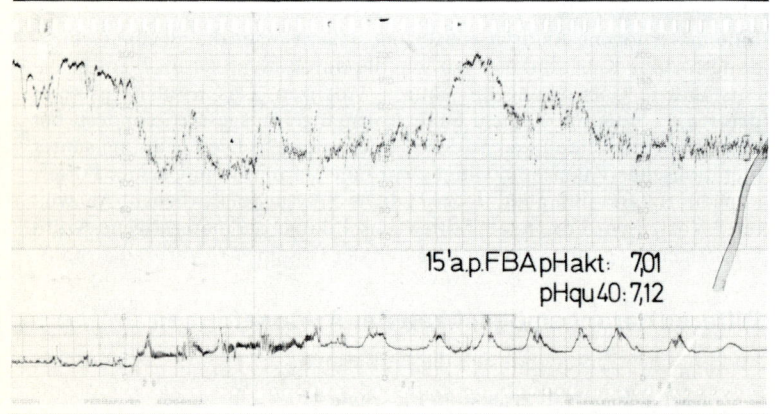

15'a.p. FBA pHakt: 7,01
pHqu40: 7,12

Abb. **121**   Einfluß einer hochgradigen Geburtsgeschwulst auf die pH-Werte bei der Fetalblutanalyse. Wegen fetaler Azidose wird eine Vakuumextraktion durchgeführt. Apgar 10, pH_{akt} 7,32, pH_{qu40} 7,36 in der Nabelarterie.

Geburtsbeendigung. Vielmehr lassen sich folgende *klinische Konsequenzen* daraus ableiten:

Sinken die fetalen pH-Werte langsam ab (weniger als 0,1 pH-Einheiten pro 30 min) und bewegen sich im Bereich zwischen 7,29 und 7,10, so sollte zunächst der pH_{akt} und pH_{qu40} der Mutter bestimmt werden. Errechnet sich ein M/F $\triangle$ pH_{akt} $\leq$0,15 und/oder M/F $\triangle$ pH_{qu40} $\leq$0,05, so ist zunächst keine operative Geburtsbeendigung erforderlich. Es sollte überprüft werden, ob nicht eine durch Hunger der Mutter (Nahrungskarenz $\geq$6 Std.), durch Hyperventilation oder Diabetes mellitus bedingte Azidätssteigerung besteht. Gegebenenfalls ist eine Ernährungsinfusion z.B. in Form einer 10%igen Glukoselösung zu applizieren. Dabei ist es wichtig, zu wissen, daß zu Beginn der Nährinfusion die maternen und fetalen pH_{qu40}-Werte anfangs vorübergehend sinken können. Bei mütterlichen pH_{qu40}-Werten <7,28 sollte 8,4%iges Natriumbikarbonat infundiert werden. Nach Infusion von ca. 100 ml ist bei der Mutter der pH_{qu40}-Wert zu kontrollieren, der 7,35 nicht überschreiten sollte.

Indikationen zur Fetalblutanalyse

Das vordringliche Ziel der Geburtsüberwachung muß es sein, Schädigungen des Fetus durch eine intrauterine Asphyxie zu vermeiden, d. h. mit einem Minimum an operativen Eingriffen ein Optimum an Sicherheit für Mutter und Kind zu erreichen (SALING 1985). 75% der deutschen Gynäkologen glauben nach wie vor, daß sich dieses Ziel allein mit Hilfe der Kardiotokographie erreichen läßt. Wenn diese Geburtshelfer Recht hätten, müßte das CTG folgende Eigenschaften erfüllen:

– Bei intrauterinen Komplikationen findet sich immer ein bestimmtes verdächtiges CTG-Muster.
– Bei einem solchen verdächtigen CTG-Muster liegt immer eine intrauterine Komplikation vor.

Hinsichtlich der ersten Forderung stellt das CTG eine hervorragende, zuverlässige Methode dar. Man kann davon ausgehen, daß so gut wie alle fetalen Hypoxien mit bestimmten verdächtigen CTG-Veränderungen einhergehen. Diese Erkenntnis hat aber zu dem verhängnisvollen Irrtum geführt, daß das CTG auch hinsichtlich der zweiten Forderung zuverlässig ist. Hier aber liegt der große Schwachpunkt der Kardiotokographie. Enttäuschend oft findet sich nämlich beim Auftreten von pathologischen Herzfrequenzmustern keine fetale Gefährdung des ungeborenen Kindes. GOESCHEN et al. (1984a) haben bei 407 Patientinnen, bei denen aufgrund eines verdächtigen CTG (Hammacher-Score $\geq$ 3) eine Fetalblutanalyse durchgeführt worden war, in

*78% einen pH-Wert > 7,30
*12% einen pH Wert 7,29 7,25
und nur in *10% einen pH-Wert < 7,25

gefunden. Auch bei ≥ 5 Hammacher-Score-Punkten lag die Rate an präazidotischen und azidotischen pH-Werten nur bei 27%. Ohne Fetalblutanalyse läßt sich also im Einzelfall nicht entscheiden, welches Kind von einer schnellen Geburtsbeendigung profitiert oder bei welchem Kind dieser Eingriff unsinnig wäre.

Nach den Auswertungen der Perinatalen Arbeitsgemeinschaft Niedersachsens wurde im Jahre 1990 nur in 13,9% eine Fetalblutanalyse bei pathologischem CTG durchgeführt. Daß dieses Vorgehen nicht nur forensisch, sondern auch medizinisch problematisch ist, geht aus folgenden Zahlen hervor:

Eine Auswertung an 10234 Geburten des Jahres 1989 aus 5 Kliniken aller Versorgungsstufen (Grundversorgung, Schwerpunkts-Krankenhaus, Maximalversorgung) zeigt (GOESCHEN 1992), daß insgesamt 96% der Geburten kontinuierlich mittels Kardiotokographie überwacht wurden. Nur in 4% erfolgte die Herzfrequenzkontrolle im Intervall oder auskultatorisch (Abb. **122**). Dabei stellte sich heraus, daß in der Dauer-CTG-Gruppe die Sectiofrequenz, die Frühmorbidität und die perinatale Mortalität signifikant niedriger lagen als in der diskontinuierlichen Gruppe.

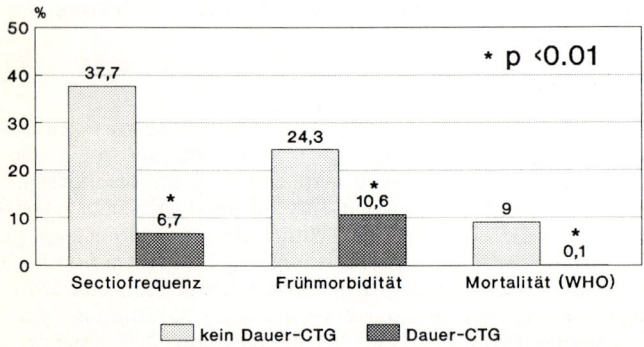

Abb. **122** Ergebnisse bei der Überwachung sub partu: Dauer-CTG versus Intervall-CTG bzw. Auskultation.

Zwischen der Frequenz der Fetalblutanalysen und der Zahl der Schnitt-entbindungen bestand eine signifikante negative Korrelation. Kliniken mit niedriger FBA-Häufigkeit wiesen hohe Sectiofrequenzen auf und umgekehrt (Abb. **123**).

Desweiteren konnte festgestellt werden, daß die perinatale Mortalität und die Frühmorbidität signifikant niedriger lag, wenn pathologische CTG-Befunde durch eine FBA abgeklärt wurden (Abb. **124**).

Die Wertigkeit der intrapartualen Kardiotokographie heute läßt sich somit folgendermaßen beschreiben: Die Kardiotokographie stellt zwar eine hervorragende Screening-Methode dar, die die Entwicklung des fetalen Befindens tendenziell anzuzeigen vermag. Im Einzelfall läßt sich bei Vorliegen eines pathologischen CTG allerdings nicht sagen, ob dieses Kind tatsächlich gefährdet ist oder nicht.

Ausgehend von diesen Erkenntnissen ist eine *Fetalblutanalyse immer dann indiziert,* wenn folgende CTG-Veränderungen sub partu vor-kommen:

— anhaltende Tachykardie,
— unklare Bradykardieformen,
— mittelschwere oder schwere variable Dezelerationen,
— leichte, mittelschwere oder schwere späte Dezelerationen,
— Abnahme der Oszillationsfrequenz < 2/min bzw. der Bandbreite < 10 spm,
— Ausbildung eines sinusoidalen FHF-Verlaufs,
— verschiedene Kombinationen der genannten Parameter.

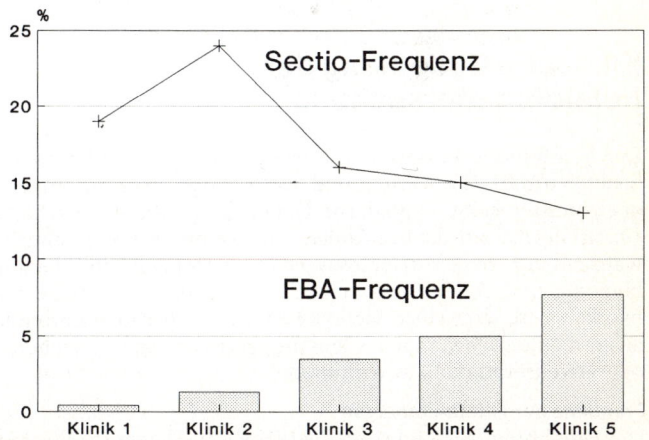

Abb. **123** Korrelation zwischen Sectiofrequenz und der Häufigkeit von Fetal-blutanalysen.

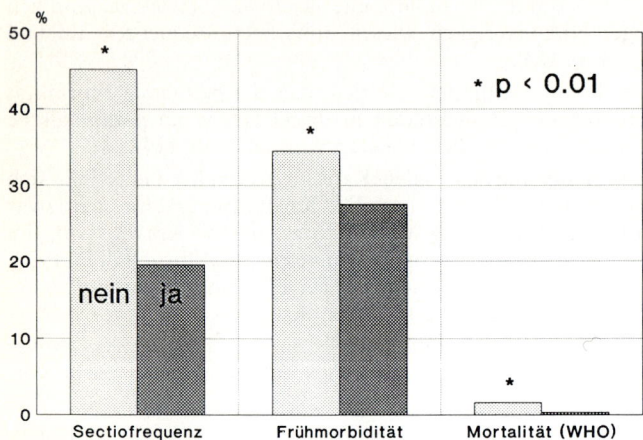

FBA: nein / ja bei pathologischem CTG

Abb. **124**   Ergebnisse bei pathologischem CTG sub partu: Bedeutung der Fetalblutanalyse.

Eine Entscheidung zur Operation allein aufgrund des CTG sollte nur getroffen werden bei

— terminaler Bradykardie, wenn der vorangehende Teil auf Beckenboden steht und
— länger anhaltender Tachykardie ohne Geburtsfortschritt.

Klinische Bedeutung der Fetalblutuntersuchung

Der kombinierte Einsatz von Kardiotokographie und Fetalblutanalyse bietet Vorteile für Mutter und Kind. Liegt trotz suspekter Herzfrequenzmuster keine hypoxische Gefährdung vor, so besteht bei gutem Geburtsfortschritt die begründete Chance für eine Spontangeburt. Falls während des weiteren Geburtsverlaufes sich beim Kind doch noch eine Hypoxie und Azidose entwickelt, wird es in einer Reihe von Fällen möglich sein, statt einer Sectio eine vaginal-operative Entbindung oder anstatt einer schwierigen vaginal-operativen eine einfachere vaginal-operative Entbindung auszuführen.

Frequenz der Fetalblutanalyse

Die Fetalblutanalyse birgt wie jede invasive diagnostische Maßnahme gewisse Gefahren in sich und kann daher nicht unbegrenzt eingesetzt werden. Da auch bei völlig normalem bzw. wieder normalisiertem CTG

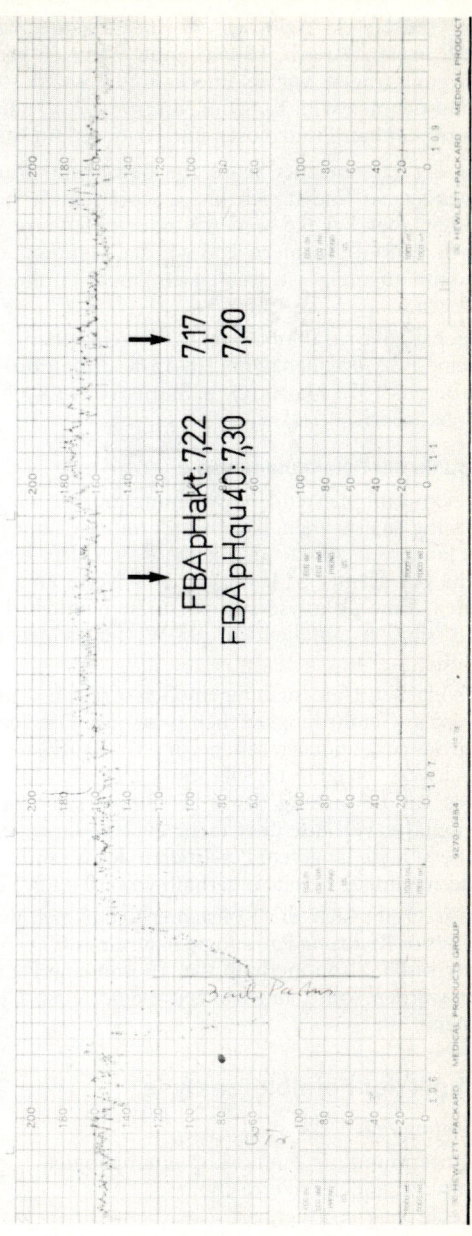

Abb. **125**   Fortschreiten einer Azidose trotz wieder normalisierter FHF.

(Abb. **125**) fetale Azidosen in einer Frequenz von 2% vorkommen (GOESCHEN u. Mitarb. 1984a), muß man sich bei einer Nutzen-Risiko-Abwägung fragen, wieviel unerkannte Präazidosen bzw. Azidosen man in Kauf nehmen will. KUBLI u. Mitarb. (1969) halten eine Frequenz von 5% unerkannter Präazidosen und Azidosen für tolerierbar.

Wird der Hammacher-Score zur Bewertung eines subpartualen CTG verwendet, so finden sich bis 3 Score-Punkte bei 3,8%, ab 4 Score-Punkten aber bei 6,5% der Kinder pH-Werte <7,25 (GOESCHEN u. Mitarb. 1984a). Insofern sind wir der Meinung, daß eine Fetalblutanalyse dann angezeigt ist, wenn 4 und mehr Punkte im Hammacher-Score vorliegen.

Je nach Risikozusammensetzung der einzelnen Kliniken resultiert daraus eine FBA-Frequenz von 10–15%. Eine FBA-Rate von 10% haben aber bereits 1975 HEINRICH u. SEIDENSCHNUR als vertretbares Mindestmaß gefordert.

Zeitpunkt der Fetalblutanalyse

Ziel der kombinierten Überwachung muß es sein, abfallende pH-Werte frühzeitig zu erkennen. Diese Forderung ist zum einen wichtig, weil man eine längere Hypoxie des Fetus vermeiden muß, zum anderen, um bereits bei geringem Abfall der pH-Werte eine Tokolyse beginnen zu können. Eine Tokolyse sub partu ist nämlich dann am wirksamsten, wenn sie bei abfallenden pH-Werten frühzeitig angewendet wird (S. 230).

Nach eigenen Untersuchungen (GOESCHEN u. Mitarb. 1984a) kommen klassische Gefährdungszeichen wie späte Dezelerationen bzw. die Bradykardie vor Azidosen selten vor. Am häufigsten führen mittelschwere bis schwere variable Dezelerationen zur Azidose. Bei Benutzung eines Scores zur Bewertung des CTG finden sich vor einer Azidose selten sprunghafte Verläufe über mehr als eine Gruppe. Azidosen treten also nicht erst nach längerem Persistieren des veränderten CTG-Musters auf, sondern zumeist bereits innerhalb von 30 nach Verschlechterung.

Daraus ergibt sich die Konsequenz, daß bei Veränderung des CTG-Musters in Richtung Pathologie bzw. eines CTG-Scores um eine Gruppe relativ rasch, also innerhalb von 10 min eine Fetalblutanalyse durchgeführt werden sollte, um frühzeitig eine fetale Gefährdung erfassen zu können.

Technik der Fetalblutanalyse

Vorbedingung:
– Muttermund für Amnioskop durchgängig.
– vorangehender Teil erreichbar,
– Fruchtblase eröffnet.

Vorgehen (Abb. **126**):

- Möglichst Blutabnahmen in Seitenlage, ansonsten Steinschnittlage.
- Desinfektion des äußeren Genitalbereichs.
- Bei Muttermundsweiten bis 8 cm wird der vorangehende Teil mit dem Amnioskop, ab 8 cm mit Spekula eingestellt.
- Säuberung und Trocknen der fetalen Haut mit einem Tupfer.
- Auftragen eines Fettfilms (z.B. steriles Paraffinöl) auf die Inzisionsstelle mit einem Tupfer, um ein Zerfließen des Bluttropfens zu verhindern.
- Stichinzision mit 2 mm langer Klinge.
- Einsaugen des Bluts in eine Glaskapillare ohne Luftbeimengungen (es genügen 3 Tropfen = 150 µl).
- Rasche Messung des akutellen bzw. aquilibrierten pH-Werts.

Konsequenzen aus der Fetalblutuntersuchung

Die kritische Grenze für den einmalig bestimmten aktuellen pH-Wert, die ein geburtshilfliches Handeln erforderlich macht, liegt nach SALING (1966)

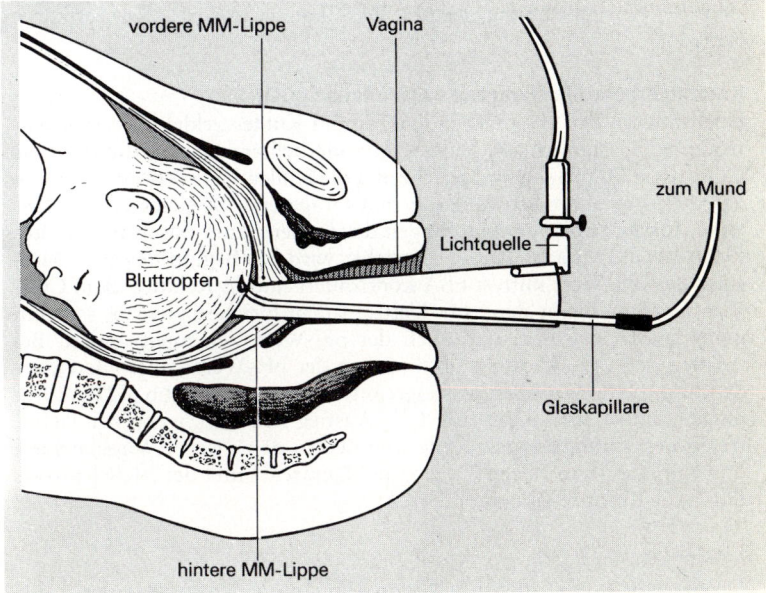

Abb. **126**   Schematische Darstellung der Fetalblutuntersuchung nach Saling.

– in der Eröffnungsperiode bei 7,25
– in der Austreibungsperiode bei 7,20.

Wichtiger als niedrige Einzelwerte ist jedoch die weitere Tendenz der
pH-Werte, die mit Hilfe einer zweiten, im Abstand von Sekunden bis
Minuten vorgenommenen Bestimmung abgelesen werden kann.

Im einzelnen hat sich folgendes Vorgehen bewährt (GOESCHEN u.
SALING 1984a):

Im Bereich von 0–3 CTG-Score-Punkten kann auf eine FBA verzichtet
werden. Bei Verschlechterung des CTG-Musters auf ≥4 Punkte sollte
möglichst rasch (sofort bei Vorliegen einer Bradykardie unter 100 spm
bzw. innerhalb von 10 min bei anderen CTG-Veränderungen) eine FBA
erfolgen, da Azidosen überwiegend nicht erst nach längerem Persistieren des Score-Wertes, sondern innerhalb von 30 min nach Abfall um
eine Score-Gruppe auftreten. Weitere FBA-Kontrollen sind bei normalen pH-Werten erforderlich, wenn sich das CTG-Muster erneut ver-
schlechtert. Bei erniedrigten pH-Werten muß der weitere pH-Verlauf
auch bei Persistenz des CTG-Befundes in kürzeren Abständen (≤2 min
bei Azidose, ≤5 min bei Präazidose, ≤10 min bei reduzierten Werten
zwischen 7,29 und 7,25) kontrolliert und eine maternogene Azidität-
steigerung ausgeschlossen werden (S. 219). Bei fortschreitendem Abfall
in den prä- oder azidotischen Bereich ist die Geburt operativ zu beenden. Bei Normalisierung der pH-Werte kann wie dort (s.o.) verfahren
werden.

Kontinuierliche Messung des transkutanen pCO_2

Über eine an den vorangehenden Teil des Kindes geklebte Spezialelektrode (S. 57) lassen sich heute kontinuierlich transkutan die Blutgase
CO_2 sowie O_2 messen und gleichzeitig die fetalen Herzaktionspotentiale
ableiten. Vor allem Schwankungen des trägeren CO_2 geben eine verläßliche Aussage über Veränderungen des fetalen Säure-Basen-Haushaltes
(SCHMIDT u. Mitarb. 1982). Zunächst wird bei Beginn der CO_2-Mes-
sung der pH-Wert mittels FBA kontrolliert und in Relation zum CO_2-
Wert gesetzt. Bleibt der CO_2-Wert auf dem gleichen Niveau, so kann
man davon ausgehen, daß auch der pH-Wert sich nicht ändert. Bei
Anstieg des CO_2-Wertes muß hingegen der pH-Wert kontrolliert werden, um nicht eine Aziditätssteigerung zu übersehen (Abb. **127**). Allerdings kann es auch dann zum CO_2-Anstieg kommen, wenn bei Tiefertreten des vorangehenden Teiles die Elektrode zwischen Vaginalwand
und Kopf gerät und sich CO_2 in dem Hautareal unter der Meßelektrode
durch die Kompression anreichert.

Indikation

Derzeit gibt es vor allem zwei *Indikationen* für den Einsatz der transkutanen CO_2-Messung ($tcpCO_2$):

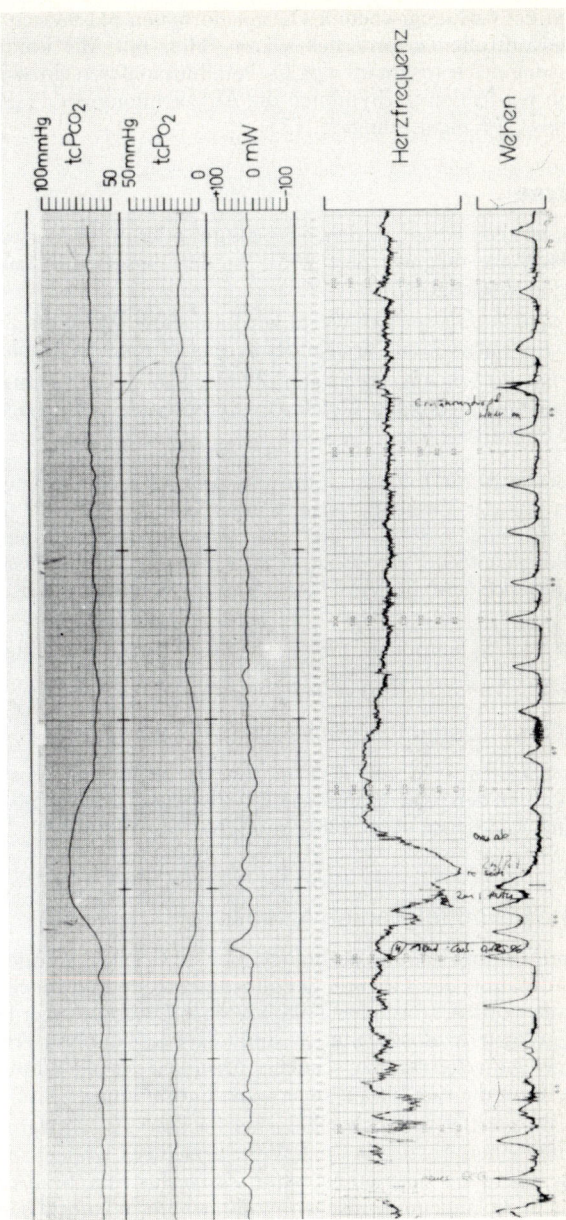

Abb. **127** Kombinierte subpartuale Überwachung mittels CTG, tcpCO$_2$ und tcpO$_2$. Im Zusammenhang mit einer uterinen Hyperaktivität kommt es zum pO$_2$-Abfall, pCO$_2$-Anstieg und zur prolongierten Dezeleration (nach *Schmidt* u. Mitarb.).

1. wenn bei pathologischem CTG mit normalen pH-Werten zahlreiche FBA-Kontrollen erforderlich wären. Hier hilft die kontinuierliche Messung des transkutanen pCO_2 Fetalblutanalysen einzusparen;
2. wenn bei fetalen Arrhythmien die Aufzeichnung der FHF sub partu mittels CTG nicht gelingt (S. 175).

Tokolyse

In nahezu allen Fällen, in denen ein akutes oder protrahiertes Absinken der pH-Werte diagnostiziert wird, ist der Einsatz der Tokolyse sub partu gerechtfertigt (s. u.).

Bei *steilem Abfall* der pH-Werte wird auf diese Weise die Zeit bis zur operativen Entwicklung des Kindes bereits therapeutisch genutzt.

Beim *chronischen Absinken* kann sich der Säure-Basen-Haushalt in der medikamentös bedingten Wehenpause erholen und damit u. U. ein operativer Eingriff eingespart werden.

Der Entschluß zur Tokolyse sollte aber möglichst frühzeitig gefaßt werden, da von der Tatsache auszugehen ist, daß, je weiter die fetalen pH-Werte abgesunken sind, es um so länger dauert, bis der Säure-Basen-Haushalt sich wieder erholt hat. Je eher also mit der Tokolyse begonnen wird, desto kürzer hält der pH-Abfall an und um so geringer ist er (Abb. **121**).

SALING (1979) empfiehlt für die Kreißsaalpraxis das folgende Vorgehen:

Azidität reduziert und Präazidose (pH 7,29 − 7,20)

Am günstigsten ist es, mit der Tokolyse zu beginnen, wenn die fetalen pH-Werte an den präazidotischen Bereich herankommen, also zwischen 7,27 und 7,25 liegen (Abb. **128**).

Leichte bis mittelgradige Azidose (pH 7,19 − 7,10)

Ist durch Fehlbeurteilung pathologischer CTG-Passagen oder durch zu späte Aufnahme der Patientin der günstigste Zeitpunkt für die Therapie versäumt worden, so ist eine Tokolyse nach Diagnose einer leichten bis mittelgradigen Azidose dennoch sinnvoll. Die Tokolyse verhindert in der Regel ein weiteres, allzu schnelles Absinken der pH-Werte und überbrückt somit die Zeit bis zur operativen Entbindung.

Der Geburtshelfer sollte aber bei einer leichten bis mittelgradigen Azidose nicht einen Anstieg der pH-Werte erzwingen wollen, sondern besser eine operative Entbindung ohne Zeitverlust durchführen, um das Kind nicht zu lange im kritischen Azidditätsbereich zu belassen.

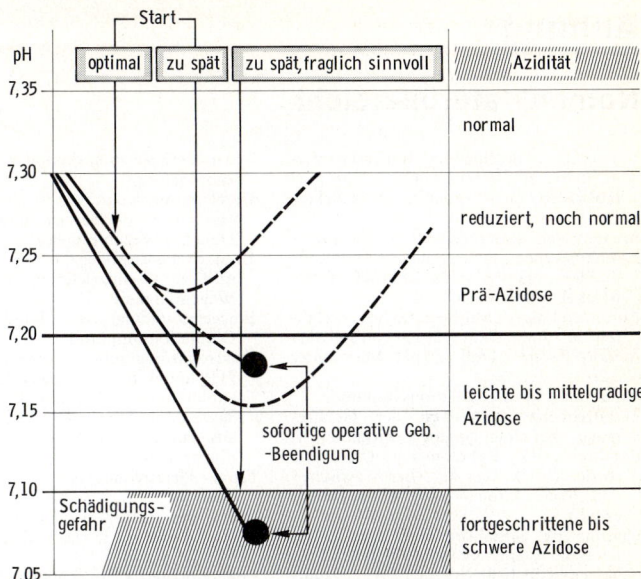

Abb. 128 Auswirkungen der Tokolyse auf das Verhalten des Säure-Basen-Haushaltes des Kindes (nach *Saling*).

Fortgeschrittene bis schwere Azidose (pH <7,10)

Bei Vorliegen eines pH-Wertes unter 7,10 gehen die Meinungen über Nutzen und Gefahren der Tokolyse auseinander, da einige Geburtshelfer sogar eine drastische Verschlechterung des Säure-Basen-Haushaltes nach Tokolyse bei pH-Werten unter 7,10 festgestellt haben. Zur Erklärung wird die *Aufhebung der Zentralisation* (S. 195) des Fetus durch die Betasympathikomimetika und die dadurch bedingte Einschwemmung von zusätzlicher Milchsäure in den zentralen Kreislauf herangezogen, zu der es bei etwa 20 % der Kinder nach Tokolyse in diesem Aziditätsbereich kommen soll (Renaud u. Mitarb. 1973).

Wegen der genannten Einwände kann daher eine generelle Tokolyse bei einer fortgeschrittenen bis schweren Azidose nicht empfohlen werden und ist vom Einzelfall abhängig zu machen. Dabei kann als **Richtlinie** gelten, daß bei einem pH-Abfall unter 7,10 im Zusammenhang mit einer gesteigerten Wehentätigkeit die Zeit bis zum operativen Schnelleingriff tokolytisch überbrückt werden sollte, während bei normaler oder hypotoner Wehentätigkeit eher auf die Gabe von Betamimetika zu verzichten ist.

Anhang

Nomenklaturübersicht

Akzeleration: Beschleunigung der Herzfrequenz bis zu 10 Minuten Dauer im normokarden, tachykarden oder bradykarden Frequenzbereich

Alvarez-Wellen: unregelmäßige Schwangerschaftswehen mit geringer Amplitude und hoher Frequenz als Ausdruck lokaler Muskelverkürzungen

Autokorrelation: Mathematisches Verfahren zur Ähnlichkeitsprüfung von Signalen

Azidose (fetal): Abfall der pH-Werte unter 7,20

Bandbreite: siehe Oszillationsamplitude

Basalfrequenz: Mittelwert der Herzfrequenz über einen längeren Zeitraum

Basaltonus (BT): Ruhetonus des Uterus, also der Druck, den der Uterus zwischen den Kontraktionen auf seinen Inhalt ausübt

Baseline (BL, Mittelwertslinie): gerade, horizontal verlaufende Linie durch den über längere Zeit beibehaltenen Frequenzmittelwert. Sie erfaßt, unabhängig von vorübergehenden Akzelerationen und Dezelerationen, bradykarde und tachykarde Frequenzveränderungen

Bradykardie: Abfall der Basalfrequenz unter 120 spm länger als 3 Minuten (leichte Bradykardie 120–100 spm, schwere Bradykardie unter 100 spm)

Braxton-Hicks-Kontraktionen: Schwangerschaftswehen mit einer Amplitude von 10–15 mm Hg (1,3–2 kPa) und niedriger Frequenz von etwa 1/Stunde

Dezeleration: Verlangsamung der Herzfrequenz von bis zu 3 Minuten Dauer im normokarden, tachykarden oder bradykarden Bereich

frühe Dezeleration (Dip I): Form der Dezelerationen spiegelbildlich zur Wehenkurve. Der Tiefpunkt fällt in das obere Wehendrittel

späte Dezeleration (Dip II): Kurvenbild spiegelbildlich zur uterinen Druckkurve, jedoch phasenverschoben. Der Tiefpunkt fällt hinter das obere Wehendrittel

variable Dezeleration (Kombination von DIP I und II): Form und Zuordnung zur Wehe variabel

Dip 0: kurzfristiges Wegtauchen der FHF bis zu 30 Sekunden unabhängig von Wehen

prolongierte Dezeleration: wannenförmige, länger anhaltende Dezeleration, die einem definierten auslösenden Ereignis zuzuordnen ist

Dezelerations-Kontraktions-Quotient: Häufigkeit von Dezelerationen in Beziehung zur Wehenfrequenz

Dreifach absteigender Gradient (TDG): Begriff zur Kennzeichnung koordinierter Wehentätigkeit

Eingeengt undulatorische Bandbreite: siehe Oszillationsamplitude

Elektrokardiographie: Aufzeichnung der FHF mit Hilfe fetaler EKG-Potentiale

Fetalblutanalyse: Bestimmung des fetalen Säure-Basen-Haushaltes unter der Geburt aus einem dem Kinde entnommenen Blutstropfen

Fetale Herzfrequenz (FHF): momentane oder instantane Herzfrequenz, die sich aus den Zeitintervallen zwischen zwei Herzaktionen, hochgerechnet auf eine Minute, ergibt

Fischer-Score: CTG-Schema zur Beurteilung antenataler Kardiotokogramme

Floatingline (FL): Oszillationsmittellinie, die im Unterschied zur Baseline den Akzelerationen und Dezelerationen folgt. Ihr werden die sporadischen und periodischen Akzelerationen und Dezelerationen zugeordnet

Fluktuation (Oszillation): durch stete Änderung der Herzfrequenz hervorgerufene Schwingung der FHF um einen Mittelwert. Normale Frequenz 2–6/min

Gipfelpunkte: Umkehrpunkte, die durch den schnellen Wechsel von Frequenzzunahme und -abnahme entstehen

Hammacher-Score: CTG-Schema zur Beurteilung antenataler und intranataler Kardiotokogramme

Hon-Test: Handgriff zum Nachweis einer Nabelschnurumschlingung in der Antenatalperiode

Instantan: sofort

Interferenzmuster: Oszillationsfrequenz ≥6, häufig in Kombination mit saltatorischer FHF

Intrauterine Reanimation: Akuttokolyse

Jitter: Pseudofluktuation durch zahlreiche Störimpulse bei der Aufnahme, artefizielles Kunstprodukt

Kniebeugenbelastungstest: Test zur Beurteilung der Planzentaleistung im antenatalen Zeitraum. Durch Kreislaufbelastung der Mutter wird eine passagere uterine

Minderdurchblutung hervorgerufen, die bei eingeschränkter Reservekapazität der Plazenta fetale Herzfrequenzreaktionen bewirkt

Kubli-Schema: CTG-Score zur Beurteilung antenataler Kardiotokogramme

Logig: überprüft die aufgenommenen Signale auf ihre Glaubwürdigkeit, soll Störfaktoren eliminieren

Makrofluktuation: siehe Oszillationsfrequenz

Maternogene Aziditätssteigerung: abnehmende fetale pH-Werte durch Übertritt von sauren Valenzen der Mutter auf den Fetus

Mikrofluktuation: der Oszillation aufgesetzte, hochfrequente treppenförmige Überlagerung, die den permanent wechselnden Schlag-zu-Schlag-Abstand zwischen den Herzaktionen wiedergibt

Montevideo-Einheit (ME): Maß für die Uterusmotilität, Produkt aus Intensität und Frequenz der Kontraktionen

Non-Streß-Test: Test zur Beurteilung des intrauterinen fetalen Befindens in der Antenatalperiode. Er berücksichtigt die Häufigkeit des Auftretens sporadischer Akzelerationen

Normokardie: Basalfrequenz zwischen 120 und 160 spm

Nulldurchgänge: Schnittpunkte der Oszillationen mit der Oszillationsmittellinie, der Floatingline

Oszillation: siehe Fluktuation

Oszillationsamplitude (Bandbreite): Abstand der höchsten und niedrigsten Ausschläge der FHF-Schwingung, gemessen in spm

silent: <5 spm

eingeengt undulatorisch: 5–10 spm

undulatorisch: 10–25 spm

saltatorisch: >25 spm

Oszillationsfrequenz (Makrofluktuation): Anzahl der FHF-Schwingungen pro Minute. Normal 2–5/min

Oxytocin-Belastungstest: Test zur Beurteilung der Plazentaleistung im antenatalen Zeitraum

Periodendauer: Intervall zwischen zwei Herzaktionen

Phonokardiographie: Aufzeichnung der FHF aus dem Herzschall

Saltatorische Bandbreite: siehe Oszillationsamplitude

Silente Bandbreite: siehe Oszillationsamplitude

Sinusoide Herzfrequenz: an ruhige Sinusschwingungen erinnerndes Kurvenbild, das auf eine hochgradige Gefährdung des Kindes hinweist

Tachykardie: Anstieg der Basalfrequenz über 160 spm länger als 10 Minuten (leichte Tachykardie 160–180 spm, schwere Tachykardie über 180 spm, extreme Tachykardie über 200 spm)

TDG: siehe dreifach absteigender Gradient

Telemetrie: Drahtlose Aufzeichnung der FHF und Wehen

Terminale Bradykardie: Endstadium einer Hypoxiebradykardie

Tokographie: Darstellung der apparativ gemessenen Wehen in Form einer Kurve

Tokometrie: apparative Messung der Wehentätigkeit

Transducer: Meßwertaufnehmer

Triggerung: Umwandlung eines aufgenommenen Rohsignals, z.B. von Herztönen in einen elektrischen Impuls

Ultrasonokardiographie: Aufzeichnung der FHF mittels Ultraschall unter Ausnutzung der mechanischen Tätigkeit des Herzens

Umkehrpunkte: höchste und niedrigste Amplitudenpunkte einer Schwingung

Undulatorische Bandbreite: siehe Oszillationsamplitude

Wehenbelastungstest: Test zur Beurteilung der Plazentaleistung im antenatalen Zeitraum

Literaturverzeichnis

Anderson, W. R., D. G. McKay: Electron microscope study of the trophoblast in normal and toxemie placentas. Amer. J. Obstet. Gynec. 95 (1966) 1134

Baumgarten, K.: Über eine transzervikale Methode zur inneren Druckmessung sub partu. Z. Geburtsh. Gynäk. 165 (1966) 113

Baumgarten, K.: Advantages and disadvantages of low amniotomy. J. perinat. Med. 4 (1976) 3

Baumgarten, K.: Referat zur oralen Tokolyse. 11. Deutscher Kongreß für perinatale Medizin, Berlin 1983

Baumgarten, K., H. Fröhlich: Fetale Rhythmusstörungen in der Schwangerschaft und unter der Geburt. Z. Geburtsh. Perinat. 176 (1972) 249

Baumgarten, K., W. Lingard, A. Horvat, J. Chalkitis, R. Cerwenka, C. Hellmich: Über die Wirksamkeit oral applizierter Betamimetika am oxytozinstimulierten puerperalen Modell. Geburtsh. u. Frauenheilk. 42 (1982) 103

Bayer, R., R. Hoff: Die vegetativ neurale Steuerung der menschlichen Gebärmutter. Wien. klin. Wschr. 63 (1951) 275

Behrens, O., K. Goeschen, J. Schneider: CTG-Intervall-Überwachung unter der Geburt; ein Beitrag zur familienorientierten Klinikgeburt oder eine Gefahr fürs Kind? Geburtsh. u. Frauenheilk. 47 (1987) 733

Bellèe, H.: Extreme fetale Tachykardie ante partum. Zbl. Gynäkol. 98 (1976) 998

Belz, G., P. E. Aust, G. Belz: Doppelblindstudie über die hämodynamischen Wirkungen von Amezinium bei Patienten mit orthostatischer Kreislaufregulationsstörung. Z. Kardiol. 70 (1981) 706

Berg, D.: Continuously measured fetal oxygen pressures and beat-to-beat heart rate in fetal lambs and their modifications via the mother (hypoxia, placental ischaemia, drugs). In Bossart, H., J. M. Cruz, A. Huber, L. S. Prod'hom, J. Sistek: Perinatal Medicine. Huber, Bern 1973a (S. 323)

Berg, D.: Die Beurteilung der fetalen Schlag-zu-Schlag-Herzfrequenz – theoretische, experimentelle und klinische Gesichtspunkte. In Dudenhausen, J. W., E. Saling: Perinatale Medizin, Bd. IV. Thieme, Stuttgart 1973b (S. 241)

Berg, D.: Überwachung von Risikoschwangerschaften. In Fischer, W. M.: Kardiotokographie. 2. Aufl. Thieme, Stuttgart 1976; 3. Aufl. 1981

Berg, D.: Schwangerschaftsberatung und Perinatologie. Thieme, Stuttgart 1988

Berg, D., J. Schulz, K. Wernicke, R. Muschawek: Feto-materne Beziehungen bei experimenteller akuter Plazentarinsuffizienz. In Saling, E., J. W. Dudenhausen: Perinatale Medizin, Bd. III. Thieme, Stuttgart 1972 (S. 362)

Berg, D., A. Huch, R. Huch, J. Schulz, K. Wernicke. Zur Genese von späten Dezelerationen der fetalen Herzfrequenz. Arch. Gynäk. 214 (1973) 425

Berg, D., K. Hammacher, K. Gärtner, K. Bonat, W. Gruner, K. Wernicke, J. Schulz, R. Schuler: Untersuchungen zur Genese der Herzfrequenzalterationen am ausgetragenen Schaftsfeten. Arch. Gynäk. 211 (1971) 270

Berger, C., U. Baumann, M. Ramzin, R. Richter: Wertigkeit des transabdominal registrierten fetalen Elektrokardiogramms für die Kardiotokographie. Z. Geburtsh. Perinat. 182 (1978) 278

Bernstein, J.: Die Thermoströme des Muskels und die Mebrantheorie der bioelektrischen Ströme. Pflügers Arch. ges. Physiol. 131 (1911) 589

Beruti, J. A.: Fernauskultation und Registrierung der fetalen Herztöne. Arch. Gynäk. 132 (1927) 52

Bolte, A., R. Berendes: Frequenz und Rhythmus der fetalen Herzaktionspotentiale im Verlaufe der Gravidität. Geburtsh. u. Frauenheilk. 32 (1972) 635

Brand, M., E. Saling: Rundtischgespräch über intrakranielle Blutungen. 45. Tagung der Deutschen Gesellschaft für Gynäkologie und Geburtshilfe, Frankfurt 1984

Brann, A. W.: Hypoxic ischemic encephalopathy (asphyxia). Pediat. Clin. N. Amer. 33 (1986) 451–464

Bretscher, J., E. Saling: Azidotische Extremwerte beim menschlichen Fetus. Zbl. Gynäk. 90 (1969) 31

Breuker, K. H., S. Kagel, A. Bolte: Die simultane Herzfrequenzregistrierung bei Zwillingen. Geburtsh. u. Frauenheilk. 38 (1978) 525

Bührig, H., J. Schmid: Die klinische Wertigkeit pathologischer Herzfrequenzmuster. Geburtsh. u. Frauenheilk. 35 (1975) 343

Caldeyro-Barcia, R.: 2ème Congrès International de Gynécologie et d'Obstétrique de Montréal, Bd. I, 1958 (S. 65)

Caldeyro-Barcia, R. H. Alvarez: Abnormal uterine action in labour. J. Obstet. Gyneac. Brit. Emp. 59 (1952) 646

Caldeyro-Barcia, R., A. A. Ibarra-Polo, L. Gulin, J. J. Poseiro, C. Mendez-Bauer: Diagnostic and prognostic significance of intrapartum fetal tachykardia and type II dips. In Mack, H. C.: Life. Wayne State University Press, Detroit/Mich. 1969 (p. 129)

Caldeyro-Barcia, R., C. Casacuberta, R. Bustos, G. Giussi, L. Gulin, L. Escarcena, C. Mendez-Bauer: Correlation of intrapartum changes in fetal heart rate with fetal blood oxygen and acidbase state. In Adamson, K.: Diagnosis and Treatment of Fetal Disorders. Springer, Berlin 1968 (p. 205)

Caldeyro-Barcia, R., C. Mendez-Bauer, J. J. Poseiro, L. A. Escacena, S. V. Pose, J. Bieniarz, I. Arnt, L. Gulin, O. Althabe: Control of human fetal heart rate during labour. In Cassel, D. E.: The Heart and Circulation in the Newborn and Infant. Grune & Stratton, New York 1966 (p. 7)

Caldeyro-Barcia, R., Y. Sica-Blanco, J. J. Poseiro, V. Gonzales Panizza, C. Mendez-Bauer, C. Fielitz, H. Alvarez, S. V. Pose, C. H. Hendricks: A quantitative study of the action of synthetic oxytocin on the pregnant human uterus. J. Pharmacol. exp. Ther. 121 (1975) 18

Capeless, E. L., L. I. Mann: The use of breast stimulation for antepartum stress testing. 30th SGI-Meeting, Washington 1983

Chan, W. H., R. H. Paul, J. Toews: Intrapartum fetal monitoring. Maternal and fetal morbidity and perinatal mortality. Obstet. and Gynec. 41 (1973) 7

Creasy R. K., M. S. Golbus, R. K. Laros, J. T. Parer, J. M. Roberts: Oral ritodrine maintenance in the treatment of preterm labor. Amer. J. Obstet. Gynec. 137 (1980) 212

Csapo, A.: Zur Molekular-Physiologie und Regulation des Uterus. In Schwalm, H.: Wehen-Physiologie und -Pathologie, Bd. II, 1959 (S. 27)

Dahler, R. P., A. Uthaischant, H. A. Hirsch: Bacterial invasion of the amniotic fluid in intrauterin CTG. In: Bossart, H., J. M. Cruz, A. Huber, L. S. Prod'hom, J. Sistek: Perinatal Medicine. Huber, Bern 1973

Dawes, G. S., C. W. G. Redman, J. H. Smith: Improvements in the registration and analysis of fetal heart rate records at the bedside. Br. J. Obstet. Gynaecol. 92 (1985) 317−325

Druzin, M., A.-R. Fuchs, F. Fuchs, A. Fox, E. Kogut, J. Huffaker: Serum oxytocin (OT) levels during contraction stress test (CTS) induced by maternal nipple stimulation (MNS). 30th SGI-Metting, Washington 1983

Dudenhausen, J. W., M. Nierhaus: Zur Diagnostik der feto-maternalen Makrotransfusion − Ein Fallbericht. Z. Geburtsh. u. Perinat. 188 (1984) 150

Evertson, L. R., R. J. Gauthier, B. S. Schifrin, R. H. Paul: Evolution of the nonstress test. Amer. J. Obstet. Gynec. 1 (1979) 29

Fischer, W. M.: Methoden zum rechtzeitigen Nachweis einer intrauterinen Mangelsituation. In Dudenhausen, J. W., E. Saling: Perinatale Medizin, Bd. IV. Thieme, Stuttgart 1973 (S. 303)

Fischer, W. M.: Kardiotokographie, 2. Aufl. Thieme, Stuttgart 1976 (S. 88); 3. Aufl. 1981

Fischer, W. M., M. D. Fendel, H. Schultze-Mosgau: Fetal heart rate patterns (FHRP) in the second stage of labour and the perinatal outcome. In Stembera, Z., K. Polacek, V. Sabata: Perinatal Medicine, 4th European Congress of Perinatal Medicine. Thieme, Stuttgart 1976a (S. 79)

Fischer, W. M., I. Stude, H. Brandt: Ein Vorschlag zur Beurteilung des antepartualen Kardiotokogrammes. Z. Geburtsh. Perinat. 180 (1976b) 117

Fleckenstein, A.: Der Kalium-Natrium-Austausch als Energieprinzip in Muskel und Nerv. Springer, Berlin 1955

Fox, H.: Basement membrane changes in the villi of the human placenta. J. Obstet, Gynaec. Brit. Cwlth. 75 (1968) 302

Fuchs, F.: Treatment of threatened premature labour with alcohol. J. Obstet. Gynaec. Brit. Cwlth. 72 (1965) 1011

Goeschen, K.: Induktion der Zervixreife mit Prostaglandin E2-Gel bei Risikoschwangerschaften. Habil., Berlin 1982

Goeschen, K.: Diagnose und Therapie der intrauterinen Asphyxie. Speculum 3 (1983) 13

Goeschen, K.: Stellenwert oraler Tokolyse. Vortrag in Oberlech 1984

Goeschen, K.: Interpretation und Konsequenzen der Kardiotokographie (CTG). Arch. Gynecol. Obstet. 250 (1991) 609−614

Goeschen, K.: Ante- und intrapartuale Kardiotokographie; Bedeutung und klinische Konsequenzen. Gynäk. prax. 16 (1992) 459−468

Goeschen, K., E. Saling: Induktion der Zervixreife mit Oxytocin- versus PGF2a-Infusion versus PGE2-Gel intrazervikal bei Risikoschwangeren mit unreifer Zervix. Geburtsh. u. Frauenheilk. 42 (1982) 810

Goeschen, K.: Saling: Kardiotokographische Oszillationsmuster − Wertung und Konsequenzen. Gynäkol. Prax. 6 (1982) 449

Goeschen, K., E. Saling: Rationelle Diagnostik fetaler O_2-Gefahrenzustände in der Spätschwangerschaft. In Dudenhausen, J. W., E. Saling: Perinatale Medizin. Thieme, Stuttgart 1984

Goeschen, K., T. Gruner, E. Saling: Stellenwert des Hammacher-Scores und der Fetalblutanalyse bei der subpartualen Überwachung des Kindes. Z. Geburtsh. u. Perinat. 188 (1984a) 12

Goeschen, K., A. Jäger, E. Saling: Wert der Dihydroergotamin-Behandlung bei der Hypotonie in der Schwangerschaft. Geburtsh. u. Frauenheilk. 44 (1984b) 351

Goeschen, K., A. Kersting, E. Saling: Kann in der Austreibungsperiode auf die Fetalblutanalyse verzichtet werden? Z. Geburtsh. u. Perinat. 188 (1984c) 74

Goeschen, K., E. Saling, H. Wiktor: Fetale Gefährdungszeichen bei mütterlicher Hypotonie in CTG und therapeutische Konsequenzen. Geburtsh. u. Frauenheilk. 43 (1983a) 417

Goeschen, K., A.-R. Fuchs, E. Saling, F. Fuchs: Einfluß von Fenoterol, Ritodrine und Clenbuterol auf Oxytocin- und PGFM-Spiegel der Mutter. Geburtsh. u. Frauenheilk. 44 (1984d) 14

Goeschen, K., R. Höhn, J. W. Dudenhausen, E. Saling: Ansäuerung des Feten durch die Mutter sub partu und klinische Konsequenzen. Z. Geburtsh. u. Perinat. 188 (1984e) 68

Goeschen, K., A.-R. Fuchs, A. B. Rasmussen, F. Ruchs, E. Saling: Oxytocin(OT)- und 13,14-Dihydro-15-Keto-PGF2a-(PGFM)-Spiegel nach intrazervikaler PGE2-Gel-Gabe in Kombination mit Betamimetikaapplikation: biochemische Veränderungen und klinische Konsequenzen. Geburtsh. u. Frauenheilk. 43 (1983b) 589

Halberstadt, E., R. Schumann: Problems of antepartal cardiotocographie. J. perinat. Med. 10 (1982) 63

Hammacher, K.: Neue Methode zur selektiven Registrierung der fetalen Herzschlagfrequenz. Geburtsh. u. Frauenheilk. 22 (1962) 1552

Hammacher, K.: Die kontinuierliche elektronische Überwachung der fetalen Herztätigkeit vor und während der Geburt. In Käser, O., V. Friedberg, K. G. Ober, K. Thomsen, J. Zander: Gynäkologie und Geburtshilfe, Bd. II. Thieme, Stuttgart 1967 (S. 793); 2. Aufl. 1981

Hammacher, K.: Elektronische Geburtsüberwachung. Med. Klin. 64 (1969) 1846

Hammacher, K.: Warnemünder Symposium über Probleme der Perinatalmedizin, 22.–24. Sept. 1977a

Hammacher, K.: Einführung in die Cardiotokographie. Schweiz. Hebamme 75 (1977b)

Hammacher, K., P. H. Werners: über die Auswertung und Dokumentation von CTG-Befunden. Gynaecologia (Basel) 166 (1968) 410

Hammacher, K., K. A. Hüter, J. Bokelmann, P. H. Werners: Foetal heart frequency and perinatal condition of the foetus and newborn. Gynaecologia (Basel) 166 (1968) 439

Hammacher, K., R. Brun del Re, R. Gaudenz, P. de Grandi, R. Richter: Kardiotokographischer Nachweis einer fetalen Gefährdung mit einem CTG-Score. Gynäk. Rdsch. Suppl. 1 (1974) 61

Hansmann, M., B.-J. Hackelöer, A. Staudach: Ultraschalldiagnostik in Geburtshilfe und Gynäkologie. Springer, Berlin 1985

Heinrich, J., G. Seidenschnur: Praxis der Kardiotokographie. Barth, Leipzig 1977

Heinrich, J., G. Seidenschnur, H. Hopp, E. Koepcke, M. Rißmann: Kardiotokographie, geburtsmedizinische Entscheidung und perinatologische Ergebnisse. Zbl. Gynäk. 97 (1975) 257

Herrmann, U., M. Walther: Im Kardiotokogramm nachgewiesene, hyperreaktive Wehentätigkeit als frühes Zeichen einer symptomarm verlaufenden Abruptio placenta. Gynäk. Rdsch. 24 (1984) 210

Hofmann, P.: Extreme fetale Tachykardie. Zbl. Gynäk. 101 (1969) 35

Holzmann, I., M. Fendel, W. M. Fischer, H. Schultze-Mosgau: Über die Korrelation von fetalen Herzfrequenzmustern in der Austreibungsperiode zu biochemischen und klinischen Parametern des Neugeborenen. 6. Deutscher Kongreß für Perinatale Medizin, Berlin 1973. In Dudenhausen, J. W., E. Saling: Perinatale Medizin, Bd. V. Thieme, Stuttgart 1974

Hon, E. H.: A maneuver for the diagnostic of umbilical cord complications. Obstet. and Gynec. 15 (1959a) 154

Hon, E. H.: Observations on pathologie fetal bradykardia. Amer. J. Obstet. Gynec. 77 (1959b) 1084

Hon, E. H.: The fetal heart rate patterns preceding death in utero. Amer. J. Obstet. Gynec. 78 (1959c) 47

Hon, E. H.: The classification of fetal heart rate. 1. A working classification. Obstet. and Gynec. 22 (1963a) 134

Hon, E. H.: Instrumentation of fetal heart rate and fetal electrocardiography. Amer. J. Obstet. Gynec. 86 (1963b) 772

Hon, E. H.: An Atlas of Fetal Heart Rate Pattern. Harty Press, New Haven/Conn. 1968

Hon, E. H., R. Wohlgemuth: The electronic evaluation of fetal heart-rate. IV. The effect of maternal exercise. Amer. J. Obstet. Gynec. 81 (1961) 361

Hörmann, G., H. Lemtis: Die menschliche Plazenta. In Schwalm, H., G. Döderlein: Klinik der Frauenheilkunde und Geburtshilfe, Bd. III. Urban & Schwarzenberg, München 1965 (S. 325)

Huch, A., R. Huch: Klinische und physiologische Aspekte der transkutanen Sauerstoffdruckmessung in der Perinatalmedizin. Z. Geburtsh. Perinat. 179 (1975) 235

Huch, R., D. W. Lübbers, A. Huch: Reliability of transcutaneous monitoring of arterial pO_2 in newborn infants. Arch. Dis. Childh. 49 (1974) 213

Husslein, P.: Die Bedeutung von Oxytocin und Prostaglandinen für den Geburtsmechanismus beim Menschen. Wien. klin. Wschr. 96 (1984) 3

James, L. S.: Maternal hyperventilation during labour. Anesthesiology 28 (1967) 804

Jordan, B., M. Hoheisel: Erste Erfahrungen mit dem Beurteilungsschema nach Fischer für das antepartuale Kardiotokogramm. Geburtsh. u. Frauenheilk. 37 (1977) 781

Jung, H.: Zur Physiologie des Uterus-Muskels unter Berücksichtigung zellulärer und neurohumoraler Regelvorgänge bei der Ruhigstellung des schwangeren Uterus. In Saling, E., F. J. Schulte: Perinatale Medizin, Bd. II. Thieme, Stuttgart 1972 (S. 76)

Jung, H.: Frühgeburt. Gynäkologe 8 (1975) 176

Junge, H. D., W. Künzel, F. K. Klöck: Die Dynamik der fetalen Herzfrequenzregulation bei akuter Drosselung der uterinen Durchblutung. In Dudenhausen, J. E., E. Saling: Perinatale Medizin, Bd. IV. Thieme, Stuttgart 1973 (S. 199)

Kariniemi, V.: Fetal anemia and heart rate patterns. J. perinat. Med. 10 (1982) 167

Karlson, S.: On the motility of the uterus during labour and the influence of the motility pattern on the duration of the labour. Acta obstet. gynec. scand. 28 (1949) 209

Kehrer, F. A.: Beiträge zur vergleichenden und experimentellen Geburtskunde, Bd. II. Gießen 1867 (S. 132)

Keller, B., A. R. Schick, H. Rüttgers, F. Kubli: Souffrance foetale. Aspects cliniques. Deuxième partie: Clinique de la souffrance foetale au cours du travail. In

Nabas, G. G., A. Rémond, M. Samama, C. Sureau, P. Viars, G. Vour'h: Réanimation obstetricale. Rapport du XXIIe Congrès National d'anesthesie et réanimation. Paris, 1972. Arnette, Paris 1972 (S. 757)

Klingmüller-Ahting, U., E. Saling: In Goeschen, K., A. Kersting, E. Saling: Kann in der Austreibungsperiode auf die Fetalblutanalyse verzichtet werden? Z. Geburtsh. u. Perinat. 188 (1984) 74

Klöck, F. K., G. Lamberti: Die Leitung der Austreibungsperiode, Indikationen zur Geburtsbeendigung. Gynäkologe 8 (1975) 2

Klöck, F. K., G. Lamberti, C. Sticherling: Das Kardiotokogramm in der späten Eröffnungsperiode und in der Austreibungsperiode. Korrelation zur klinischen Geburtsdiagnose und zur Blutgasanalyse. Geburtsh. u. Frauenheilk. 31 (1971a) 723

Klöck, F. K., G. Lamberti, C. Sticherling: Die kindliche Herzaktion in der späten Eröffnungsperiode und in der Austreibungsperiode unter Berücksichtigung der klinischen Geburtsdiagnose. Arch. Gynäk. 211 (1971b) 272

Krause, W., C. Thumulla, H. Gstöttner, A. Herrman, W. Michels: Rechenautomatische CTG-Analyse versus visuelle CTG-Analyse (Ergebnisse einer internationalen multizentrischen Studie). Geburtsh. u. Frauenheilk. 48 (1988) 389–396

Kubli, F.: Measurement of placental function. In Huntingford, P. J., R. W. Beard, F. E. Hytten, J. W. Scopes: Perinatal Medicine. Karger, Basel 1971 (p. 23)

Kubli, F., H. Budlinger: Beitrag zurMorphologie der insuffizienten Plazenta. Geburtsh. u. Frauenheilk. 23 (1963) 37

Kubli, F., H. Rüttgers: Die kontinuierliche Registrierung der fetalen Herzfrequenz bei gleichzeitiger Wehenschreibung, I. Nomenklatur, Interpretation und klinische Anwendung. Gynäkologe 2 (1969)

Kubli, F., H. Rüttgers: Probleme und Bedeutung der kardiotokographischen Überwachung des Fetus. Geburtsh. u. Frauenheilk. 34 (1974) 1

Kubli, F., E. H. Hon, A. F. Khazin, H. Takemura: Observations on heart rate and the pH in the human fetus during labour. Amer. J. Obstet. Gynec. 104 (1969) 1190

Kubli, F., H. Rüttgers, U. Haller, C. Bogdan, M. Kamzin: Die antepartuale Herzfrequenz, II. Verhalten von Grundfrequenz, Fluktuation und Dezelerationen bei antepartualem Fruchttod. Z. Geburtsh. Perinat. 176 (1972) 309

Künzel, W.: Die Beziehung zwischen fetaler Herzfrequenz und Base-Excess am Ende der Austreibungsperiode. 6. Deutscher Kongreß für Perinatale Medizin, Berlin 1973. In Dudenhausen, J. W., E. Saling: Perinatale Medizin, Bd. V. Thieme, Stuttgart 1974

Künzel, W.: Überwachung und Leitung der Austreibungsperiode unter neurzeitlichen Gesichtspunkten. I. Podiumsgespräch. 6. Deutscher Kongreß für Perinatale Medizin, Berlin 1973. In Dudenhausen, J. W., E. Saling: Perinatale Medizin Bd. V. Thieme, Stuttgart 1974

Künzel, W.: Die Pathologie und Klinik des Vena-cava-Okklusions-Syndroms. Gynäkologe 17 (1984) 106

Künzel, W., H. Wulf, A. Busse: Der Einfluß der maternen Ventilation auf die aktuellen Blutgase und den Säure-Basen-Status des Feten. Z. Geburtsh. Gynäk. 172 (1970) 1

Larsen, J. W., J. W. Goldrand, T. M. Hanson, C. R. Miller: Intrauterine infection on an obstetric service. Obstet. and Gynec. 43 (1974) 838

Lindgren, C. L., C. N. Smyth: Measurement and interpretation of the pressures upon the cervix during normal and abnormal labour. J. Obstet. Gynaec. Brit. Cwlth. 68 (1961) 901

Martius, G.: Lehrbuch der Geburtshilfe, 11. Aufl. Thieme, Stuttgart 1985

Melchior, J.: Die fetale Herzfrequenz in der Austreibungsperiode. In Dudenhausen, J. W., E. Saling: Perinatale Medizin, Bd. V. Thieme, Stuttgart 1974 (S. 235)

Mendenhall, H. W., J. A. O'Leary, K. O. Phillips: The non-stress-test: the value of a single acceleration in evaluation of the fetus at risk. Amer. J. Obstet. Gynec. 136 (1980) 87

Mendez-Bauer, C.: Effects of standing position on spontaneous uterine contractility and other aspects of labour. J. perinat. Med. 89 (1975) 3

Mesrogli, M., K. Goeschen, H. Siefert, G. Pohl, J. Schneider: Das fetale Befinden während eines Bades der Mutter – Untersuchungen mit Hilfe der Unterwasserkardiotokographie in der Schwangerschaft und unter der Geburt. Z. Geburtsh. u. Perinat. 191 (1987) 181

Michaelsson, M., M. A. Engle: Congenital complete heart block: An international study of the natural history. Cardiovas. Clin 4 (1972) 85

Minors, D. S., J. M. Waterhouse: The effect of maternal posture, meals and time of day on fetal movements. Brit. J. Obstet. Gynaec. 86 (1979) 717

Nayler, W. G., I. McInnes, J. B. Swann, J. M. Price, V. Carson, D. Race, T. E. Lowe: Some effects of Iproveratril (Isoptin) on the cardiovascular system. J. Pharmacol. exp. Ther. 161 (1968) 247

Nijhuis, J. G., H. F. R. Prechtl, C. B. Martin jr., R. S. G. M. Bots: Are there behavioural states in the human fetus? Early human development 6 (1982) 177–195

O'Herlihy, C.: Ultrasound monitoring of liquor volume in prolonged pregnancy: an assessment of two years practice. IX. European Congress on Perinatal Medicine, Dublin 1984

Pluta, M., J. W. Dudenhausen, J. Gesche, E. Saling: Registrierung der fetalen Herzfrequenz auf dem Operationstisch bei nicht dringlichen Schnittentbindungen. Z. Geburtsh. u. Perinat. 186 (1982) 303

Poseiro, J. J., J. Bieniarz: IV. Congreso Uruguayo de Ginecotocologia. I. 1964 (S. 480)

Power, J. J.: The placental sluice: maternal effects on the fetal circulation. In Longo, L. D., H. Bartels: Respiratory Gas Exchange und Blood Flow in the Placenta. DHEW Publication No. (NJH) 73, Bethesda/Md. 1972

Prechtl, H. F. R.: The behavioural states of the newborn infant (a review). Brain. Res. 76 (1974) 185–212

Ramzin, M. S., K. Hammacher, M. Hinselmann: Fetal cardiac arrhythmie. In Stembera, Z. K., K. Polácek, V. Sabata: Perinatal Medicine. Thieme, Stuttgart 1975

Rech, W.: Untersuchungen über die Herztätigkeit des Fetus I. Teil. Arch. Gynäk. 145 (1931) 714

Renaud, R., P. Brettes, G. Boog, M. Irrmann, J. C. Schumacher, M. Van Lierde, R. Gandar: The place of beta-mimetics in the treatment of acute foetal distress during labour. In Baumgarten, K., A. Weselius-de-Casparis: Proceedings of the International Symposium on the Treatment of Foetal Risks. Baden, Austria, May 1972. Philips Duphar, Amsterdam 1973

Richter, R.: Apparative Ausstattung des Frauenarztes: Kardiotokographie. Gynäkologe 11 (1978) 165

Richter, R., M. Irmer: Nebenwirkungen der β_2-sympathikomimetischen Behandlung bei der Mutter. In Grospietsch, G., W. Kuhn: Tokolyse mit Betastimulatoren. Thieme, Stuttgart 1983

Roemer, V. M., B. Holzhauser, S. Heinzl: The evaluation and significance of intrapartum FHR-oscillation patterns. J. perinat. Med. 7 (1979) 46

Roemer, V. M., u. Mitarb. In Hammacher, K.: Zum Thema: FBA und/oder CTG. Geburtsh. u. Frauenheilk. 44 (1984) 608

Rooth, G., R. McBride, B. J. Ivy: Fetal and maternal pH measurements. Acta obstet. gynec. scand. 52 (1973) 47

Rüther, K., H. Stockhausen: Kritische Bewertung der Parazervikalanästhesie in der Geburtshilfe (eigene Beobachtungen an 8038 Fällen). Geburtsh. u. Frauenheilk. 35 (1975) 774

Rüttgers, H.: Sectioindikationen bei Schädellage. Gynäkologe 8 (1975) 36

Rüttgers, H.: Technik, Registrierprinzipien und Registrierfehler von Kardiotokographen. In Fischer, W. M.: Kardiotokographie, 2. Aufl. Thieme, Stuttgart 1976; 3. Aufl. 1981

Rüttgers, H., F. Kubli: Kontinuierliche Registrierung von fetaler Herzfrequenz bei gleichzeitiger Wehenschreibung. II. Probleme der Instrumentierung. Gynäkologe 2 (1969) 82

Rüttgers, H., F. Kubli: Effect of labour on feto-maternal exchange. In Huntingford, P. J., R. W. Beard, F. E. Hytten, J. W. Scopes: Perinatal Medicine. Karger, Basel 1971 (p. 48)

Rüttgers, H., L. Auer: Ergebnisse und Erfahrungen mit einem autokorrelierenden Ultraschall-Kardiotokographen. Z. Geburtsh. u. perinat. 187 (1983) 69

Rüttgers, H., F. Kubli, U. Haller, M. Bachmann, E. Grunder: Die antepartale fetale Herzfrequenz. I. Verhalten von Grundfrequenz, Fluktuation und Dezelerationen in der ungestörten Schwangerschaft. Z. Geburtsh. Perinat. 176 (1972a) 294

Rüttgers, H., W. Meyer-Menk, A. Stagel, W. Spangler, F. Kubli: Instantane fetale Herzfrequenzregistrierung über das abdominale EKG. Gynäk. Rdsch. 14 (1974) 79

Rüttgers, H., U. Lorenz, H. D. Henner, D. Heinrich, V. Herms, U. Haller, F. Kubli: Wehenpathologie und Geburtsverlauf. In: Saling, E., J. W. Dudenhausen: Perinatale Medizin, Bd. III. Thieme, Stuttgart 1972b

Sadovsky, E., W. Z. Polishuk: Fetal heart rate monitoring in cases of decreased fetal movement. Int. J. Gynecol. Obstet. 14 (1977) 285

Saling, E.: Die Amnioskopie, ein neues Verfahren zum Erkennen von Gefahrenzuständen des Feten bei noch stehender Fruchtblase. Geburtsh. u. Frauenheilk. 22 (1962) 830

Saling, E.: Die Wirkung einer O_2-Atmung der Mutter auf die Blutgase und den Säure-Basen-Haushalt des Feten. Geburtsh. u. Frauenheilk. 23 (1963) 528

Saling, E.: Die Blutgasverhältnisse und der Säure-Basen-Haushalt des Feten bei ungestörtem Geburtsablauf. Z. Geburtsh. Gynäk. 161 (1964) 262

Saling, E.: Das Kind im Bereich der Geburtshilfe. Thieme, Stuttgart 1966

Saling, E.: Elektronische und biochemische Überwachung des Feten unter der Geburt. Bull. Soc. roy. belge Gynée. Obstét. 38 (1968) 289

Saling, E.: The measurement of fetal heart rate and acid-base-balance. In Huntingford, P. J., R. W. Beard, F. E. Hytten, J. W. Scopes: Perinatal Medicine. Karger, Basel 1971 (p. 13)

Saling, E.: Prämaturitäts- und Dysmaturitäts-Präventions-Programm (PDP-Programm). In Saling, E., J. W. Dudenhausen: Perinatal Medicine, Bd. III. Thieme, Stuttgart 1972

Saling, E.: Ein neuer Weg zur Bekämpfung der aszendierenden Infektion während der Geburt. Vortrag vor der Gesellschaft für Geburtshilfe und Gynäkologie in Berlin am 2.2.1977. Geburtsh. u. Frauenheilk. 37 (1977) 546

Saling, E.: A new method to decrease the risk of intrapartum infection. J. perinat. Med. 6 (1978) 206

Saling, E.: Möglichkeiten und Grenzen der Tokolyse. Arch. Gyn. 228 (1979) 67

Saling, E.: Kardiotokographie mit und ohne Fetalblutanalyse. Geburtsh. u. Frauenheilk. 45 (1985) 190

Saling, E., J. W. Dudenhausen: The present situation of clinical monitoring of the fetus during labour. J. perinat. Med. 1 (1973) 75

Schatz, F.: Über die schon in der Schwangerschaft und in der ersten Hälfte der Geburt zu stellende Diagnose der Umschlingung der Nabelschnur. Arch. Gynäk. 25 (1985) 159

Schenk, D., H. Rüttgers, F. Kubli: Intrapartale Tokolyse zur Vermeidung der geburtshilflichen Notoperationen. Gynäkologe 8 (1975) 28

Schlotter, C. M., E. Jäger, G. Wössner, A. Scheub: Fetale Herzfrequenzmuster in der Austreibungs- und Preßperiode – typische Muster, Häufigkeit, Azidoserisiko und Befunde. Arch. Gynäk. 227 (1979) 55

Schmidt, S., K. Langner, J. Rothe, E. Saling: A new combined non-invasive electrode for $tcPCO_2$ and fetal heart rate recording. J. perinat. Med. 10 (1982) 297

Schmidt, W., H. J. Hendrik, J. Gauwerki, H. Junkermann, W. Leucht, F. Kubli: Diagnose der intrauterinen Wachstumsretardierung durch erweiterte Ultraschallbiometrie. Z. Geburtsh. u. Frauenheilk. 42 (1982) 543

Schreiner, W. E.: Fruchtwasser und Fetus. Karger, Basel 1964

Schwarcz, R. L.: Conservative management of labour. 7. Weltkongreß für Geburtshilfe und Gynäkologie, Moskau 1973

Seidenschnur, G., J. Heinrich, E. Koepcke, H. Hopp: Erfahrungen mit der Parallelzange nach Shute. Zbl. Gynäk. 94 (1972) 1073

Shenker, L.: Fetal cardiac arrhythmias. Obstet. gynec. Surv. 34 (1979) 561

Silverman, F., I. Lustig, B. K. Young: Predictive value of breast stimulation. 29th SGI-Meeting, Dallas 1982

Staudach, A.: Das antepartuale Kardiotokogramm. Speculum 2 (1983) 10

Staudach, A., Ch. Menzel, J. Rücker, M. Müller: Invasive Kardiotokographie, Fruchtwasserbakteriologie und Infektmorbidität im Wochenbett nach Sectio. Gyn. Rdsch. 21, Suppl. 2 (1981) 104

Steiner, H., R. Weitzel, H. P. Zahradnik: Vergleichende Untersuchungen zwischen Geburtseinleitungen mit Prostaglandin und Orasthin. Geburtsh. u. Frauenheilk. 36 (1976) 773

Stembera, Z.: Objektive perinatale Feststellung und Überwachung von Risikofällen. In Matthiass, H. H., H. T. Brüster, H. Zimmermann: Spastisch gelähmte Kinder. Thieme, Stuttgart 1971

Steyer, M., H. J. Deck, J. Heidenreich: Zur Frage der körperlichen Belastung bei Fenoteroltokolyse. In Schmidt, E., J. W. Dudenhausen, E. Saling: Perinatale Medizin, Bd. VIII. Thieme, Stuttgart 1981

Trimbos, J. B., M. J. N. C. Keirse: Significance of antepartum cardiotocography in normal pregnancy. Brit. J. Obstet. Gynec. 85 (1978) 907

Visser, G. H. A., H. J. Zeelenberg, J. I. P. de Vries, G. S. Dawes: External physical stimulation of the human fetus during episodes of low heart variation. Am. J. Obstet. Gynecol. 145 (1983) 579−584

Vroman, S., M. Thiery, R. Derom: Fetal heart patterns during the second stage of labour. A working classification. In Stembera, Z. K., K. Polácek, V. Sabata: Perinatal Medicine. Thieme, Stuttgart 1975

Wernicke, K., F. Kubli, W. Schmidt, R. Boos: Fetale Arrhythmien. Z. Geburtsh. u. Perinat. 188 (1984) 105

Wigglesworth, J. S.: The langhans layer in late pregnancy: a histological study of normal and abnormal cases. J. Obstet. Gynec. Brit. Cwlth. 69 (1962) 355

v. Winckel, F.: Lehrbuch der Geburtshilfe. von Veit, Leipzig 1893

Wladimiroff, J. W.: The Fetus as a Cardiac Patient. I. Int. Symposium St. Stephan, Jugoslawien 1984

Wulf, H.: Störungen der intrauterinen Atmung. Arch. Gynäk. 198 (1963) 40

Zahn, V.: Tokometrische Longitudinaluntersuchungen in der Schwangerschaft. Ein Beitrag zur Verhütung der Frühgeburt. Habil., München 1979

Zimmer, F.: Die Uterusvergrößerung in der Schwangerschaft. Arch. Gynäk. 202 (1965) 31

Sachverzeichnis

A

Akuttokolyse s. Tokolyse
Akzeleration 12, 69 ff, 154
– Definition 69
– initiale 72, 78, 82, 204
– Non-Streß-Test 126 f, 154
– periodische 72, 124, 183 f
– – klinische Bedeutung und Konsequenz 72, 183 ff
– – Ursachen 72, 183
– sporadische 72, 125, 183, 201
– – klinische Bedeutung und Konsequenz 72 f, 183
– – Ursachen 72 f
Akzelerationsschwelle 12, 78
Alvarez-Wellen 19
Amnioninfektionssyndrom 66, 113, 169
Arrhythmie 67, 180
Autokorrelation 55
Azidose 118, 189, 195, 199, 217 ff
– Differenzierungsmöglichkeiten 218
– maternogene Azidätssteigerung 219, 228
– metabolische 78, 218
– persistierende 68
– respiratorische 219

B

Bandbreite s. Oszillationsamplitude
Basalfrequenz 11, 62 ff, 154, 201
– Definition 62
– Normalwerte 63
Basaltonus 24
Basaltonusanstieg 38 f, 116, 189
Baseline 62, 146 ff
Beat-to-beat-Registrierung s. Herzfrequenzregistrierung, instante Belastungskardiotokographie 130
– Brustimulation 138
– Indikation 130
– Kniebeugenbelastungstest 130 ff, 143, 154
– Oxytocinbelastungstest 136 ff, 154
– Prostaglandinbelastungstest 138 ff
– Wehenbelastungstest 116, 123, 129, 136 ff, 153
Betasympathikomimetika 38 f, 195, 205, 230 ff
Blutkreislauf, umbilikoplazentarer 1 f
Blutvolumen 2
– Verteilung 2
Bradykardie 11, 63, 68 f, 78, 115 f, 156, 176 ff, 199, 203 f, 223
– Definition 63
– essentielle 68, 115, 176
– hypoxische 116, 156, 176 f, 203
– klinische Bedeutung 69
Konsequenz 68, 116, 177 f
– terminale 68, 203, 223
– Ursachen 68, 115, 176 f
Braxton-Hicks-Kontraktion 21

C

Chemorezeptoren 4, 6

D

Datenverarbeitung 210
Dauerkontraktion 86 f, 116, 128, 197
Dezeleration 1, 12, 74 ff, 126 f, 186 ff
– Definition 74 ff
– nicht klassifizierbare 87 f
– periodische 74 f
– – frühe (Dip I) 75 f, 149, 154
– – – Definition 74 f
– – – klinische Bedeutung und Konsequenz 77, 187
– – – Ursachen 76, 186
– – späte (Dip II) 77, 150, 156, 203, 223
– – – Definition 77
– – – klinische Bedeutung 79, 192

Dezeleration, periodische, späte,
Konsequenz 80, 193
– – – Schweregrad 79, 192
– – – Ursachen 78 f, 191
– – variable 80 ff, 149, 156, 203, 223
– – – Definition 80
– – – klinische Bedeutung 81 f,
189 ff
– – – Konsequenz 84, 189
– – – Schweregrad 81 f, 189
– – – Ursachen 81, 189
– – – Zusatzkriterien 82, 189, 203
– sporadische 84 f, 125
– – Dip 0 84, 126 f, 149, 154, 201
– – – Definition 84
– – – klinische Bedeutung und Kon-
sequenz 85
– – – Ursachen 85
– – prolongierte 8, 85 f, 128 f, 149,
197, 203
– – – Definition 85
– – – klinische Bedeutung 87
– – – Konsequenz 87
– – – Ursachen 85
Dezelerationsamplitude 79
Dezelerations-Kontraktions-Quotient
79, 203
Dezelerationsschwelle 12
Dip s. Dezeleration
Dreifach absteigender Gradient s.
Gradient
Ductus arteriosus Botalli 3
– venosus Arantii 2
Durchblutung, uteroplazentare 6 f
Durchblutungsminderung, materne 8
– umbilikoplazentare 81, 84, 96, 154,
189
– uterine 129 f
– uteroplazentare 6, 78 f, 176
– – anhaltende 7
– – passagere 6

E
Elektrode, transabdominale 50
– transvaginale 56
Elektrokardiogramm, fetales 67, 113,
153, 180, 207 f
Elektrokardiographie, abdominale
48 ff
– – Anwendungsbereich 60
– – Elektroden 49 ff
– – Ergebnisse 50 f
– – praktisches Vorgehen 50

– – Prinzip 48
– – Störeinflüsse 50
– direkte 56 ff
– – Anwendungsbereich 59
– – Elektrode 56 ff
– – Ergebnisse 57 f
– – Nachteile 59
– – praktisches Vorgehen 56 f
– – Prinzip 56
Exercise-Test 130

F
Fehlregulation, orthostatische 8, 132
Fetalblutuntersuchung 119, 178, 180,
191, 193, 195, 201, 206 ff, 217 ff
– Indikation 221 f
– klinische Bedeutung 218, 224
– Konsequenzen 227 f
– – Einzelbestimmung 228
– – Kontrollbestimmung 228
– – Tokolyse 230 f
– Technik 226
Fischer-Score 97, 151 ff
– Bewertung 152
Floatingline 90, 146 f
Fluktuation s. Oszillation
Frequenz-Fehlerzeit 44
Fruchtblasensprengung 166, 187
Fruchtblasensprung 167

G
Geburtseintritt 22
Gipfelpunkt 43, 90
Gradient, dreifach absteigender 18

H
Hammacher-Score 97, 129, 136,
146 ff, 154 f
– Bewertung 151
– Konsequenz 151
– praktische Anwendung 147 ff
Herzfehler 68, 94, 113, 116 f, 176,
180
Herzfrequenz, fetale 41 ff
– – Darstellung 42
– – Definition 41
– – sinusoide 99, 201, 223
Herzfrequenzabfall s. Bradykardie
Herzfrequenzalteration s. Herzfre-
quenzveränderungen
Herzfrequenzanstieg s. Akzeleration
Herzfrequenzregistrierung 41 ff, 165 f
– externe 46, 165

– instantane 41
– interne 56, 166
Herzfrequenzregistrierung, interne,
   Gefahren 166
– Logik 44 f
– Methoden 46 f
– – abdominale Elektrokardiogra-
   phie 48 ff
– – direkte Elektrokardiographie
   56 ff
– – Phonokardiographie 46
– – Ultrasonokardiographie 51 ff
– Stethoskop 163
Herzfrequenzveränderungen 11 ff
– kurzfristige 14, 88 ff, 198 ff
– langfristige 11, 62 ff, 168 ff
– mittelfristige 12, 69 ff, 183 ff
– Nomenklatur 11 ff
Herzfrequenzverlangsamung s. Deze-
   leration
Herznerven, afferente Fasern 1
– efferente Fasern 1
Herzrhythmusstörungen 67, 112, 172,
   180
Herztöne, Punctum maximum 49
Hirnmißbildung 94, 176, 180
Hon-Test 155
Hyperventilation 9
Hypoxie, fetale 7, 94, 97, 114, 116,
   123, 169, 192
– plazentare 9, 78
– postplazentare 10
– präplazentare 7, 78
Hypoxiebradykardie 116, 156, 176 f,
   203

I
Interferenzmuster 91, 96, 198
Intervall-Überwachung 163 ff

J
Jitter 52

K
Kardiotokogramm, antepartuales
   103 ff, 129 ff, 153 ff
– – Durchführung 110 ff
– – – ohne Belastung 110 ff
– – – – Beurteilung 112 ff
– – – – Konsequenzen 129 ff
– – – – Registrierdauer 110, 156
– – – unter Belastung 130 ff
– – – – Bruststimulation 138

– – – – Indikation 130
– – – – Kniebeugenbelastungstest
   130 ff, 143, 153
– – – – Konsequenzen 156 f
– – – – Oxytocinbelastungstest
   136 ff, 153 f
– – – – Prostaglandinbelastungstest
   138 ff
– – – – Wehenbelastungstest 116,
   129, 136 ff, 153
– Indikation 103 ff
– zusammenfassende Betrachtung
   153 ff
– – Normalbefunde 153
– – pathologische Befunde 156
– – Warnsymptome 154
– intrapartuales 163 ff, 201 ff
– – Austreibungsperiode 204 ff
– – Durchführung 165 ff
– – Indikation 163
– – klinische Bedeutung und Konse-
   quenz 168 ff
– – zusammenfassende Betrachtung
   201 ff
– – – Normalbefunde 201 f
– – – pathologische Befunde 203
– – – Warnsymptome 202 f
Kardiotokograph, Anforderungen 61 f
Kardiotokographie 41 ff
– Anwendung 41 ff
– Bedeutung 59 f
– externe 46 ff
– interne 56 ff
– Nomenklatur 62 ff
Kindsbewegungen 71 f, 84, 97, 125 ff,
   156 ff, 159 ff
Kniebeugenbelastungstest 130 ff, 143,
   154
Kopfdruck, erhöhter 5, 76, 96, 186
Kopf-Zervix-Druck 5
Kosten-Nutzen-Analyse 207
Kreislaufregulation 3
Kreislaufzentrum, medulläres 4
Kubli-Score 145 f

L
Lagewechsel 190, 193
Lag-time 77

M

Makrofluktuation s. Oszillationsfrequenz
Meßwertaufnehmer s. Transducer
Mikroblutuntersuchung s. Fetalblutuntersuchung
Mikrofluktuation 90 f, 124
Montevideo-Einheit 24 ff
Mutter-Kind-Wehe 40

N

Nabelschnur, Komplikation 10 f
– Kompression 5 f, 72, 155, 183
– – Nabelarterie 6
– – Nabelvene 6
– Umschlingung 85, 128 f
Nerven, vasomotorische s. Sympathikus, s. Vagus
Non-Streß-Test 126 f, 154
Normokardie 11, 112, 168, 204
Nulldurchgänge 90 f, 97

O

Östrogen 3, 14, 87 ff
Oszillationsamplitude 43, 89, 92 ff, 123 ff, 150 f, 198, 201
– Bedeutung 97 f
– Definition 89, 92
– Oszillationstypen 92 ff
– – eingeengt undulatorisch 95, 123, 150 f
– – salatorisch 96, 123, 150 f, 198 f
– – silent 92 f, 97, 123, 150 f
– – undulatorisch 96, 123, 150 f
Oszillationsfrequenz 43, 89 ff, 123, 150 f, 154 f, 198 f, 201
– Bedeutung 97
– Definition 90 f
– Gipfelpunkte 90
– Interferenzmuster 91, 198
– Nulldurchgänge 90
– Umkehrpunkte 42, 91
– – Verrundung 91 f, 99, 177, 199
Oszillationstypen 92 ff, 150, 198
– eingeengt undulatorisch 95, 123, 150
– salatorisch 96, 123, 150, 198
– silent 92 f, 97, 123, 150 f
– undulatorisch 96, 123, 150 f
Oszillationsverlust 83, 177, 199, 203
Oxytocin 17, 25, 136
– physiologische Dosis 25
Oxytocin-Belastungstest 136 ff, 154

– Auswertung 141 f
– Indikation 136
– Konsequenz 141 f
– Kontraindikationen 137
– praktische Anwendung 137
– Vorbedingungen 136
Oxytocinüberstimulierung 68, 137

P

Parazervikalanästhesie 86, 176, 197
Pen-lift 44
Periode 90
Periodendauer 41 f, 90
Phonokardiographie 46 ff
– Anwendungsbereich 60 f
– Ergebnisse 47
– praktisches Vorgehen 47
– Prinzip 46
– Schallaufnehmer 46
– Störeinflüsse 47
pH-Wert, aktueller 219 f
– äquilibrierter 219 f
Piezoelektrizität 51
Poseiro-Effekt 8 f
Pressorezeptoren 4
Progesteron 17
Prostaglandine 17 f, 25 f, 138 ff
– Antagonisten 27
– Belastungstest 138 ff
Pseudofluktuation s. Jitter

R

Reanimation, intrauterine s. Tokolyse
Reservekapazität, plazentare 10, 168
Restbradykardie 77
Rohsignal 43

S

Sauerstoffgabe 195, 203
Sauerstoffsparschaltung s. Zentralisation
Schlaf-Wach-Rhythmus 97
Schlag-zu-Schlag-Registrierung s. Herzfrequenzregistrierung, instantane
Schlag-zu-Schlag-Variation 88 ff, 96, 124
Step-Test 130
Störsignal 43
Sympathikus 3, 6, 66, 78, 113, 186

T

Tachykardie 11, 63 ff, 78, 113 f, 154, 168 ff, 199, 202, 223
- Definition 63
- extreme 66 f, 113, 169
- klinische Bedeutung 67, 114, 169
- kompensatorische 82, 87, 204
- Konsequenz 67, 114 f, 169
- schwere 66, 114, 169
- Ursachen 63 f, 113, 168
Tachysystolie, uterine 36, 39, 139
Telemetrie 167
TDG s. Gradient, dreifach absteigender
Tief s. Dezeleration
Tokographie 29 ff
- externe 29 f
- interne 32 ff, 56, 166
- - Gefahren 32
- - Indikation 32
- - technisches Vorgehen 33 f
Tokolyse 38, 187, 191, 195, 201, 205, 230 ff
- Akuttokolyse 28, 180 ff, 187, 194, 197, 230 ff
- Langzeittokolyse 28
Transkutane pCO$_2$-Messung 119, 175, 180, 228 ff
Transducer 43
Triggerung 43

U

Überwachung, rationelle 156 ff
Ultraschall-Doppler-Verfahren 49 ff
Ultrasonokardiographie 51 ff, 55, 112
- Anwendungsbereich 60, 156 ff
- Ergebnisse 52 f
- praktisches Vorgehen 52
- Prinzip 51 f
- Störeinflüsse 52
Umkehrpunkt 43, 91
Uterusmotilität 18 ff
- Aktionspotential 16
- apparative Messung 29 ff
- - externe 29 f
- - interne 32 ff, 59, 166
- Erregungsbildung 15
- hormonale Steuerung 16 f, 23
- Kontraktionstypen 19 ff
- Koordination 23, 28 f
- Meßkriterien 24
- normal 35
- pharmakologische Beeinflussung 25 ff
- Ruhepotential 15
- Schrittmacher 18, 29
Uterusmotilitätsstörungen 7, 35 ff
- pathologische Uteruskontraktionen 7, 35 ff
- - Diskoordination 39 f
- - Hyperaktivität 38 f, 78, 176
- - hypertone Motilität 38
- - Hypoaktivität 35

V

Vagus 3, 68, 76
Vena-cava-Kompressionssyndrom 8, 47, 86, 116, 128, 176, 197

W

Weckversuch 97, 123, 126, 156
Wehenbelastungstest 120, 123, 126, 136 ff, 154
Wehenhemmung s. Tokolyse
Wehenstimulation 25
Wehentypen 31

Z

Zentralisation 7, 91, 195, 231
Zirkulation s. Durchblutung
Zirkulationsstörung s. Durchblutungsminderung
Zusatzkriterien s. Dezeleration, variable
Zwillingsschwangerschaft 107